AF894719

SCHRIFTEN
ZUR GESCHICHTE UND KULTUR DER ANTIKE 11

AKADEMIE
DER WISSENSCHAFTEN
DER DDR
ZENTRALINSTITUT
FÜR ALTE GESCHICHTE
UND ARCHÄOLOGIE

GEORG HARIG

BESTIMMUNG DER INTENSITÄT IM MEDIZINISCHEN SYSTEM GALENS

Ein Beitrag zur
theoretischen Pharmakologie,
Nosologie und Therapie
in der Galenischen Medizin

AKADEMIE-VERLAG · BERLIN
1974

Redaktion: Dietlind Schieferdecker

Erschienen im Akademie-Verlag, 108 Berlin, Leipziger Str. 3–4
Copyright 1974 by Akademie-Verlag, Berlin
Lizenznummer 202 · 100/199/74
Offsetdruck und buchbinderische Verarbeitung: VEB Druckerei „Thomas Müntzer", 582 Bad Langensalza/DDR
Bestellnummer: 752 494 4 (2143/11) · LSV 2005
Printed in GDR
EVP 32,– M

Vorwort

Die vorliegende Arbeit hat das Wesen und die Bedeutung der Intensitätsbestimmung in der Galenischen Medizin zum Gegenstand. Obwohl es sich dabei um eins der zentralen theoretischen Probleme der alle Teilbereiche dieser wissenschaftlichen Disziplin umfassenden Gesamtkonzeption Galens handelt, das zudem tiefgreifende Auswirkungen auf die ärztliche Alltagspraxis bis etwa 1500 Jahre nach dem Tode des Pergameners hatte, ist es bisher noch nicht zusammenfassend untersucht worden. Das Ergebnis der Untersuchung, die sich nur als eine Art Vorarbeit zur Erforschung der wechselseitigen Zusammenhänge zwischen der Pharmakologie, Nosologie und Therapie im System Galens verstehen kann, darf insofern als überraschend bezeichnet werden, als es alte, in alle einschlägigen medizinhistorischen Darstellungen eingegangenen Vorstellungen revidiert.

Derjenige, der sich mit dem Werk Galens beschäftigt, muß, um nicht ins Uferlose zu geraten, Selbstbescheidung üben. Aus diesem Grunde ist von uns z. B. die Untersuchung des Verhältnisses der Sekundär- zu den Primärqualitäten bei den Medicamenta simplicia bewußt weitgehend ausgeklammert worden. Sie wird in einer gesonderten Publikation erscheinen.

Unsere Untersuchung hat im Sommer 1971 der Medizinischen Fakultät der Humboldt-Universität zu Berlin als Dissertation zur Erlangung des akademischen Grades Doctor scientiae medicinae vorgelegen. In überarbeiteter und ergänzter Form wurde sie zur Publikation in den "Schriften zur Geschichte und Kultur der Antike" angenommen, wofür ich an dieser Stelle aufrichtig danken möchte. Mein Dank gilt in gleicher Weise allen Kollegen im In- und Ausland, die mir ihre Hilfe beim Zustandekommen der Arbeit haben zuteil werden lassen.

Berlin, im November 1972

Georg Harig

Inhaltsverzeichnis

Sigelverzeichnis

Amer. Journ. Phil. = American Journal of Philology
Antiq. class. = Antiquité classique
Arch. Gesch. Med. = Archiv für Geschichte der Medizin
Berl. Med. = Berliner Medizin
Bull. Hist. Med. = Bulletin of the History of Medicine
CMG = Corpus Medicorum Graecorum
CML = Corpus Medicorum Latinorum
DLZ = Deutsche Literaturzeitung
Dt. Med. Wschr. = Deutsche Medizinische Wochenschrift
Dt. Ärztebl. = Deutsches Ärzteblatt
Journ. Hist. Med. = Journal of the History of Medicine and Allied Sciences
MEW = Marx-Engels-Werke, Berlin 1961ff.
NTM = NTM, Schriftenreihe für Geschichte der Naturwissenschaften, Technik und Medizin
Quell. Stud. Gesch. Nat. Med. = Quellen und Studien zur Geschichte der Naturwissenschaften und der Medizin
RE = Paulys Real-Encyclopädie der classischen Altertumswissenschaft, hrsg. von Wissowa - Kroll - Mittelhaus - Ziegler, Stuttgart 1893ff.

Verzeichnis der zitierten Ausgaben und Literatur

Abriß der Geschichte der Philosophie (aus dem Russischen übersetzt), Berlin 1966

Aëtius Amidenus, Libri medicinales I - VIII, hrsg. von A. Olivieri, CMG VIII 1. 2, Leipzig und Berlin 1935/1950

D. J. Allan, Die Philosophie des Aristoteles, Hamburg (1955)

J. André, Lexique des termes de botanique en latin, Études et commentaires XXIII, Paris 1956

Anonymi Londinensis ex Aristotelis Iatricis Menoniis et aliis medicis eclogae, hrsg. von H. Diels, Suppl. Aristotel. III 1, Berlin 1893

Aristotelis Opera, hrsg. von J. Bekker, 2 Bde., Berlin 1831

Aristoteles, Über die Seele, übers. von W. Theiler (Aristoteles, Werke in deutscher Übersetzung, hrsg. von E. Grumach, Bd. 13), Berlin 1959

W. Artelt, Studien zur Geschichte der Begriffe "Heilmittel" und "Gift", Urzeit - Homer - Corpus Hippocraticum, Studien zur Geschichte der Medizin, hrsg. von K. Sudhoff, Heft 23, Leipzig 1937

В. Ф. Асмус, История античной философии, Москва 1965

Averroes, Liber de medicina, qui dicitur Colliget, Venetiis per Laurentium de Valentia 1482

Avicennae ... libri in re medica omnes, Venetiis apud Vincentium Valgrisium 1506

Ebn Baithar, Große Zusammenstellung über die Kräfte der bekannten einfachen Heil- und Nahrungsmittel, übers. von J. v. Sontheimer, 2 Bde., Stuttgart 1840/1842

D. M. Balme, Aristotle's use of differentiae in zoology, Aristote et les problèmes de méthode (Symposium Aristotelicum, Louvain 24.8.-1.9.1960), Louvain-Paris 1961, 195-221

H. Balss, Über die Vererbungstheorie des Galenos, Sudhoffs Archiv 27, 1934, 229-234

J. W. Beardslee Jr., The Use of φυσις in Fifth-Century Greek Literature, Phil. Diss. Chicago 1918

A. Benedicenti, Malatti - Medici et Farmacisti, vol. I, Milano 1924

J. D. Bernal, Die Wissenschaft in der Geschichte, 3. Aufl. Berlin 1967

A. Bier, Hippokratische Studien, Quell. Stud. Gesch. Nat. Med. 3/2, 1932, 1-28 (51-78)

G. Boas, Rationalism in Greek Philosophy, Baltimore (1961)

M. Boas, Die Renaissance der Naturwissenschaften 1450-1630. Das Zeitalter des Kopernikus, Geschichte und Kosmos, hrsg. von A. Rupert Hall, (Gütersloh 1965)

M. F. - S. Bodenheimer, Aristote biologiste, Paris (1953)

H. Bonitz, Index Aristotelicus, Aristotelis opera, ed. Academia Regia Borussica, vol. V, Berlin 1870

J. Bouros, De pharmacologia Graecorum veterum in genere, Med. Diss. Halle 1829

F. Brenner, Die Seelenlehre des Galenos, Primitiae Czernovicienses (I), hrsg. von I. Hilberg und J. Jüthner, Czernowitz 1909, 65-86

S. Byl, Note sur la place du coeur et la valorisation de la μεσότης dans la biologie d'Aristote, Antiq. class. 37, 1968, 467-476

A. Carnoy, Dictionnaire étymologique des noms grecs des plantes, Bibliothèque du Muséon, vol. 46, Louvain 1959

A. Castiglioni, Storia della medicina, vol. I, Verona (1948)

F. Cirenei, La fisiologia di Galeno, Scientia veterum, t. 23, Genova 1961

G. Conci, Pagine di storia della Farmacia, Milano (1934)

Constantini Africani ... opera, Basileae apud Henricum Petrum 1536

Ioannes Dantzius, De simplicium medicamentorum facultatibus in genere ... dialogi quatuor und Tabula simplicium medicamentorum quae sunt apud Dioscoridem & Galenum ..., Basileae per Henrichum Petrum 1543

Ch. Daremberg, Plan de la collection des médicins grecs et latins, in: Oeuvres d'Oribase ..., ed. par Bussemaker et Daremberg, t. I, Paris 1851

R. M. Dawkins, The Semantics of Greek Names for Plants, The Journal of Hellenistic Studies 56, 1936, 1-11

K. Deichgräber, Die Stellung des griechischen Arztes zur Natur, in: Der listensinnende Trug des Gottes. Vier Themen des griechischen Denkens, Göttingen 1952, 83-107 und 149-151

K. Deichgräber, Galen als Erforscher des menschlichen Pulses. Ein Beitrag zur Selbstdarstellung des Wissenschaftlers (De dignotione pulsuum I 1), Sitz.-Ber. der DAdW, Kl. f. Sprachen, Lit. u. Kunst, Jg. 1956, Nr. 3, Berlin 1957

K. Deichgräber, Die griechische Empirikerschule. Sammlung der Fragmente und Darstellung der Lehre, 2. Aufl. Berlin - Zürich 1965

K. Deichgräber, Medicus gratiosus. Untersuchungen zu einem griechischen Arztbild, Akademie d. Wiss. u. d. Lit. in Mainz, Abh. d. geistes- u. sozialwiss. Kl., Jg. 1970, Nr. 3, Wiesbaden (1970)

K. Deichgräber, Aus der Geschichte der wissenschaftlichen Kritik im Corpus Hippocraticum, Medizinhist. Journ. 6, 1971, 97-112

P. Diepgen, Geschichte der Medizin, Bd. 1, Berlin 1949

P. Diepgen, G. B. Gruber, H. Schadewaldt, Der Krankheitsbegriff, seine Geschichte und Problematik, in: Handbuch der allgemeinen Pathologie, hrsg. von H.-W. Altmann, F. Büchner, H. Gottier, G. Holle, E. Letterer, W. Masshoff, H. Meesen, F. Roulet, G. Seifert, G. Siebert, A. Studer, Bd. 1, Berlin - Heidelberg - New York 1969, 1-50

A. Dihle, Studien zur griechischen Biographie, Abh. d. Akademie d. Wiss. in Göttingen, phil.-hist. Kl., 3. Folge, Nr. 37, Göttingen 1956

H. Diller, Zur Hippokratesauffassung des Galen, Hermes 68, 1933, 167-181

H. Diller, Art. "Thessalos" (Nr. 6), RE, 6 A, 1936, 168-182

H. Diller, Hippokratische Medizin und attische Philosophie, Hermes 80, 1952, 385-409

H. Diller, Der griechische Naturbegriff, Neue Jahrb. f. Antike u. dt. Bildung 2, 1939, 241-257

Diogenes Laertius, De clarorum philosophorum vitis ... libri decem, hrsg. von C. G. Cobet, Paris 1878

Pedanii Dioscuridis Anazarbei De materia medica libri quinque, hrsg. von M. Wellmann, 3 Bde., Berlin 1907/1914

Des Pedanios Dioskurides aus Anazarbos Arzneimittellehre in fünf Büchern, übers. und mit Erklärungen versehen von J. Berendes, Stuttgart 1902

L. Edelstein, Empirie und Skepsis in der Lehre der griechischen Empirikerschule, Quell. Stud. Gesch. Nat. Med. 3/4, 1933, 45-53 (253-261)

L. Edelstein, Art. "Methodiker", RE, Suppl.-Bd. 6, 1935, 358-373

L. Edelstein, Platonism or Aristotelianism? A Contribution to the History of Medicine and Science, Bull. Hist. Med. 8, 1940, 757-769

L. Edelstein, The Relation of Ancient Philosophy to Medicine, Bull. Hist. Med. 26, 1952, 299-316

F. Engels, Herrn Eugen Dührings Umwälzung der Wissenschaft (Anti-Dühring), MEW, Bd. 20, Berlin 1962, 5-303

F. Engels, Dialektik der Natur (Alte Vorrede zum "Anti-Dühring", Über die Dialektik), MEW, Bd. 20, Berlin 1962, 305-570

F. Engels, Ludwig Feuerbach und der Ausgang der klassischen deutschen Philosophie, MEW, Bd. 21, Berlin 1962, 259-307

H. Flashar, Aristoteles, Problemata physica, übers. (Aristoteles, Werke in deutscher Übersetzung, hrsg. von E. Grumach, Bd. 19), Berlin 1962

A. v. Fragstein, Die Diairesis bei Aristoteles, Amsterdam 1967

E. Freerksen, Kannten die "alten" Griechen das Experiment als Forschungsmethode?, Dt. Ärztebl. 65, 1968, 930f.

Hippocratis Coi et Claudii Galeni Pergameni archiatron opera, griech. und lat. hrsg. von R. Chartier, 13 Bde., Paris 1679

Claudii Galeni Opera omnia, hrsg. von C. G. Kühn, 20 Bde., Leipzig 1821-1833 (K.)

Claudii Galeni Pergameni Scripta minora, 3 Bde., hrsg. von J. Marquardt, I. Müller und G. Helmreich, Leipzig 1884-1893

Galeni De elementis ex Hippocratis sententia, hrsg. von G. Helmreich, Erlangen 1878

Galenus, De optima corporis (nostri) constitutione. De bono habitu, hrsg. von G. Helmreich, Programm des Kgl. humanistischen Gymnasiums in Hof für das Schuljahr 1900/1901, Hof 1901

Galeni De temperamentis libri III, hrsg. von G. Helmreich, Leipzig 1904

Galeni In Hippocratis De natura hominis commentaria tria, hrsg. von J. Mewaldt, CMG V 9,1, Leipzig und Berlin 1914, S. 1-113

Galeni In Hippocratis De victu acutorum commentaria IV, hrsg. von G. Helmreich, CMG V 9,1, Leipzig und Berlin 1914, S. 115-487

Galeni De sanitate tuenda, hrsg. von K. Koch, De alimentorum facultatibus. De bonis malisque sucis, hrsg. von G. Helmreich, CMG V 4, 2, Leipzig und Berlin 1923, S. 3-429

Galeni De atra bile, hrsg. von W. de Boer, CMG V 4,1,1, Leipzig und Berlin 1937, S. 70-93

Galeni In Hippocratis Epidemiarum librum VI commentaria I-VIII, hrsg. von E. Wenkebach und F. Pfaff, CMG V 10,2,2, Berlin 1956

Galen, Über das Riechorgan, hrsg., übers. und erl. von J. Kollesch, CMG Suppl. V, Berlin 1964

Galeni De partibus artis medicativae, hrsg. von H. Schoene. De causis contentivis, hrsg. von K. Kalbfleisch, neu hrsg. von J. Kollesch, D. Nickel und G. Strohmaier, CMG Suppl. Orient. II, Berlin 1969, S. 131-141

L. Gauthier, Antécédents gréco-arabes de la psychophysique, Beyrouth 1939 (1938)

O. Gilbert, Die metereologischen Theorien des griechischen Altertums, Leipzig 1907 (Nachdruck Hildesheim 1967)

H. Haeser, Lehrbuch der Geschichte der Medicin und der epidemischen Krankheiten, Bd. 1, 3. Aufl. Jena 1875

Iesu Hali De cognitione infirmitatum oculorum et curatione eorum, in: Chyrurgia Guidonis de Cauliaco, Venetiis apud Iuntas 1499

S. Hamarneh, Development of Arabic Medical Therapy in the Tenth Century, Journ. Hist. Med. 27, 1972, 65-79

G. Harig, Zur medizinischen Analyse der hippokratischen Schrift Περὶ ἀέρων ὑδάτων τόπων, Schriftenreihe der Zeitschrift für die gesamte Innere Medizin und ihre Grenzgebiete, Heft 15, Med.-hist. Überblick 1, 1961, 23-89

G. Harig, Die Galenschrift "De simplicium medicamentorum temperamentis ac facultatibus" und die "Collectiones medicae" des Oreibasios, NTM, H. 7, 1966, 3-26

G. Harig, Leonhart Fuchs und die theoretische Pharmakologie der Antike, NTM, H. 8, 1966, 74-104

G. Harig, Von den arabischen Quellen des Simeon Seth, Medizinhist. Journ. 2, 1967, 248-268

G. Harig, Medizin der griechisch-römischen Antike, in: Geschichte der Medizin, hrsg. von A. Mette und I. Winter, Berlin 1968, 41-114

G. Harig, Zur Einschätzung des Kräuterbuches von Leonhart Fuchs, Beiträge zur Gesch. d. Univ. Erfurt, H. 14, 1968/69, 71-77

G. Harig, Boerhaaves Ansichten zur theoretischen Pharmakologie, in: In memoriam Hermann Boerhaave 1668-1738, hrsg. von W. Kaiser und Chr. Beierlein, Wiss. Beiträge der Martin-Luther-Univ. Halle - Wittenberg 1969,2 (R 10), Halle/S. 1969, 49-57

G. Harig, Ni-Anch-Sachmet, in: Die Großen der Weltgeschichte, Bd. 1, München 1971, 68-85

G. Harig und J. Kollesch, Galen und Hippokrates, im Druck

G. M. Hartmann, Der Materialismus in der Philosophie der griechisch-römischen Antike, Lebendiges Altertum 1, Berlin (1959)

F. Heinimann, Nomos und Physis. Herkunft und Bedeutung einer Antithese im griechischen Denken des 5. Jahrhunderts, Phil. Diss. Basel 1945 (Schweizer. Beitr. zur Altertumswiss. 1, 1945)

Oeuvres complètes d'Hippocrate, hrsg. und übers. von E. Littré, 10 Bde., Paris 1839-1861 (L.)

Hippocratis Opera quae feruntur omnia, hrsg. von H. Kühlewein, 2 Bde., Leipzig 1894/1902

Hippokrates, Über Entstehung und Aufbau des menschlichen Körpers (Περὶ σαρκῶν), hrsg., übers. und komm. von K. Deichgräber, Leipzig und Berlin 1935

Die hippokratische Schrift "Über die heilige Krankheit", hrsg., übers. und erl. von H. Grensemann, Ars medica II 1, Berlin 1968

Hippokrates, Über die Umwelt, hrsg. und übers. von H. Diller, CMG I 1,2, Berlin 1970

Ḥunain ibn Isḥāq, Über die syrischen und arabischen Galen-Übersetzungen, hrsg. von G. Bergsträsser, Abh. f. d. Kunde d. Morgenlandes XVII 2, Leipzig 1925

Innere Medizin, Systematisches Lehrbuch und Leitfaden für die ärztliche Praxis, hrsg. von G. Brüschke und F.-H. Schulz, Jena 1970

Opera omnia Ysaac ..., Lugduni apud Bartholomaeum Trott 1525

L. Israelson, Die "Materia medica" des Klaudios Galenos, Med. Diss. Jurjew 1894

W. Jaeger, Nemesios von Emesa. Quellenforschungen zum Neuplatonismus und seinen Anfängen bei Poseidonios, Berlin 1914

W. Jaeger, Diokles von Karystos. Die griechische Medizin und die Schule des Aristoteles, 2. Aufl. Berlin 1963

F. Jürß, Studien zum Erkenntnisproblem bei den frühgriechischen Denkern, Diss. sc. Berlin 1970

J. Jüthner, Philostratos über Gymnastik, Leipzig und Berlin 1909

H. Kalchreuter, Die μεσότης bei und vor Aristoteles, Phil. Diss. Tübingen 1911

R. Kapferer und G. Sticker, Die Werke des Hippokrates, Teil 6, Stuttgart 1934

Iacobus Alkindus, De rerum gradibus (mit Tacuinus, Sanitatis Elluchasem Elimithar und Albengnefit, De virtutibus medicinarum et ciborum), Argentorati apud Ioannem Schottum 1531, p. 140–163

Iacob Alchindi Auctoris praestantissimi De medicinarum compositarum inuestigandis libellus, in: Ioannis Mesuae Damasceni ... opera, Venetiis apud Iuntas 1623, fol. 269v b – 273v b

I. Klüger, Die Lebensmittellehre der griechischen Ärzte, Primitiae Czernovicienses II, hrsg. von I. Hilberg und J. Jüthner, Czernowitz 1911, 1–53

J. Kollesch, René Chartier – Herausgeber und Fälscher der Werke Galens, Klio 48, 1967, 183–198

J. Kollesch, Rez. zu: E. Schöner, Das Viererschema in der antiken Humoralpathologie, Beihefte zu Sudhoffs Archiv, H. 4, 1964, in: DLZ 88, 1967, 359-362

J. Kollesch, Das Corpus Medicorum Graecorum - Konzeption und Durchführung, Medizinhist. Journ. 3, 1968, 68-73

W. Kranz, Kosmos und Mensch in der Vorstellung frühen Griechentums, Nachr. d. Ges. d. Wiss. Göttingen, phil.-hist. Kl., N. F., 2, 1938, 121-161

E. Kremers und G. Urdang, History of Pharmacy. A Guide and a Survey, Philadelphia - London - Montreal (1951)

A. G. Kuckhoff, Das Drama der Antike (Die Tragödie), Schriften zur Theaterwiss., Bd. 2, Berlin 1960, 9-364

F. Kudlien, Herophilos und der Beginn der medizinischen Skepsis, Gesnerus 21, 1964, 1-13

Ph. DeLacy, Galen's Platonism, Amer. Journ. Phil. 93, 1972, 27-39

(L.) Landois - (H.-U.) Rosemann, Lehrbuch der Physiologie des Menschen, Bd. 1, 28. Aufl. München - Berlin 1960

H. Langerbeck, Rez. zu: F. Heinimann, Nomos und Physis, Basel 1945, in: Gnomon 21, 1949, 105-113

C. Lantzsch, Abu Jusuf Alkindi und seine Schrift De medicinarum compositarum gradibus. Ein Beitrag zu dem Kapitel Mathematik und Medizin in der Vergangenheit, Med. Diss. (Auszug) Leipzig (1920)

K. Lasswitz, Geschichte der Atomistik vom Mittelalter bis Newton, Bd. 1, Leipzig 1890 (Nachdruck Hildesheim 1963)

H. H. Lauer, Zahl und Medizin, Janus 53, 1966, 161-193

H. Leisegang, Art. "Physis", RE, 20, 1941, 1130-1164

W. I. Lenin, Aus dem philosophischen Nachlass, Berlin 1961

E. Lesky, Die Zeugungs- und Vererbungslehren der Antike und ihr Nachwirken, Akademie d. Wiss. u. d. Lit.in Mainz, Abh. d. geistes- u. sozialwiss. Kl., Jg. 1950, Nr. 19, Wiesbaden (1951)

M. Levey, The Medical Formulary or Aqrābādhīn of al-Kindī, hrsg. und übers., The University of Wisconsinn Press 1966

H. G. Liddell - R. Scott - H. S. Jones, A Greek-English Lexicon, a New Edition, Oxford (1961)

S. Luria, Anfänge griechischen Denkens, Lebendiges Altertum 14, Berlin (1963)

S. Luria, Zur Frage der materialistischen Begründung der Ethik bei Demokrit, Berlin 1964 (DAdW, Schriften der Sektion für Altertumswissenschaft 44)

N. Mani, Die historischen Grundlagen der Leberforschung, Teil I, Basler Veröffentlichungen zur Gesch. d. Med. u. der Biol., hrsg. von H. Buess, Fasc. IX, 2. Aufl. Basel - Stuttgart 1965

W. Mannheim, Die Aetiologie des Galen, Med. Diss. Bonn 1959

M. Manquat, Aristote naturaliste, Cahiers de philosophie de la nature, publiés par R. Collin et R. Dalbiez, t. V, Paris 1932

J. Mansfeld, Die Offenbarung des Parmenides und die menschliche Welt, Assen 1964

Marcellus, Über Heilmittel, hrsg. von M. Niedermann, 2. Aufl. bes. von E. Liechtenhan, übers. von J. Kollesch und D. Nickel, CML V, Berlin 1968

A. Mayer, Wesen und Geschichte der Theorie vom Mikro- und Makrokosmos, Berner Stud. zur Phil. u. ihrer Gesch. 1900, 1-122

Ioannis Mesuae Damasceni ... opera, Venetiis apud Iuntas 1623

J. van der Meulen, Aristoteles. Die Mitte in seinem Denken, Meisenheim/Glan 1951

J. Mewaldt, Art. "Galenos" (Nr. 2), RE,7, 1910, 578-591

M. Meyerhof, Das Vorwort zur Drogenkunde des Bīrūnī, Quell. Gesch. Nat. Med. 3, 1932, 157-208

Th. Meyer-Steineg, Studien zur Physiologie des Galenos, Arch. Gesch. Med. 5, 1912, 172-224. 6 (1913), 417-448

Th. Meyer-Steineg, Der Gang der Krankheitslehre in ihren wichtigsten Phasen, Dt. Med. Wschr. 50, 1924, 311f. 347f. 380f. 412

M. Michler, Die praktische Bedeutung des normativen Physis-Begriffes in der hippokratischen Schrift De fracturis-De articulis, Hermes 90, 1962, 385-401

M. Michler, Das Problem der westgriechischen Heilkunde, Sudhoffs Archiv 46, 1962, 137-152

E. Mittwoch, P. de Konings Bearbeitung der Heilmittellehre von Ibn Ǧazla, Quell. Gesch. Nat. Med. 3, 1933, 293-299

W. Müri, Der Massgedanke bei griechischen Ärzten, Gymnasium 57, 1950, 183-201

Ibn an-Nadīm, Al-Fihrist, hrsg. von G. Flügel, Leipzig 1871

Nemesius Emesenus, De natura hominis, hrsg. von Chr. Fr. Matthaei, Halle 1802

W. Nestle, Hippocratica, Hermes 73, 1938, 1-38

M. Neuburger, Geschichte der Medizin, Bd. 1, Stuttgart 1906

M. Neuburger, Boyle's Erklärungsversuch der spezifischen Arzneimittelwirkung, Archeion 12, 1930, 5-12

H.-W. Nörenberg, Das Göttliche und die Natur in der Schrift Über die heilige Krankheit, Bonn 1968

Opuscula illustrium medicorum de dosibus, seu de iusta quantitate et proportione medicamentorum, apud Ioann. Mareschallum Lugdunensem 1584

Oribasius, Collectionum medicarum reliquiae, hrsg. von J. Raeder, CMG VI 1, 1.2. 2, 1.2, Leipzig und Berlin 1928-1933

J. L. Pagel, Einführung in die Geschichte der Medicin, Berlin 1898

H. Patzer, Physis. Grundlegung zu einer Geschichte des Wortes, Phil. Habilitationsschrift Marburg 1945

Paulus Aegineta, hrsg. von J. L. Heiberg, CMG IX 1.2, Leipzig und Berlin 1921-1924

Platonis Opera, hrsg. von J. Burnet, 5 Bde., Oxford 1949/1950

M. Pohlenz, Hippokrates, Die Antike 15, 1939, 1-18

M. Pohlenz, Die Stoa. Geschichte einer geistigen Bewegung, 3. Aufl. Göttingen 1964, 2 Bde.

Ibn al-Qifṭī, Tārīḫ al-ḥukamā', hrsg. von J. Lippert, Leipzig 1903

L. J. Rather, Two Questions of Humoral Theory, Medical History 15, 1971, 396-398

K. Reinhardt, Poseidonios, München 1921

K. Reinhardt, Kosmos und Sympathie. Neue Untersuchungen über Poseidonios, München 1926

K. Reinhardt, Art. "Poseidonios" (Nr. 3), RE, 22, 1953, 558-826

L. Reutter de Rosemont, Histoire de la pharmacie à travers les âges, t. I, Paris 1931

Rhazis ... Liber Helchavy id est continens artem medicine et dicta predesessorum in hac facultate commendatorum per ... Hieronymum Salium Faventinum erroribus purgatus, Venetiis per Bonetum Locatellum 1506

Rufus von Ephesos, Die Fragen des Arztes an den Kranken, hrsg., übers. und erl. von H. Gärtner, CMG Suppl. IV, Berlin 1962

G. Sarton, Introduction to the History of Science, vol. 2, Baltimore 1931

H. Schelenz, Geschichte der Pharmazie, Berlin 1904

H. Schöne, Galenus, De partibus artis medicativae, eine verschollene griechische Schrift in Übersetzung des 14. Jahrhunderts, hrsg., Festschrift der Univ. Greifswald zum Rektoratswechsel am 15. Mai 1911, Greifswald 1911

E. Schöner, Das Viererschema in der antiken Humoralpathologie, Beihefte zu Sudhoffs Archiv, H. 4, Wiesbaden (1964)

R. Schottlaender, Früheste Grundsätze der Wissenschaft bei den Griechen, Berlin 1964 (DAdW, Schriften der Sektion für Altertumswissenschaft 43)

K. Schubring, Zu Aufbau und Lehre der hippokratischen Schrift De locis in homine, Berl. Med., H.23, 1964, 739-744

J. Schumacher, Antike Medizin. Die naturphilosophischen Grundlagen der Medizin in der griechischen Antike, 2. Aufl. Berlin 1963

Disputatio de Simplicium Medicamentorum Facultatibus ... à Melchiore Sebizio, Argentorati, Typis Eberhardi Welperi 1647-1649

Serapion Aggregator (Iunior), De simplicium medicamentorum temperamentis commentaria, in: Serapionis (senioris) ... practica, Venetiis apud Iuntas 1550

R. E. Siegel, Galen's System of Physiology and Medicine. An Analysis of his Doctrines and Observations on Bloodflow, Respiration, Humors and Internal Diseases, Basel - New York 1968

R. E. Siegel, Galen on Sense Perception, Basel - New York 1970

H. E. Sigerist, Studien und Texte zur frühmittelalterlichen Rezeptliteratur, Studien zur Gesch. d. Med., hrsg. von K. Sudhoff, H. 13, Leipzig 1923

A. Siggel, Al-Kindi's Schrift über die zusammengesetzten Heilmittel, Sudhoffs Archiv 37, 1953, 389-393

Simeon Seth, Syntagma de alimentorum facultatibus, hrsg. von B. Langkavel, Leipzig 1868

M. Simon, Sieben Bücher Anatomie des Galen, Bd. II, Leipzig 1906

F. Solmsen, Die Entwicklung der Aristotelischen Logik und Rhetorik, Berlin 1929

F. Solmsen, Aristotle's System of the Physical World. A Comparison with his Predecessors, Ithaca, New York (1960)

K. Sprengel, Versuch einer pragmatischen Geschichte der Arzneykunde, Bd. 2, 3. Aufl. Halle 1823

M. Steinschneider, Die europäischen Übersetzungen aus dem Arabischen, Sitz.-Ber. Akad. Wiss. Wien, phil.-hist. Kl. 149/IV, 1904

J. Stenzel, Studien zur Entwicklung der Platonischen Dialektik von Sokrates zu Aristoteles, 2. Aufl. Leipzig und Berlin 1931

R. Strömberg, Griechische Pflanzennamen, Göteborgs Högskolas Årsskrift 46, 1940

G. Strohmaier, Galen, Über die Verschiedenheit der homoiomeren Körperteile, hrsg., übers. und erl., CMG Suppl. Orient. III, Berlin 1970

K. Sudhoff, Kurzes Handbuch der Geschichte der Medizin, 3. u. 4. Aufl. von J. L. Pagels "Einführung in die Geschichte der Medizin" (1898), Berlin 1922

O. Temkin, Der systematische Zusammenhang im Corpus Hippocraticum, Kyklos 1, 1928, 9-43

O. Temkin, Geschichte des Hippokratismus im ausgehenden Altertum, Kyklos 4, 1932, 1-80

O. Temkin, On Galen's Pneumatology, Gesnerus 8, 1951, 180-189

O. Temkin, Greek Medicine as Science and Craft, Isis 44, 1953, 213-225

O. Temkin, Byzantine Medicine: Tradition and Empiricism, Dumbarton Oaks Papers Nr. 16, 1962, 95-115

W. Thiselton-Dyer, On Some Ancient Plant-Names, The Journ. of Philology 33, 1914, 195-207; 35, 1918, 78-96. 290-312

G. Thomson, Aischylos und Athen. Eine Untersuchung der gesellschaftlichen Ursprünge des Dramas, Berlin 1957

G. Thomson, Forschungen zur altgriechischen Gesellschaft, Bd. II: Die ersten Philosophen, Berlin 1961

Thucydidis Historiae, hrsg. von O. Luschnat, Bd. 1, Leipzig 1954

Th. J. Tracy, S.J., Physiological Theory and the Doctrine of the Mean in Plato and Aristotle, The Hague-Paris 1969

F. Ueberweg - K. Praechter, Die Philosophie des Altertums, 14. Aufl. Darmstadt 1958

M. Ullmann, Die Medizin im Islam, Handbuch der Orientalistik, hrsg. von B. Spuler unter Mitarbeit von H. Franke, J. Gonda, H. Hammitzsch, W. Helck, J. E. van Lohuizen - de Leeuw und F. Vos, Erg.-Bd. VI 1, Leiden/Köln 1970

Ibn Abi Uṣaibiʿa, ʿUyūn al-anbāʾ fī ṭabaqāt al-aṭibbāʾ, hrsg. von A. Müller, Bd. 1, Kairo 1882

Francisci Vallesii Covarrubiani ... Commentaria illustria in Cl. Galeni Pergameni ... tertium de Temperamentis librum et in quinque priores de Simplicium medicamentorum facultate libros, Coloniae 1592

Die Fragmente der Vorsokratiker, griech. und deutsch, von H. Diels und W. Kranz, 3 Bde., 9./10. Aufl. Berlin 1959/1960

F. Wehrli, Ethik und Medizin. Zur Vorgeschichte der aristotelischen Mesonlehre, Museum Helveticum 8, 1951, 36-62

M. Wellmann, Die pneumatische Schule bis auf Archigenes in ihrer Entwickelung dargestellt, Philolog. Unters., hrsg. von A. Kiessling und U. v. Wilamowitz-Moellendorff, 14. Heft, Berlin 1895

M. Wellmann, Die Fragmente der sikelischen Ärzte Akron, Philistion und des Diokles von Karystos, Fragmentsammlung der griechischen Ärzte, Bd. 1, Berlin 1901

M. Wellmann, Zu Galens Schrift Περὶ κράσεως καὶ δυνάμεως τῶν ἁπλῶν φαρμάκων, Hermes 38, 1903, 292-304

J. Wiberg, Galen og den Galenske Laegevidenskab og Laegekunst. Historisk-medicinsk Studie, Odense 1910

L. G. Wilson, Erasistratus, Galen and the Pneuma, Bull. Hist. Med. 33, 1959, 293-314

M. Волькенштейн, Наука людей, Новый мир 45, 1969, Nr. 11, 178-203

K. Ziegler, Art. "Plagiat", RE, 20, 1950, 1956-1997

V. P. Zubov, Zur Geschichte des Kampfes zwischen dem Atomismus und dem Aristotelismus im 17. Jahrhundert (Minima naturalia und Mixtio), in: Sowjetische Beiträge zur Geschichte der Naturwissenschaft, hrsg. von Gerh. Harig, Berlin 1960, 161-191

В. П. Зубов, Аристотель, Москва 1963

Einleitung

Man kann wohl ohne Übertreibung sagen, daß die Entwicklung der Medizin der letzten 400 bis 450 Jahre auch als eine ständige Auseinandersetzung mit der Medizin der klassischen Antike, in der die Medizin zum erstenmal zur Wissenschaft geworden war, verstanden werden muß.

Die Forschung der letzten Jahrzehnte hat sich u. a. vor allem der Aufgabe gewidmet, die Rolle zu klären, die die antike Wissenschaft bei der in der Renaissance einsetzenden Veränderung der wissenschaftlichen Forschungsmethoden spielte. Während die mittelalterliche europäische Medizin eine antike, d. h. weitgehend galenische Medizin in arabischem Gewande darstellte, bei der die arabischen Ärzte als diejenigen, welche die antike Medizin übernommen und weitergebildet haben, in weit höherem Ansehen standen als die antiken Autoren selbst, so brachte die in der Renaissance vollzogene Hinwendung zur Antike einerseits die Rezeption eines Wissensstoffes mit sich, der bislang in dieser unverfälschten Form unbekannt geblieben war und der das Wissen der scholastischen Medizin weit überragte. Andererseits aber - und das ist fast noch entscheidender - brachte sie die Entdeckung einer wissenschaftlichen Methode mit sich, welche die Voraussetzung dafür bildete, daß die Medizin ebenso wie fast alle anderen Wissenschaftszweige zu einer Wissenschaft im modernen Sinne werden konnte.[1] Die Vertreter dieser Medizin, die bezeichnenderweise im Gegensatz zu denen der mittelalterlichen Heilkunde von einer tiefen

---

1 Vgl. dazu J. D. Bernal, Die Wissenschaft in der Geschichte, 3. Aufl. Berlin 1967, 229ff.

Galenverehrung erfüllt waren,[2] gewannen mit Hilfe der wissenschaftlichen Methoden, deren sich die antiken Ärzte bedient hatten, neue Erkenntnisse und Beobachtungen, die allmählich dazu führten, daß die galenische Medizin nach etwa 1500 Jahren aus ihrer dominierenden Stellung verdrängt wurde. Dieser Prozeß, der mehrere Jahrhunderte in Anspruch nahm, fand erst um die Mitte des vergangenen Jahrhunderts seinen Abschluß, nachdem die Reste der antiken Humoralpathologie, deren endgültige und für die nachfolgende Zeit entscheidend gewordene Konzeption von Galen formuliert worden war und deren letzte Ausläufer uns noch etwa in der pathologischen Auffassung C. v. Rokitanskys begegnen, durch die Zellularpathologie R. Virchows überwunden wurden.

Etwas anders verlief die Entwicklung in einem Spezialgebiet der galenischen Medizin, in dem der pharmakologischen Therapie. Der von der Iatrochemie kommende Anstoß, die spezifischen medikamentösen Wirkungen der Heilmittel zu untersuchen, wirkte sich so stark aus, d. h., die neue Einteilung der Medikamente nach ihren spezifischen Wirkungen verdrängte die alte, auf Galen zurückgehende so ausschließlich und stellte die theoretische Pharmakologie und Therapie auf eine so vollständig neue Grundlage, daß die Galenische Pharmakologie seit etwa der 2. Hälfte des 18. Jahrh. nur noch historisches Interesse beanspruchen konnte.

Der Durchbruch der naturwissenschaftlich ausgerichteten Medizin um die Mitte des 19. Jahrh. bewirkte dann schließlich eine so gründliche und eine so schnelle Überwindung der Galenischen Vorstellungen, daß Übersetzungen seiner Schriften in moderne Sprachen überflüssig wurden.[3] Wenn sich R. Chartier bei seiner 1679 erschienenen Ausgabe der Werke Galens[4] von

---

2 Siehe M. Boas, Die Renaissance der Naturwissenschaften 1450-1630. Das Zeitalter des Kopernikus, Geschichte und Kosmos, hrsg. von A. Rupert Hall, (Gütersloh) 1965, 147ff.

3 Siehe J. D. Bernal 143.

4 Hippocratis Coi et Claudii Galeni Pergameni archiatron Opera, griech. und lat., hrsg. von R. Chartier, 13 Bde., Paris 1679.

ihrer Nützlichkeit im medizinischen Unterricht leiten ließ[5] und wenn die letzte Gesamtausgabe der Schriften Galens, die von C. G. Kühn besorgt wurde und in den Jahren 1821-1833 erschien,[6] nach einem Urteil von Ch. Daremberg noch aus rein merkantilen Gründen unternommen werden konnte,[7] so traf das alles einige Jahrzehnte später nicht mehr zu. Die antike Medizin war durch die neue, auf physikalisch-chemischen Grundlagen aufgebaute Medizin, welche die theoretischen Voraussetzungen dieser Wissenschaft neu formulierte, endgültig abgelöst worden.

Diese Ablösung bedeutete jedoch nicht das Aufgeben der antiken Medizin. Im Gegenteil, die Notwendigkeit einer theoretischen Begründung der neuen Strömung in der Medizin verlangte eine kritische Auseinandersetzung mit der Vergangenheit, d. h. mit der Geschichte des eigenen Faches und damit auch mit der antiken Medizin. Diese Auseinandersetzung führte nicht zu einer Abwertung der Antike, sondern zum einen wiederum zu einer Aneignung und Übernahme des antiken Wissens - etwa der alten, auf antike humoralpathologische Vorstellungen zurückgehenden Einteilung der Temperamente durch I. P. Pavlov - und zum anderen dazu, daß die antike Medizin im Laufe des 19. Jahrh. zum erstenmal Forschungsgegenstand der Medizingeschichte wurde.

Die Auseinandersetzung mit der Medizin der Vergangenheit bedeutete jedoch gleichzeitig auch eine Abgrenzung gegenüber dieser Vergangenheit, eine Abgrenzung, die die neue Medizin in der ersten Phase ihrer Entwicklung zu ihrem Selbstverständnis brauchte. Heute, nach etwa 100 bis 130 Jahren, ist diese

---

5 Vgl. J. Kollesch, René Chartier - Herausgeber und Fälscher der Werke Galens, Klio 48, 1967, 197.

6 Claudii Galeni Opera omnia, hrsg. von C. G. Kühn, 20 Bde., Leipzig 1821-1833.

7 "L'édition donnée par Kühn, qui a mis son nom à une entreprise purement mercantile, reproduit, en général, le texte de Chartier avec toutes ses fautes et avec d'autres encore" (Ch. Daremberg, Plan de la collection des médicins grecs et latins, in: Oeuvres d'Oribase ..., éd. par Bussemaker et Daremberg, t. I, Paris 1851, XXVII).

Abgrenzung überflüssig geworden; sie ist sogar schädlich, machen doch die Planung der Wissenschaft und die Untersuchung ihrer inneren Strukturen, d. h. die Untersuchung der Theorie der Wissenschaft, eine Auseinandersetzung mit der Vergangenheit der jeweiligen Wissenschaft - in unserem Fall mit einer noch sehr jungen Vergangenheit - notwendig.[8] Somit sind das Studium der historischen Elemente, aus denen sich die moderne Medizin zusammensetzt, sowie das Studium ihres Werdens zu einer sehr aktuellen Aufgabe der Medizingeschichte in unserer Zeit geworden. Sie erfordert aber auch gleichzeitig das Studium der Quellen dieser Medizin, die, wie wir gesehen haben, bis in ihre jüngste Vergangenheit mehr oder minder stark von den Lehren Galens geprägt war.

Der nachhaltige Einfluß, den die Galenische Medizin auf die Medizin des Mittelalters und der Neuzeit ausgeübt hat, macht es verständlich, daß die Galenforschung für die Medizingeschichte auch heute noch außerordentlich wichtig ist. Die Tatsache, daß bislang nur einige wenige Schriften aus dem umfangreichen Werk des Pergameners in kritischen Editionen vorliegen,[9] welche die unerläßliche Voraussetzung für die Darstellung des medizinischen Systems des Galen bilden sollten, da die Texte in der Kühnschen Ausgabe häufig unzuverlässig sind, ist mit ein Grund dafür, daß es bis heute nur ganz vereinzelt zusammenhängende Darstellungen zu Teilgebieten der Galenischen Medizin gibt. Dazu gehören die Behandlung der Galenischen Anatomie von M. Simon,[10] die monographischen Arbeiten zur Physiologie Galens von Th. Meyer-Steineg, F. Cirenei und R. E. Siegel,[11] der in seine Betrachtungen auch einige Aspekte der klinischen Medizin einbezogen hat, die Beiträge

---

8 Siehe J. D. Bernal 229ff.; M. Волькенштейн, Наука людей, Новый мир 45, 1969, Nr.11, 179.

9 Siehe z. B. J. Kollesch, Das Corpus Medicorum Graecorum - Konzeption und Durchführung, Medizinhist. Journ. 3, 1968, 68-73.

10 M. Simon, Sieben Bücher Anatomie des Galen, Bd. II, Leipzig 1906, Vff.

11 Th. Meyer-Steineg, Studien zur Physiologie des Galenos, Arch. Gesch. Med. 5, 1912, 172-224. 6. 1913, 417-448: F.

zur Seelen- und Pneumalehre von F. Brenner, O. Temkin und L. G. Wilson,[12] die Darlegung der Galenischen Ätiologie von W. Mannheim[13] und die Arbeiten zur Zeugungs- und Vererbungslehre Galens von H. Balss und E. Lesky[14]. Umfassende Darstellungen der drei großen Bereiche Pharmakologie, Nosologie und Therapie stehen noch aus. Wenn wir im folgenden versuchen wollen, die Intensitätsbestimmungen in der Galenischen Pharmakologie und Nosologie, ihre Bedeutung und ihre Auswirkungen auf die Therapie aufzuzeigen, so versteht sich dieser Versuch als ein Beitrag zur Erforschung der wechselseitigen Zusammenhänge dieser drei medizinischen Gebiete im System Galens, deren Klärung es ermöglichen wird, tiefer in das Verständnis der Galenischen Medizin einzudringen.

Cirenei, La fisiologia di Galeno, Scientia veterum, t. 23, Genova 1961; R. E. Siegel, Galen's System of Physiology and Medicine. An Analysis of his Doctrines and Observations on Bloodflow, Respiration, Humors and Internal Diseases, Basel-New York 1968; ders., Galen on Sense Perception, Basel-New York 1970.

12 F. Brenner, Die Seelenlehre des Galenos, Primitiae Czernovicienses (I), hrsg. von I. Hilberg und J. Jüthner, Czernowitz 1909, 65-86; O. Temkin, On Galen's Pneumatology, Gesnerus 8, 1951, 180-189; L. G. Wilson, Erasistratus, Galen and the Pneuma, Bull. Hist. Med. 33, 1959, 293-314.

13 W. Mannheim, Die Aetiologie des Galen, Med. Diss. Bonn 1959.

14 H. Balss, Über die Vererbungstheorie des Galenos, Sudhoffs Archiv 27, 1934, 229-234; E. Lesky, Die Zeugungs- und Vererbungslehren der Antike und ihr Nachwirken, Akad. d. Wiss. u. d. Lit. in Mainz, Abh. d. geistes- u. sozialwiss. Kl., Jg. 1950, Nr. 19, Wiesbaden (1951), 177-193.

I. Die Bestimmung der Intensität im medizinischen System Galens im Urteil der modernen Forschung

Die zuerst bei Galen nachweisbaren systematischen Bemühungen, Bestimmungen der Intensität einer pharmakologischen Wirkung und einer Erkrankung vorzunehmen sowie diese Bestimmungen in seiner Therapie in Übereinstimmung zu bringen, fanden ihren sinnfälligsten Ausdruck in der Lehre von der gradweise abgestuften Wirkung der vier Primärqualitäten Warm, Kalt, Trocken und Feucht. Diese Lehre, die als eine Zusammenfassung und Weiterentwicklung der gesamten antiken theoretischen Medizin angesehen werden muß, geht von der sinnlich wahrnehmbaren Wirkung der Primärqualitäten aus und teilt diese Wirkung in vier verschiedene Grade ein. Sie wurde in nachgalenischer Zeit zur entscheidenden theoretischen Grundlage der Pharmakologie und in Abhängigkeit davon auch zur Grundlage der Nosologie und Therapie. Man findet kaum eine arabische, persische oder europäische pharmakologische Schrift oder einen pharmakologischen Abschnitt in einem medizinischen Werk aus der Zeit des Mittelalters bis weit in die Neuzeit hinein, in denen nicht auch die Grade der Wirkungen der Pharmaka vermerkt werden, Bestimmungen also, die im wesentlichen alle auf Galen zurückgehen.[1]

Obwohl nun die Lehre von den Graden viele Jahrhunderte lang, nach einer Bemerkung von K. Sprengel bis in das 18. Jahrh. hinein,[2] die theoretische Grundlage für Pharmakologie und Therapie abgab, ist diese Seite der antiken wie der gesam-

---

1 Vgl. z. B. Verf., Von den arabischen Quellen des Simeon Seth, Medizinhist. Journ. 2, 1967, 248-268.

2 K. Sprengel, Versuch einer pragmatischen Geschichte der Arzneykunde, Bd. 2, 3. Aufl. Halle 1823, 385.

ten späteren Medizin bis hinein ins 18. Jahrh. von der medizinhistorischen Forschung bisher kaum beachtet worden. Eine zusammenfassende Darstellung, die sich speziell mit diesem Problem beschäftigt, gibt es nicht; hin und wieder einmal findet man lediglich mehr oder weniger kurze Hinweise in Monographien, die anderen Themen gewidmet sind. So geht J. Bouros in seiner Dissertation aus dem Jahre 1829, in der er eine Übersicht über die gesamte antike griechische Pharmakologie gibt, auch auf die Verdienste Galens auf diesem Gebiet ein, die nach seiner Meinung in der Untersuchung und Feststellung der Eigenschaften der Pharmaka bestehen.[3] Die Dissertation von L. Israelson aus dem Jahre 1894 ist der Materia medica des Galen gewidmet. Sie bringt im wesentlichen nur eine gekürzte Übersetzung des zweiten Teils der Galenischen Schrift De simplicium medicamentorum temperamentis ac facultatibus, in dem die einzelnen Simplicia alphabetisch abgehandelt werden. In der wenige Seiten umfassenden Einleitung zu seiner Arbeit geht der Verfasser kurz auf die theoretischen Grundlagen der Galenischen Pharmakologie ein, wobei er auch die Lehre von den Graden erwähnt.[4] J. Wiberg widmet in seiner Monographie über die Galenische medizinische Wissenschaft und Heilkunst der Galenischen Pharmakologie ein ganzes Kapitel. Im Mittelpunkt seiner Darstellung steht jedoch nicht die Lehre von den Graden, sondern die Einteilung der Medikamente bzw. der Simplicia nach ihren sekundären und spezifischen Wirkungen.[5]

Eine zusammenfassende Charakterisierung der Galenischen Pharmakologie, in deren Rahmen auch kurz auf das uns interessierende Problem eingegangen wird, findet sich endlich auch in den Untersuchungen zur frühmittelalterlichen Rezeptliteratur von H. E. Sigerist aus dem Jahre 1923. Seine Darstellung

---

3 J. Bouros, De pharmacologia Graecorum veterum in genere, Med. Diss. Halle 1829, 16.

4 L. Israelson, Die "Materia medica" des Klaudios Galenos, Med. Diss. Jurjew 1894, 14f.

5 J. Wiberg, Galen og den Galenske Laegevidenskab og Laegekunst. Historisk-medicinsk Studie, Odense 1910. 205ff.

gipfelt in einer wichtigen und folgenschweren, von ihm aus gutem Grund freilich nicht durch Galenstellen belegten Feststellung, daß nämlich "die praktische Anwendung nach dem Grundsatz contraria contrariis jetzt (d. h., nachdem Galen die Pharmaka nach der gradweise abgestuften Wirkung ihrer Primärqualitäten eingeteilt hatte - G. H.) nur noch ein einfaches Rechenexempel ist, da ja auch die Krankheiten nach einem analogen System klassifiziert" gewesen seien,[6] eine Feststellung also, die bedeuten würde, daß in der Galenischen Medizin die Intensität eines Pharmakons der einer Krankheit ohne weiteres angepaßt werden konnte.

Diese Feststellung Sigerists scheint auf einem Mißverständnis der Ausführungen von H. Schelenz zu beruhen, dessen Pharmaziegeschichte er zwar nicht zitiert, die aber auf Grund der Übereinstimmung in der Aussage die Quelle für die These von Sigerist gewesen sein dürfte, wie ein Vergleich der betreffenden Stellen zeigt. Schelenz hatte nämlich in der Tat seine Ansicht zu diesem Problem, mit der er im Prinzip nur das wiederholte, was seit H. Haeser in den medizinhistorischen Gesamtdarstellungen zu lesen war, etwas unklar formuliert. Haeser hatte zurückhaltend davon gesprochen, daß "die Hauptaufgabe der Pharmakologie für ihn (Galen - G. H.) darin besteht, die Arzneimittel den in den einzelnen Krankheitszuständen obwaltenden Elementar-Qualitäten gemäss zu verbinden".[7] Ähnlich schrieb auch J. Pagel, daß es für Galen sehr wichtig gewesen sei, die Unterschiede in der Wirkung "genau zu graduieren, ... weil nur so eine rationelle, d. h. genau individualisierende Therapie nach dem Prinzip contraria contrariis möglich war".[8] Während nun M. Neuburger[9] wie auch später noch K. Sudhoff in

---

6 H. E. Sigerist, Studien und Texte zur frühmittelalterlichen Rezeptliteratur, Studien zur Geschichte der Medizin, hrsg. von K. Sudhoff, H. 13, Leipzig 1923, 13.

7 H. Haeser, Lehrbuch der Geschichte der Medicin und der epidemischen Krankheiten, Bd. 1, 3. Aufl. Jena 1875, 374.

8 J. L. Pagel, Einführung in die Geschichte der Medicin, Berlin 1898, 128f.

9 M. Neuburger, Geschichte der Medizin, Bd. 1, Stuttgart 1906, 399.

der 3. und 4. Auflage des Pagelschen Lehrbuchs[10] den Text von Pagel lediglich paraphrasieren, hat die entsprechende Passage aus dem Abschnitt über die Galenische Pharmakologie in der Geschichte der Pharmazie von Schelenz folgenden Wortlaut: "Nachdem erst die Krankheiten ähnlichen Grundsätzen zufolge nach der Beschaffenheit der Körpersäfte eingeteilt worden waren, war es für spekulative Köpfe ein leichtes, Methoden zu ersinnen, um rechnend aus den Zahlenverhältnissen für jede Krankheit das rechte Mittel zu finden, wie es Alkindus am vollkommensten tat. ... Jetzt war das Schreiben eines Rezepts im Grund nur ein einfaches Multiplikationsexempel ..."[11] Schelenz sagt zwar nicht eindeutig, wann die Einteilung der Krankheiten nach Graden erfolgte, so daß bei oberflächlichem Lesen durchaus der Eindruck entstehen kann, daß sie sich bereits bei Galen findet. Bei genauerem Zusehen zeigt es sich jedoch, daß dieser Eindruck, dem Sigerist offenbar zum Opfer gefallen ist, trügt. Denn wie der Hinweis auf die "spekulativen Köpfe" und auf Alkindus beweist, hat Schelenz beim Formulieren dieses Satzes mit Sicherheit an die in der nachgalenischen Zeit vonstatten gegangene Entwicklung gedacht.

Es beruht demnach auf einem bedauerlichen Mißverständnis, wenn wir - seit Sigerist - in der medizin- und pharmaziehistorischen Literatur, soweit diese Frage in ihr überhaupt angeschnitten wird,[12] immer wieder auf die These stoßen, daß die gradweise Abstufung der pharmakologischen Wirkungen in der Galenischen Medizin analog der ebenfalls gradweisen Abstufung

---

10 K. Sudhoff, Kurzes Handbuch der Geschichte der Medizin, 3. u. 4. Aufl. von J. L. Pagels "Einführung in die Geschichte der Medizin" (1898), Berlin 1922, 121.

11 H. Schelenz, Geschichte der Pharmazie, Berlin 1904, 174f.

12 In einigen Darstellungen aus neuerer Zeit wird ausdrücklich darauf verzichtet; vgl. z. B. A. Benedicenti, Malatti - Medici et Farmacisti, vol. I, Milano 1924, 264; L. Reutter de Rosemont, Histoire de la pharmacie à travers les âges, t. I, Paris 1931, 109; A. Castiglioni, Storia della medicina, vol. I, Verona (1948), 201.

der Krankheiten vorgenommen worden sei.[13] Sie entbehrt zwar nicht einer gewissen Logik, doch ist sie noch von keinem der Forscher, die sie stillschweigend übernommen haben, durch entsprechende Stellen aus dem Werk Galens belegt und auf diese Weise in ihrer Richtigkeit bestätigt worden. Sollte die Behauptung, daß Galen sowohl Pharmaka wie Krankheiten nach Graden eingeteilt und seine Therapie nur noch aus einfachen Rechenexempeln bestanden habe, dennoch zutreffen, so würde das voraussetzen, daß alle Pharmaka, die Simplicia ebenso wie die Composita, von Galen diesem Einteilungsschema unterworfen worden wären. Dieser Überlegung ist in der bisherigen Forschung jedoch ebensowenig Rechnung getragen worden wie dem Umstand, daß damit unweigerlich die Annahme verbunden wäre, daß Galen auch alle Krankheitszustände nach Graden hätte einteilen müssen: denn nur in dieser Konsequenz wäre der Galen angelastete Schematismus in der Praxis anwendbar gewesen. Da das Galenische System aber, wie gezeigt werden konnte, bis in die Neuzeit hinein die Grundlage der Medizin bildete, würde diese Behauptung schließlich auch bedeuten, daß alle in nachgalenischer Zeit bekannt gewordenen Krankheiten und Pharmaka ebenfalls in dieses System hätten eingeordnet werden müssen - andernfalls wäre eine "Galenische" Therapie nicht durchführbar gewesen. Diese weitgehenden Konsequenzen sind jedoch weder von Galen noch von den späteren Ärzten jemals gezogen worden, da sie, von der medizinischen Praxis aus gesehen, als nicht notwendig empfunden wurden.

Angesichts dieser Situation erscheint es erforderlich, die Intensitätsbestimmungen der Galenischen Pharmakologie und Nosologie an Hand der Quellen zu rekonstruieren und zu klären, in welchem Verhältnis die theoretischen Auffassungen und Überlegungen Galens auf diesen Gebieten zueinander standen und

---

13 Siehe z. B. G. Conci, Pagine di storia della farmacia, Milano (1934), 28; P. Diepgen, Geschichte der Medizin, Bd. I, Berlin 1949, 133; E. Kremers und G. Urdang, History of Pharmacy. A Guide and a Survey, Philadelphia-London-Montreal (1951), 23; O. Temkin, Byzantine Medicine: Tradition and Empiricism, Dumbarton Oaks Papers No. 16, 1962, 99.

welche Bedeutung ihnen im therapeutischen System Galens zukam. Denn nur auf diese Weise können der Beitrag Galens und die von ihm geschaffenen theoretischen Grundlagen, auf denen die Medizin der Folgezeit aufbaute, verständlich werden. Den Ausgangspunkt der folgenden Untersuchung muß daher die Darstellung der theoretischen Voraussetzungen bilden, die diesen, zuerst bei Galen nachweisbaren Vorstellungen zugrunde lagen.

II. Die philosophisch-medizinischen Voraussetzungen für die Intensitätsbestimmung in der Galenischen Medizin

Die Grundlage der Galenischen Medizin im allgemeinen und der theoretischen Pharmakologie und Nosologie im besonderen bilden vor allem zwei antike philosophische Konzeptionen und ihre Umsetzung in die Vorstellungswelt der Medizin. Es handelt sich dabei zunächst um die Lehre von den die Welt, den Makro- wie den Mikrokosmos, zusammensetzenden vier Grundelementen Feuer, Wasser, Luft und Erde und um die ihr in der Medizin entsprechende Vorstellung von den vier Körpersäften Blut, Schleim, gelbe und schwarze Galle. Mit dieser philosophisch-medizinischen Grundvorstellung ist eine zweite eng verknüpft, die in unserem Zusammenhang ebenfalls bedeutungsvoll ist. Nach dieser Konzeption wiesen die vier Grundelemente ebenso wie die vier Säfte vier Grundqualitäten auf, die Primärqualitäten Warm, Kalt, Trocken und Feucht. Eines der Grundprobleme der griechischen Philosophie wie der griechischen Medizin bestand nun in der Frage, ob diese Primärqualitäten abstrakte Deduktionen darstellten oder ob sie mit den Sinnen wahrnehmbare Eigenschaften der Elemente und der Säfte waren bzw., anders ausgedrückt, ob die sinnliche Wahrnehmung eine zuverlässige Aussage über die Eigenschaften der Materie erlaubte oder nicht. Mit einem Satz gesagt, es handelte sich bei der ersten Konzeption, philosophisch gesehen, nach antikem Verständnis um die Frage nach der physikalischen Zusammensetzung der Welt und bei der zweiten Konzeption um ein damit zusammenhängendes erkenntnistheoretisches Problem.

Ebenso wie Galen in seinem medizinischen Lehrgebäude nicht einer bestimmten medizinischen Schule zugewiesen werden kann, sondern als Eklektiker bezeichnet werden muß, als den er sich auch selbst, von Selbstbewußtsein erfüllt, verstand, d. h. als einen Mann, der die Erkenntnisse seiner Vorgänger unabhängig von ihrer Schulzugehörigkeit auswertet,[1] ist er auch in seinen philosophischen Anschauungen nicht einer bestimmten philosophischen Richtung allein verpflichtet, sondern auch hierin ein Eklektiker,[2] der sich aus den Lehren verschiedener philosophischer Strömungen sein eigenes System aufbaut, dabei freilich vor allem von der Richtung beeinflußt, die sich als Ergebnis der in seiner Zeit erfolgten gegenseitigen Durchdringung der Platonischen und Aristotelischen Philosophie herausgebildet hatte.[3] Neben Platon und Aristoteles, deren Einfluß auf Galens Werk seit langem außer Zweifel steht, ist es auch noch die stoische Philosophie, die auf ihn eingewirkt hat, wie die Untersuchungen von W. Jaeger, K. Reinhardt und W. Mannheim gezeigt haben.[4]

Naturphilosophische Vorstellungen, denen zufolge allem Seienden nur ein Urelement zugrunde liegt, und atomistische

---

1 So erfuhr z. B. sein Gegner Martialios, ein Erasistrateer, auf die Frage, zu welcher Schule Galen sich bekenne, daß dieser die Anhänger bestimmter Schulen als Sklaven bezeichnete, während er sich selbst das Beste von allen heraussuchte (Gal., De libr. propr. 1: XIX 13 K. = Scr. min. II, S. 95,5ff. Müller); vgl. auch K. Deichgräber, Die griechische Empirikerschule. Sammlung der Fragmente und Darstellung der Lehre, 2. Aufl. Berlin-Zürich 1965, 29 Anm. 2, wo es heißt, daß Galen "Dogmatiker und Empiriker in e i n e r Person" gewesen sei, und Verf., Medizin der griechisch-römischen Antike, in: Geschichte der Medizin, hrsg. von A. Mette und I. Winter, Berlin 1968, 95f.

2 Vgl. J. Mewaldt, Art. "Galenos" (Nr. 2), RE, 7,1910, 588.

3 Siehe F. Ueberweg-K. Praechter, Die Philosophie des Altertums, 14. Aufl. Darmstadt 1958, 563f.

4 Siehe W. Jaeger, Nemesios von Emesa. Quellenforschungen zum Neuplatonismus und seinen Anfängen bei Poseidonios, Berlin 1914, 95, der von Galen als einem "Ableger" des Poseidonios spricht; K. Reinhardt, Poseidonios, München 1921, 263ff.; dens., Kosmos und Sympathie. Neue Untersuchungen über Poseidonios, München 1926, 14ff. 55ff. 102. 188ff.; dens., Art. "Poseidonios" (Nr. 3), RE, 22, 1953, 725ff.; W. Mannheim bes. 3. 16f. 80.

Konzeptionen lehnte Galen ab.[5] Er lehnte sie deshalb ab, weil sie ihm - und hier befindet er sich in Übereinstimmung mit dem hippokratischen Autor der Schrift De natura hominis - gegen die alltägliche Beobachtung zu sprechen schienen, daß es Schmerzen gibt und daß der Körper die Fähigkeit hat, zu erkranken. Da die Atome des Leukipp, des Demokrit und des Epikur im Grunde impatibel seien, schlössen sie ebenso wie die Annahme nur eines einzigen im Kosmos und im Menschen wirkenden Elements das Vorhandensein zweier Bestandteile aus, die aber die Entstehung des Schmerzes voraussetzten, nämlich das Vorhandensein des Verändernden und des Veränderbaren, d. h. des Empfindungsfähigen.[6] Galen geht dabei von dem Satz aus der Schrift De nat. hom. aus, wonach der Mensch keine Schmerzen empfinden könnte, wenn er eins wäre,[7] und kommt zu dem Schluß: "Wenn wir nun aus bestimmten Atomen zusammengesetzt wären oder aus irgendeiner anderen derartigen uniformen Natur, würden wir keine Schmerzen empfinden; wir empfinden sie aber; also ist es klar, daß wir nicht aus irgendeiner einfachen und uniformen Substanz bestehen." (Εἴπερ οὖν ἐξ ἀτόμων τινῶν ἦμεν ἤ τινος ἄλλης τοιαύτης φύσεως μονοειδοῦς, οὐκ ἂν ἠλγοῦμεν· ἀλγοῦμεν δέ γε· δῆλον οὖν, ὡς οὐκ ἔσμεν ἐξ ἁπλῆς τινος καὶ μονοειδοῦς οὐσίας.).[8]

Angesichts des eklektischen Verfahrens, dessen sich Galen bedient hat, wird es verständlich, daß man bei einem Versuch

---

5 Vgl. dazu K. Lasswitz, Geschichte der Atomistik vom Mittelalter bis Newton, Bd. 1, Leipzig 1890, 230-234 (Nachdr. Hildesheim 1963).

6 Siehe Gal., In Hipp. De nat. hom. comm. I 6: CMG V 9,1, S. 21,10ff.; vgl. auch ibid. I 7: CMG V 9,1, S. 21,29ff.; I 19: CMG V 9,1, S. 32,21f.; I 20: CMG V 9,1, S. 33,14f.; De elem. ex Hipp. sent. I 2: I 415ff. 419 K. = S. 2,10ff. 5,9ff. H.; I 3: I 434f. 438f. K. = S. 15,4ff. 18,10ff. H.; I 4: I 442 K. = S. 22,12-15 H.; I 9: I 482f. 484 K. = S. 51,5-10. 52,5f. H.; De inaeq. intemp. 3: VII 739 K.; 5: VII 743f. K.; 6: VII 744 K.; 9: VII 752 K.; Ad Glauc. de meth. med. II 1: XI 73 K.; II 8: XI 112 K.; De const. art. med. ad Patroph. 7: I 247 K.

7 Siehe Hipp., De nat. hom. 2: VI 34, 17-36,1 L.

8 Gal., De elem. ex Hipp. sent. I 2: I 420,4-7 K. = S. 5, 21-24 H.

der Rekonstruktion seiner philosophischen und medizinischen Quellen nicht bei der Durchsicht und Analyse nur einer philosophischen Richtung stehenbleiben kann. Vielmehr ist es unsere Aufgabe, zu verfolgen, wie sich die Konzeptionen, von denen wir oben sprachen, entwickelt haben, welche Veränderungen sie erfuhren und wie sie im Laufe der Zeit von den verschiedenen philosophischen und medizinischen Schulen interpretiert wurden, um sie mit den Aussagen Galens zu vergleichen und festzustellen, welcher Quelle er in einer bestimmten Fragestellung verpflichtet ist. Natürlich ist es im Rahmen unserer Arbeit nicht möglich, eine ausführliche Darstellung der philosophischen und medizinischen Zusammenhänge dieser Problematik zu geben; das ist auch nicht nötig, besteht doch unsere Aufgabe dem Thema der Arbeit entsprechend darin, lediglich die Voraussetzungen und die Grundlagen darzulegen, von denen Galen bei der Ausarbeitung seiner theoretischen Pharmakologie und Nosologie ausging.

a) Das Viererschema und seine Quellen

Nach den Vertretern der ionischen Naturphilosophie, die jeweils eins der vier Elemente Feuer, Wasser, Luft und Erde, die im griechischen Denken eine sehr alte Tradition haben,[9] als das Urelement, die ἀρχή, postulierten, aus der die anderen Elemente entstanden seien und in die sie wieder vergingen,[10] war Empedokles der erste, der allen vier Elementen einen

---

9 Vgl. O. Gilbert, Die metereologischen Theorien des griechischen Altertums, Leipzig 1907, 17ff. (Nachdr. Hildesheim 1967).

10 Vgl. Arist.,Met. I 3: 983b6ff., wo Aristoteles als das Ziel dieser Philosophen die Ergründung des materiellen Prinzips nennt, aus dem "alles Seiende besteht und woraus es ursprünglich entsteht und in das es letzthin vergeht, indem die Substanz zwar beharrt, aber in ihren Zuständen wechselt". Siehe auch O. Gilbert 37ff. und F. Ueberweg-K. Praechter 41f.

gleichberechtigten Platz einräumte[11] und damit gleichzeitig die ebenfalls auf die ionischen Naturphilosophen zurückgehende und mit den von ihnen vertretenen sowie den atomistischen[12] Vorstellungen zusammenhängende Lehre von der Identität der Zusammensetzung alles Seienden, d. h. die Lehre von der Analogie zwischen Makrokosmos und Mikrokosmos,[13] auf eine neue Stufe stellte. Keins der Elemente hatte nach Empedokles Übergewicht über ein anderes; über ihre, von ihm nicht dynamisch,[14] sondern mechanisch durch Verbindung und Aneinanderlagerung gedeutete Vermischung,[15] durch die alle Dinge entstehen, regiere, im Sinne eines Naturgesetzes verstanden, die Liebe (φιλίη), während der Haß (νεῖκος) diese Vermischungen wieder trenne.[16]

---

11 Siehe Vorsokratiker, Emp.,Bd. 1, S. 282,6f.; 287,34-288,7; 288,22f.; 289,9f. 14f. 37-290,1; 290,13f.; 311,15; 317,8-10; 319,11-320,9; 357,1f.

12 Bei den Atomisten waren zwar die Atome an die Stelle der Elemente getreten, man kann aber sagen, daß die Elemente für sie Vereinigungen von Atomen darstellten (vgl. O. Gilbert 148f.).

13 Zur Entwicklung der Makro- und Mikrokosmostheorie s. A. Mayer, Wesen und Geschichte der Theorie vom Mikro- und Makrokosmos, Berner Stud. zur Phil. u. ihrer Gesch., Bern 1900, 1-122; R. Kapferer und G. Sticker, Die Werke des Hippokrates, Teil 6, Stuttgart 1934, 78-83; W. Kranz, Kosmos und Mensch in der Vorstellung frühen Griechentums, Nachr. d. Ges. d. Wiss. Göttingen, phil.-hist. Kl., N. F., Bd. 2, 1938, 121-161.

14 Vgl. O. Gilbert 106f. 112f.

15 Siehe Vorsokratiker, Emp., Bd. 1, bes. S. 289,38ff.; vgl. auch S. 287,36f.; 288,1. 23ff.; 289,10-13. 23-27; 290,39; 291,19f. 24-26; 312,9. 12; 314,13; 315,16ff.; 322,17ff.; 326,32ff. Zu dem wichtigen Begriff der μῖξις und zu seiner Entwicklung bei Aristoteles s. V. P. Zubov, Zur Geschichte des Kampfes zwischen dem Atomismus und dem Aristotelismus im 17. Jahrhundert (Minima naturalia und Mixtio), in: Sowjetische Beiträge zur Geschichte der Naturwissenschaft, hrsg. von Gerh. Harig, Berlin 1960, 165ff.

16 Siehe Vorsokratiker, Emp., Bd. 1, S. 282,7f.; 288,1-4. 23. 37-289,10. 15f.; 290,18-21. 27-29. 30ff. 40f.; 291,8ff.; 293,11f. 12ff.; 314,16ff.; 316,1f. 14-317,1; 318,19-319,1; 323,1-5; 356,4ff.

Inwieweit bei Empedokles zu den Elementen bereits feste Zuordnungen der Qualitäten hinzutreten, ist unsicher, da die vier Grundqualitäten Wärme, Kälte, Trockenheit und Feuchtigkeit bei ihm zwar schon auftauchen, ihre Verbindungen mit den Elementen aber variieren, so daß die Luft z. B. einmal als warm, das andere Mal aber als feucht bezeichnet wird.[17] Solche Zuordnungen lagen jedoch jetzt nahe,[18] und es ist wahrscheinlich, daß bereits der Eleate Zenon, ein jüngerer Zeitgenosse des Empedokles, als der Begründer der Lehre von den vier Grundqualitäten Warm, Kalt, Trocken und Feucht anzusprechen ist,[19] die bei ihm an die Stelle der Elemente treten und aus denen er durch Umwandlung die Natur aller Dinge (ἡ τῶν πάντων φύσις) entstehen läßt.[20]

Mit der Lehre des Empedokles hatte sich die Anschauung von den vier in der Natur wirksamen Grundstoffen durchgesetzt. Das Dogma von der Vierzahl wird spürbar auch in der fast gleichzeitig in der wissenschaftlichen Medizin entstandenen Lehre von den vier Körpersäften Blut, Schleim, gelbe und schwarze Galle, wenn auch, wie E. Schöner zeigen konnte, von einer Zuordnung Elemente/Säfte im Corpus Hippocraticum noch nirgends die Rede ist.[21] In der in unserem Zusammenhang wichtigsten Schrift des Corpus, in De natura hominis, die Polybos, dem Schwiegersohn des Hippokrates, zugeschrieben wird und die um 400 v. u. Z. entstanden sein dürfte, ergibt sich jedoch, und zwar in den ersten 8 Kapiteln des Werkes, welche nach Ansicht Galens echt Hippokratisch sind,[22] diese Zuordnung durch die Verbindung der

---

17 Siehe Vorsokratiker, Emp., Bd. 1, S. 289,23-27; 319,11ff.; 329,1.

18 Vgl. die entsprechende Zusammenstellung bei E. Schöner, Das Viererschema in der antiken Humoralpathologie, Beihefte zu Sudhoffs Archiv, H. 4, Wiesbaden (1964), 10.

19 Siehe E. Littré, Oeuvres complètes d'Hippocrate, hrsg. und übers., t. I, Paris 1839, 559.

20 Siehe Vorsokratiker, Zenon, Bd. 1, S. 248,6-8.

21 Siehe E. Schöner 20.

22 Gal., In Hipp. De nat. hom. comm. I Prooem.: CMG V 9,1. S. 7,15ff.

Viersäftelehre mit der Theorie von den vier Grundqualitäten.[23] Hier wird mit Hilfe dieser Zuordnung ein Viererschema aufgebaut, in dem das Blut die Eigenschaften des Warm-Feuchten, die gelbe Galle die des Warm-Trockenen, die schwarze Galle die des Kalt-Trockenen und der Schleim die des Kalt-Feuchten erhielten. Weitere Zuordnungen in diesem Schema sind Blut/Frühling, gelbe Galle/Sommer, schwarze Galle/Herbst und Schleim/Winter. Die Lehre von den Körpersäften, die ihren Ursprung in alten volksmedizinischen, auf jeden Fall aber vorwissenschaftlichen Anschauungen haben dürfte, wurde, bereichert vor allem um die Erkenntnisse des Alkmaion von Kroton hinsichtlich der für die Gesundheit notwendigen Isonomie der Körperkräfte (ἰσονομία τῶν δυναμεων)[24] und um die Lehre des Empedokles von der richtigen Zusammensetzung der Körper bei gleichmäßiger Vermischung der Elemente[25], zur wissenschaftlichen Grundlage der griechischen Medizin. Sie bildete die wichtigste Arbeitshypothese der gesamten antiken Medizin, soweit sie humoralpathologisch orientiert war.

Somit bestanden zu Beginn des 4. Jahrh. zwei Konzeptionen: im philosophisch-naturwissenschaftlichen Bereich war es die Lehre von den vier Elementen bzw. von den vier Primärqualitäten und die Theorie von der Identität zwischen Makro- und Mikrokosmos, in der Medizin war es die, wie schon gesagt wurde, unter dem Einfluß dieser Lehren entstandene Vorstellung von den vier Säften mit den vier ihnen zugeordneten Qualitätenpaaren, die die physiologische und pathologische Arbeitsgrundlage bildete. Eine Verschmelzung dieser beiden Vorstellungen innerhalb eines Lehrsystems fand nicht statt, sie bestanden vielmehr weiter nebeneinander her, wie etwa im Werk Platons, vor allem in seinem Dialog Timaios. Hier begegnet neben der Elementenlehre, der zufolge sowohl der Kosmos wie der Mensch aus den

---

23 Siehe Hipp., De nat. hom. 2: VI 34 L.; 3: VI 38 L.; 4: VI 38 L.; 5: VI 40 L.

24 Siehe Vorsokratiker, Alkmaion, Bd. 1, S. 215,11-13.

25 Siehe Vorsokratiker, Emp., Bd. 1, S. 318,18-20.

vier Elementen zusammengesetzt sind,[26] auch die Vierqualitätenlehre.[27] Daneben lassen sich bei Platon aber auch Ansätze einer Säftelehre nachweisen, so wenn er schreibt, daß Krankheiten durch die Luft (πνεῦμα), Schleim oder Galle verursacht werden können.[28] Auf diese Weise können für ihn die Säfte ebenso zu Krankheitsursachen werden wie ein Zuviel oder Zuwenig der einzelnen Elemente oder eine (übermäßige) Erhitzung, Abkühlung, Austrocknung oder das (übermäßige) Feuchtwerden.[29]

Eine wesentliche und für die folgende Zeit sehr wichtige Umgestaltung erfuhr die Elementenlehre bei Aristoteles. In Weiterentwicklung Platonischer Vorstellungen trennte Aristo-

---

26 Plat., Tim. 7: 32 c; 17: 48 b; 18: 49 b/c; 19: 53 b; 20: 53 c ff.; 39: 82 a. Vgl. auch Anonymus Londinensis ex Aristotelis Iatricis Menoniis et aliis medicis eclogae XIV, 12-15. 26-29, hrsg. von H. Diels, Suppl. Aristotel. III 1, Berlin 1893, S. 21 und 22. Siehe auch die ausführliche Darstellung bei O. Gilbert 158ff.

27 Plat., Tim. 39: 82 a/b; 42: 88 c/d; vgl. u. a. auch Soph. 30: 242 d; Symp. 12: 186 d; 13: 188 a; Lys. 12: 215 e.

28 Plat., Tim. 40: 84 c/d. Siehe auch N. Mani, Die historischen Grundlagen der Leberforschung, Teil I, Basler Veröffentlichungen zur Gesch. d. Med. u. d. Biol., hrsg. von H. Buess, Fasc. IX, 2. Aufl. Basel-Stuttgart 1965, 36 und die dort angegebenen Stellen.

29 Plat., Tim. 39: 82 a/b; Symp. 13: 188 a/b. Wie die Erwähnung des Pneumas und die geometrische Interpretation der Gestalt der Elemente durch Platon beweisen, handelt es sich bei ihm hier um westgriechisches Gedankengut, das auf die Vermittlung des Philistion von Lokroi, eines Vertreters der sikelischen Ärzteschule, zurückzuführen ist (M. Wellmann, Die Fragmente der sikelischen Ärzte Akron, Philistion und des Diokles von Karystos, Fragmentsammlung der griechischen Ärzte, Bd. 1, Berlin 1901, 69. Die Untersuchung von M. Michler, Das Problem der westgriechischen Heilkunde, Sudhoffs Archiv 46, 1962, 137ff., machte es zwar wahrscheinlich, daß eine eigenständige sikelische Schule nicht bestanden hat, zumindest nicht in dem Sinne, wie M. Wellmann, Fragmente, 68ff., es dargestellt hatte; es erscheint jedoch ratsam, den Terminus als Ordnungsbegriff weiterhin zu benutzen, "um die Heilkunde dieses Raumes als eine eigene Lehre von der koischen und knidischen Schule zu trennen", M. Michler, Westgriechische Heilkunde, 143 Anm. 4.).

teles die göttliche Welt grundsätzlich von der irdischen.[30] Jene ist nach seiner Lehre vom Äther erfüllt, der die Sphären und die Fixsterne bildet,[31] der dem Range nach das erste Element ist[32] und der mit dem Pneuma des Platon korrespondiert.[33] Die irdische Welt besteht dagegen aus den vier Elementen des Empedokles,[34] die - und das ist in unserem Zusammenhang besonders wichtig - bei Aristoteles den vier Qualitätenpaaren zugeordnet werden. Während aber bei Empedokles die Dinge aus einer mechanischen Vermengung der Elemente entstehen, die dabei selbst unverändert bleiben, gehen die Elemente bei Aristoteles eine Mischung (μῖξις) ein, in der sie durch ihre entgegengesetzten Qualitäten aufeinander wirken, wodurch ein Element in ein anderes übergehen und aus einem anderen entstehen kann. Mit dieser Zuordnung von Elementen und Qualitäten wird von Aristoteles eine allgemeingültige Erklärung für das Entstehen (γένεσις) und Vergehen (φθορά) der Elemente und aller Dinge gegeben.[35] Er erklärt die sich aus dieser Zuordnung als möglich ergebenden Verbindungen mit folgenden Worten: "Da es vier Elemente gibt und von den vier (Elementen) sechs Verbindungen, die entgegengesetzten (Elemente) sich aber nicht verbinden können (denn es ist unmöglich, daß das Warme und das Kalte dasselbe sind und wiederum das Trockene und das Feuchte), ist es klar, daß es vier Verbindungen der Elemente geben wird, die des Warmen und Trockenen und die des Warmen und Feuchten, und wiederum

30 Dieser Unterschied drückt sich vor allem in der Art der Bewegung aus, die diesen beiden Bereichen eigentümlich ist (vgl. z. B. Arist., De caelo I 2: 268b17-24; Phys. VIII 9: 265a13ff.; Meteor. I 7: 344a8ff.; De caelo II 10: 291a32ff.).

31 Arist., Meteor. I 3: 339b17-19; s. auch F. Ueberweg-K. Praechter 384.

32 Siehe z. B. Arist., Meteor. I 3: 340a19f.; De caelo I 3: 270b1-3. 20-24; II 10: 292b32.

33 Zum Pneuma im physikalischen Weltbild des Platonischen Timaios s. F. Ueberweg-K. Praechter 312f.

34 Vgl. die ausführliche Diskussion bei Arist., De caelo III 5: 303b9ff.

35 Arist., De gen. et corr. II 4: 331a7ff.; vgl. auch ibid. II 1-8: 328b26ff. und De caelo III 1: 298a24ff.

die des Kalten und Feuchten und die des Kalten und Trockenen. Und sie stimmen vernünftigerweise mit den einfachen sinnlich wahrnehmbaren Körpern überein, mit dem Feuer, der Luft, dem Wasser und der Erde; denn das Feuer ist warm und trocken, die Luft warm und feucht (denn die Luft ist gewissermaßen Dampf), das Wasser kalt und feucht und die Erde kalt und trocken, ...".[36]

Diese Ausführungen zeigen deutlich, daß Aristoteles die in der Medizin durch die Verbindung der Viersäftelehre mit der Vierqualitätentheorie entstandene Lehre von den Doppelqualitäten der Säfte nicht übernommen hat, sondern daß er in Weiterentwicklung der philosophisch-naturwissenschaftlichen Tradition einen der Entwicklung der medizinischen Theorie analogen Schritt vollzog, indem er die Empedokleische Elementenlehre mit der Vorstellung von den vier Primärqualitäten verband. Sie treten bei ihm in ihrer Bedeutung fast gleichberechtigt an die Seite der Elemente;[37] eine eindeutige Entscheidung darüber, welche Rolle den Elementen und welche den Primärqualitäten zukommt, fällt er jedoch nicht: einmal weist er den Elementen die primäre Rolle zu,[38] ein anderes Mal den Primärqualitäten, so wenn er sie als Ursprünge der natürlichen Elemente (ἀρχαὶ τῶν φυσικῶν στοιχείων) bezeichnet.[39] Immerhin werden aber Elemente und Primärqualitäten von Aristoteles begrifflich voneinander unterschieden, und die Primärqualitäten sind nach seinen Vorstellungen - in dieser Hinsicht analog sowohl der philosophisch-naturwissenschaftlichen wie der medizinischen Tradition - die Ursachen für Tod und Leben, Schlaf und Wachsein, Mannes- und Greisenalter sowie für Krankheit und Gesundheit.[40] Folgerichtig lassen sich bei ihm auch keine eindeutigen Zuordnungen von Säften und Qualitäten im Sinne des Schemas aus der hippokratischen Schrift De nat. hom. nachweisen: zwar

---

36 Arist., De gen. et corr. II 3: 330a30-b5.

37 Arist., ibid. II 1: 329a5f.

38 Arist., Phys. I 5: 188b28.

39 Arist., Meteor. I 2: 339a12; De part. anim. II 2: 648b8-10.

40 Arist., De part. anim. II 2: 648b4-6.

kommen in seinen Schriften alle vier Säfte vor;[41] Schleim, gelbe und schwarze Galle werden von ihm jedoch nicht als Grundbestandteile des Körpers vorgestellt, sie sind vielmehr für ihn περισσώματα (Überschüsse, Ausscheidungen)[42] mit wechselnden Qualitäten,[43] denen er auch die Nahrungsrückstände, Kot, Sperma und Menstrualblut zurechnet.[44] Bei dieser Auffassung von der Natur der Säfte - sie wird auch von Galen ausdrücklich bezeugt[45] - wird es offensichtlich, daß für Aristoteles ebenso wie für Platon die Elemente bzw. die Primärqualitäten, nicht die Säfte die Grundbestandteile des Körpers bilden, d. h., daß auch Aristoteles es nicht verstanden hat, beide Lehrmeinungen miteinander zu verbinden, sondern daß sie beide auch in seinem Werk isoliert nebeneinander bestanden.

Der entscheidende Schritt, die Vereinigung der Vorstellungen von den Elementen bzw. Primärqualitäten und von den Säften als Grundbestandteilen des Körpers wurde erst etwa 500 Jahre später von Galen vollzogen.[46] In der für die Medizin seiner Zeit und für ihn selbst charakteristischen Art des methodischen Vorgehens, dort, wo es möglich ist, direkt an Hippokrates anzuknüpfen,[47] schreibt Galen in seinem Kommentar zu der Schrift De nat. hom., deren erste 8 Kapitel er, wie schon gesagt wurde, für echt Hippokratisch hielt, bereits

---

41 Vgl. H. Bonitz, Index Aristotelicus, Aristotelis opera, ed. Academia Regia Borussica, vol. V, Berlin 1870, s. v. χολή, αἷμα, φλέγμα.

42 Arist., Hist. anim. III 2: 511b9f.; zur Definition des περίσσωμα s. Arist., De gen. anim. I 18: 724b26ff. Nach Galen, De instr. odor. 2,3: CMG Suppl. V, S. 36,10f., wurde dieser Begriff von Aristoteles geprägt.

43 Siehe die Zusammenstellung der betreffenden Stellen bei E. Schöner 68f.

44 Vgl. Arist., De gen. anim. I 18: 724b26ff.

45 Siehe Gal., De instr. odor. 2,3: CMG Suppl. V, S. 36,10f.

46 Siehe E. Schöner 65. 88ff. Vgl. dazu aber auch die Rezension dieser Arbeit von J. Kollesch, DLZ 88, 1967, 359f.

47 Zu Galens Verhältnis zu Hippokrates s. G. Harig und J. Kollesch, Galen und Hippokrates (im Druck); vgl. auch H. Diller, Zur Hippokratesauffassung des Galen, Hermes 68, 1933, 177 und K. Deichgräber, Empirikerschule, 23.

Hippokrates habe die Entstehung "aller Körper auf der Erde" auf dieselben Elemente zurückgeführt wie Empedokles, wobei er jedoch, wie Galen wahrscheinlich mit Recht hinzufügt,[48], als erster darauf hingewiesen habe, daß sie sich miteinander vermischten, und eben das mache den Unterschied zu Empedokles aus, der nur eine mechanische Aneinanderlagerung und Vermengung der Elemente angenommen habe.[49]

Es ist also offensichtlich, daß Galen damit die hippokratische Vorstellung von der gegenseitigen Vermischung der vier Primärqualitäten auf die Vermischung der vier Elemente überträgt. Und zwar folgt er einerseits Aristoteles, der zwischen Primärqualitäten und Elementen zwar nicht eindeutig unterschied, der die Primärqualitäten jedoch durch die Bezeichnung als ἀρχαὶ τῶν στοιχειων (Ursprünge der Elemente) von den Elementen trennte, und er gebraucht auch diesen Aristotelischen Terminus.[50] Andererseits wendet Galen sich aber gegen die Pneumatiker, die in Übereinstimmung mit der stoischen Lehre nicht die Elemente, sondern die Primärqualitäten als Grundbestandteile des menschlichen Körpers ansahen.[51] Denn nach An-

---

48 Siehe J. Schumacher, Antike Medizin. Die naturphilosophischen Grundlagen der Medizin in der griechischen Antike, 2. Aufl. Berlin 1963, 191ff.

49 Gal., In Hipp. De nat. hom. comm. I 3: CMG V 9,1, S. 19, 7-12; I 13: CMG V 9,1, S. 27,22-27. Vgl. auch De elem. ex Hipp. sent. I 9: I 483f. K. = S. 51,16ff. H.

50 Gal., In Hipp. De nat. hom. comm. I 3: CMG V 9,1, S. 17, 30f.; De elem. ex Hipp. sent. I 8: I 480 K. = S. 49,10-13 H.

51 Siehe Gal., De elem. ex Hipp. sent. I 6: I 457 K. = S. 32, 19-33,3 H. Vgl. dagegen M. Wellmann, Die pneumatische Schule bis auf Archigenes in ihrer Entwickelung dargestellt, Philolog. Unters., hrsg. von A. Kiessling und U. v. Wilamowitz-Moellendorff, 14. Heft, Berlin 1895, 35 Anm. 1, der Galen vorwirft, er habe Athenaios falsch interpretiert. Nach M. Wellmann hat Athenaios statt der Primärqualitäten "die 4 Arten, in welche sich die Materie trennt", als ursprüngliche Bestandteile des Körpers bezeichnet. Diese "4 Arten" sind das Warme, Kalte, Feuchte und Trockene, d. h. aber doch wohl entgegen der Annahme von M. Wellmann, daß es sich dabei um nichts anderes als um die Primärqualitäten handeln kann. Ähnlich mißverständlich sind auch die Ausführungen von E. Schöner, wenn er S. 82 schreibt, daß nach der Lehre der Pneumatiker die vier Qualitäten die Grundbestandteile der Lebewesen

sicht Galens können die Qualitäten im Bereich des Seins nicht ohne stoffliches Substrat existieren.[52] Die Qualität ist vielmehr gleichbedeutend mit dem Element, das wiederum einen Körper darstellt, in dem diese Qualität in der höchsten Ausprägung (ἄκρα ποιοτης) vorliegt.[53] Da mithin für Galen in bezug auf die Medizin die Qualitäten nur als Eigenschaften der Elemente von Bedeutung sind, kann er die Begriffe Qualität und Element zur Bezeichnung ein und desselben Sachverhalts verwenden, woraus sich erklärt, daß nach seiner Darstellung der menschliche Körper ebenso wie der Makrokosmos bald aus den vier Elementen,[54] bald aus den vier Primärqualitäten[55] besteht.[56]

Soweit gekommen, kann Galen, die Qualitätenlehre der hippokratischen Schrift De nat. hom. mit der Elementenlehre

---

sind, während S. 88 davon die Rede ist, daß die pneumatischen Ärzte ebenso wie Galen die Auffassung vertreten hätten, der Körper bestehe aus den vier Elementen Feuer, Wasser, Luft und Erde.

52 Gal., In Hipp. De nat. hom. comm. I 3: CMG V 9,1, S. 17, 31ff.; De elem. ex Hipp. sent. I 8: I 477 K. = S. 46,17-47,1 H. Zu diesem Problem bei Aristoteles vgl. unten S. 56.

53 Siehe Gal., De elem. ex Hipp. sent. I 8: I 476ff. K. = S. 46,6ff. H.; vgl. auch ibid. I 6: I 470 K. = S. 42,8-10 H.

54 Siehe z. B. Gal., De simpl. med. temp. ac fac. IV 15: XI 668 K.; In Hipp. De nat. hom. comm. I Prooem.: CMG V 9,1, S. 5,14-18. 28-6,2; I 3: CMG V 9,1, S. 18,18f.; I 14: CMG V 9,1, S. 28,8ff.; I 15: CMG V 9,1, S. 29,23ff.; De elem. ex Hipp. sent. I 8: I 480 K. = S. 49,10-22 H.; De meth. med. VII 3: X 462f. K.

55 Siehe z. B. Gal., In Hipp. De nat. hom. comm. I Prooem.: CMG V 9,1, S. 9,21f.; I 14: CMG V 9,1, S. 28,8ff.; I 15: CMG V 9,1, S. 29,23ff.; I 16: CMG V 9,1, S. 30,19ff.; De alim. fac. I 1: CMG V 4,2, S. 213,21-23; De meth. med. I 6: X 49 K.; III 3: X 186 K.; VI 4: X 410 K.; De opt. corp. nostri const. 2: IV 740 K. = S. 9,25f. H.

56 Aus diesem Grunde hält Galen wohl auch eine Entscheidung darüber, ob bei einer Mischung eine gegenseitige Beeinflussung der Primärqualitäten stattfindet, wie Aristoteles glaubte, oder darüber hinaus auch eine solche der körperlichen Substanzen der Elemente, für überflüssig; im übrigen habe Hippokrates ebenfalls sich nicht dazu geäußert, sondern sich mit der Feststellung begnügt, daß die Elemente sich im ganzen (δι' ὅλων) vermischten (Gal., De elem. ex Hipp. sent. I 9: I 489 K. = S. 56,2-7 H.).

gleichsetzend, mit Recht sagen, daß Hippokrates die Begriffe des Warmen, des Kalten, des Trockenen und des Feuchten als erster in der Medizin eingeführt habe,[57] daß Aristoteles dafür Beweise geliefert hätte[58] und daß die Peripatetiker die physiologischen Grundsätze des Hippokrates (ἀρχαί, der Terminus taucht hier in derselben Bedeutung in anderem Zusammenhang auf!) in ihre Lehre aufgenommen hätten.[59] Mit dieser Betrachtungsweise stellt er den Bezug zur Vergangenheit her, zeigt die für ihn maßgebenden Quellen und Autoritäten auf und übernimmt demzufolge natürlich nicht die Elementenlehre als solche, sondern eben die des Aristoteles, in der die Elemente eine Zuordnung zu den Qualitäten erfahren haben. Da diese Zuordnung zu den Qualitätenpaaren aber sowohl in der Medizin wie in der Philosophie zu denselben Verbindungen führen mußte, brauchte Galen eigentlich nur noch Elemente und Säfte mit den gleichen Qualitäten zusammenzustellen, um zu seinem neuen Schema zu kommen. Eine Voraussetzung mußte allerdings noch erfüllt werden, bevor dieses neue Viererschema seinen Aufgaben gerecht werden konnte. Sie betraf das Verhältnis der Primärqualitäten und der Elemente zueinander.

Auch hier greift Galen vor allem wieder auf Aristoteles zurück. Es wurde oben gesagt, daß nach Aristoteles ein Element aus dem anderen entsteht und daß auf diese Weise das allgemeine Werden und Vergehen stattfindet.[60] Ausgehend von dieser Überlegung und auf Grund der vorher vollzogenen Gleichsetzung Element/Primärqualität gelangt Galen z. B. in seinem Kommentar zu der Stelle aus der Schrift De nat. hom., an der davon die Rede ist, daß der Mensch nicht eins sei, daß die vier Primärqualitäten in einem richtigen Verhältnis zueinander stehen müßten und daß beim Tode jede von ihnen zu ihrer eigenen Natur

---

57 Siehe Gal., De meth. med. I 2: X 16 K.; VII 3: X 462f. K.

58 Gal., ibid. I 2: X 16 K.

59 Gal., ibid. I 2: X 14f. K.; De elem. ex Hipp. sent. I 5: I 448f. K. = S. 26,20ff. H.

60 Vgl. vor allem die oben S. 43 Anm. 35 zitierte Stelle aus De gen. et corr. II 4: 331a7ff.

zurückkehre,[61] zu der Schlußfolgerung, daß der menschliche Körper das Ergebnis einer Mischung (Krasis) der Primärqualitäten bzw. der Elemente sei,[62] die ineinander übergehen (voneinander Nahrung haben)[63] - eine Vorstellung, die er, wie oben (S.45f.) gesagt wurde, Hippokrates zuschreibt. Diese Überlegung hatte weitgehende Folgen. Der so durch eine Mischung (nicht durch eine Vermengung im Sinne des Empedokles) der ihn zusammensetzenden Elemente, Primärqualitäten und der diesen entsprechenden Säfte gekennzeichnete menschliche Körper konnte je nach der Vorherrschaft einer der vier Grundqualitäten Warm, Kalt, Trocken und Feucht[64] und der vier möglichen Doppelqualitäten Warm/Trocken, Warm/Feucht, Kalt/Trocken und Kalt/Feucht[65]

---

61 Hipp., De nat. hom. 3: VI 38 L.

62 Gal., In Hipp. De nat. hom. comm. I 13f.: CMG V 9,1, S. 27,20ff.

63 Gal., ibid. I 37: CMG V 9,1, S. 50,6f.; De elem. ex Hipp. sent. I 9: I 483f. K. = S. 51,20ff. H.

64 Bei dieser Art von Dyskrasie überwog nach Galen eine bestimmte Primärqualität, während sich die andere Qualität mit ihrer Gegenqualität in symmetrischem Verhältnis befand: so verhielten sich etwa bei einer warmen Dyskrasie nach Galens Vorstellung die Primärqualitäten Trocken und Feucht symmetrisch. Vgl. Gal., De temp. I 3: I 520 K. = S. 7,28-8,2 H.; I 6: I 538ff. K. = S. 19,10ff. H.; De caus. morb. 1: VII 2 K.; De sympt. caus. I 2: VII 86 K.; II 5: VII 175f. K.; De loc. aff. IV 2: VIII 218 K.; V 8: VIII 358f. K.; De meth. med. II 4: X 103f. K.; II 6: X 120. 121f. K.; IV 2: X 240 K.; V 1: X 308 K.; VII 3: X 463f. K.; VII 4: X 467ff. K.; VII 5: X 470 K.; VII 10: X 510 K.; VIII 1: X 531f. K.; VIII 8: X 586 K.; IX 17: X 658 K.; Ad Glauc. de meth. med. II 4: XI 89 K.; De comp. med. sec. loc. VIII 1: XIII 124f. K.; De comp. med. sec. gen. II 4: XIII 499 K.; In Hipp. Aph. comm. III 16: XVII 2, 607 K.; V 62: XVII 2, 862 K.

65 Siehe Gal., De temp. I 2: I 518 K. = S. 6,16-7,2 H.; De morb. diff. 12: VI 873 K.; De inaeq. intemp. 1: VII 734 K.; Ad Glauc. de meth. med. II 4: XI 89 K.; In Hipp. Aph. comm. III 2: XVII 2, 565f. K.

acht[66] grundsätzliche Krasisunterschiede aufweisen,[67] zu denen als die neunte die Eukrasie, die gleichmäßige Mischung aller Qualitäten hinzukam.[68] Da auf die Krasis eines Menschen durch die sie charakterisierenden Primärqualitäten weiterhin die Jahreszeiten, die schon von dem Verfasser der Schrift De nat. hom. in das Viererschema aufgenommen worden waren, das Geschlecht,[69] das Alter,[70] der Aufenthaltsort, die Lebensgewohnheiten usw. einwirken und sie verändern konnten,[71] ergaben

---

66 Es gibt nur acht und nicht, wie E. Schöner 93 schreibt, dreizehn Dyskrasien. Zu dieser Zahl kommt er durch eine falsche Interpretation der von ihm als Beleg angegebenen Galenstellen. Vgl. dazu auch L. J. Rather, Two Questions of Humoral Theory, Medical History 15, 1971, 397sq.

67 Siehe Gal., De temp. I 9: I 568 K. = S. 37,23f. H.; De caus. morb. 1: VII 2 K.; De sympt. caus. I 2: VII 86 K.; II 5: VII 175f. K.; De loc. aff. IV 2: VIII 218 K.; V 8: VIII 358f. K.; De meth. med. II 4: X 103f. K.; II 6: X 120. 121f. K.; IV 2: X 240 K.; V 1: X 308 K.; VII 3: X 463f. K.; VII 4: X 467ff. K.; VII 5: X 470 K.; VII 10: X 510 K.; VIII 1: X 531f. K.; VIII 8: X 586 K.; IX 17: X 658 K.; Ad Glauc. de meth. med. II 4: XI 89 K.; De comp. med. sec. loc. VIII 1: XIII 124f. K.; De comp. med. sec. gen. II 4: XIII 499 K.; In Hipp. Aph. comm. III 16: XVII 2, 607 K.; V 62: XVII 2, 862 K.

68 Siehe Gal., De temp. I 3: I 519f. K. = S. 7,5ff. H.; De meth. med. VIII 8: X 587 K.; De comp. med. sec. gen. IV 6: XIII 710 K.; In Hipp. Aph. comm. V 62: XVII 2, 865 K. Es gibt also insgesamt neun mögliche Grundvarianten: s. Gal., De temp. I 8: I 559 K. = S. 31,28f. H.; II 1: I 572f. K. = S. 40,3-10 H.; In Hipp. Aph. comm. III 2: XVII 2, 565f. K.

69 Seit Empedokles (Vorsokratiker, Bd. 1, S. 300,2ff.; 336, 13f.; 337,5-7) herrschte die Vorstellung, daß die Männer durch die warm-trockene und die Frauen durch die kalt-feuchte Krasis gekennzeichnet waren. Vgl. E. Lesky 34. Für entsprechende Äußerungen bei Galen vgl. De sem. II 4: IV 624 K.; II 5: IV 631 K.; De caus. puls. III 2: IX 107. 109 K.; In Hipp. Epid. VI comm. II 48: CMG V 10,2,2, S. 123,9.

70 Siehe z. B. Gal., In Hipp. De nat. hom. comm. III 7: CMG V 9,1, S. 94,22ff. und In Hipp. Aph. comm. I 14: XVII 2, 410 K.

71 Vgl. Gal., De meth. med. VI 2: X 393 K.; VIII 7: X 585 K.; IX 15: X 652f. K.; X 5: X 685 K.; Ad Glauc. de meth. med. II 11: XI 137 K.; De temp. II 6: I 604 K. = S. 60, 6ff. H.

sich für jeden Menschen somit höchst individuelle Mischungsmöglichkeiten. Da schließlich - immer ausgehend von dem Aristotelischen Gedanken der gegenseitigen Beeinflußbarkeit der Elemente - als Folge dieser individuellen Mischungsverhältnisse durch das Prävalieren einer oder zweier Primärqualitäten sowohl eine Disposition zu Erkrankungen[72] als auch die Erkrankung selbst auftreten konnten, mußte die Therapie grundsätzlich mit Maßnahmen eingreifen, die diesen Qualitäten entgegenwirkten (vgl. dazu unten S. 160-163. 179). Logischerweise sind dazu die entgegengesetzten Qualitäten am besten imstande, die durch Vermehrung der fehlenden Qualität das richtige und für jeden Menschen besondere Mischungsverhältnis wiederherstellten. Diese Qualitäten waren aber vermittelbar; denn die Pharmaka und die Nahrungsmittel bestanden infolge der Übereinstimmung zwischen Makro- und Mikrokosmos aus denselben Primärqualitäten wie der Mensch, und die Wirkung z. B. der physiotherapeutischen Maßnahmen und Klimakuren konnte ebenfalls auf diese Weise charakterisiert und festgelegt werden.

Man sieht, hier war ein Viererschema entstanden, das nicht nur die miteinander nicht kongruenten medizinischen und philosophisch-naturwissenschaftlichen Lehrmeinungen vereinte, sondern darüber hinaus auch allen Bedürfnissen der damaligen Medizin entsprach, ein Schema, dessen Rahmen so weit gespannt war, daß es die weitere Entwicklung nicht behinderte, und das aus all diesen Gründen die theoretischen Grundlagen für die kommenden Jahrhunderte zu liefern imstande war.

b) Probleme der Erkenntnistheorie und ihr Verhältnis zum Viererschema

Es wurde bereits darauf hingewiesen (s. oben S. 35), daß die Frage nach der Zuverlässigkeit der sinnlichen Wahrnehmung der Materie, d. h. "die Frage nach der Identität von Denken und

---

72 Siehe etwa Gal., De meth. med. VIII 3: X 557 K.; vgl. auch unten S. 162f.

Sein", wie F. Engels es formulierte,[73] in der Geschichte des griechischen Denkens von Anfang an eine sehr wichtige Rolle gespielt hat.[74] In unserem Zusammenhang, wo es um philosophische und medizinische Quellen im Werk des Galen geht, kann die Untersuchung dieser Frage wesentlich eingeengt werden, da uns die Physiologie der Sinneswahrnehmung bei Galen nicht zu interessieren braucht - durch die Arbeiten von K. Reinhardt ist ihr auf die Eleaten und Platon zurückgehender stoischer Gehalt, der vom Grundsatz similia similibus ausgeht, wohl gesichert.[75] Wichtig ist für uns das Problem der Erkenntnis in seiner Verbindung mit den Elementen und den Primärqualitäten. Die Bedeutung speziell dieser Frage für die Medizin und für Galen ist offensichtlich: von ihr hängt die Möglichkeit einer Klassifizierung der Krankheiten und der Pharmaka nach den Primärqualitäten ab, d.h., sie entscheidet über die Anwendbarkeit des Viererschemas in der allgemeinen medizinischen Praxis.

Für die ionischen Naturphilosophen des 7./6. Jahrh. v. u. Z., die als Repräsentanten einer neuen Schicht der Kaufleute und der Handwerker daran gingen, die Ideologie der griechischen Gentilaristokratie, die der Entwicklung der Sklavenhaltergesellschaft im Wege stand, unter Verwendung der Kriterien des logischen Denkens und des rationalen Überprüfens der Tatsachen zu überwinden,[76] war "der Gesammtzusammenhang der Naturerscheinungen ... ein Resultat der unmittelbaren Anschauung".[77] Die Frage nach der Zuverlässigkeit der sinnlichen Wahrnehmung wurde deshalb überhaupt nicht gestellt, sie war selbstverständlich, und das Postulat von dem Wirken der vier Elemente bzw.

---

73 F. Engels, Ludwig Feuerbach und der Ausgang der klassischen deutschen Philosophie, MEW 21, Berlin 1962, 275.

74 Vgl. G. Boas, Rationalism in Greek Philosophy, Baltimore (1961), 1.

75 Siehe die oben S. 36 Anm. 4 angegebene Literatur.

76 Siehe S. Luria, Anfänge griechischen Denkens, Lebendiges Altertum 14, Berlin (1963), 19 und Verf., Medizin der griechisch-römischen Antike, 45.

77 F. Engels, Dialektik der Natur (Alte Vorrede zum "Anti-Dühring", Über die Dialektik), MEW 20, Berlin 1962, 333.

der vier verschiedenen elementaren Zustände des einen Urelements konnte aus diesem Grunde nur "der unmittelbare Ausdruck der sinnlichen Beobachtung und Erfahrung" sein.[78] Wie F. Engels schreibt, war aber ein solcher naturwüchsiger Materialismus außerstande, "mit dem Verhältnis des Denkens zur Materie ins reine zu kommen", so daß die "Lehre von einer vom Körper trennbaren Seele",[79] der man die Erkenntnisfähigkeit zuschreiben und damit die anstehende Frage beantworten konnte, unvermeidbar war.

Zunächst wurde dieses Problem durch die Infragestellung der Zuverlässigkeit der sinnlichen Wahrnehmung von den Vertretern der eleatischen Schule aufgegriffen.[80] Dabei kam es zu Ansätzen einer materialistischen Erkenntniskonzeption bei Parmenides,[81] der in konsequenter Vollendung der ionischen Naturphilosophie[82] das Denken mit dem einsseienden Sein verband,[83] das Denken im Zusammenhang damit von der Mischung der veränderlichen Leibeskonstitution abhängig machte,[84] es also materialistisch deutete und im übrigen die höhere Form des Erkennens durch das Denken der unmittelbaren Wahrnehmung der Sinnesorgane gegenüberstellte. Dabei relativierte er jedoch die Zuverlässigkeit dieser Wahrnehmung so weit, daß er die Vielheit der sinnlichen Realität, ihre Veränderlichkeit und Bewegung leugnete und damit im Prinzip als erster der sinnlichen Wahrnehmung eine entscheidende Bedeutung absprach.[85] Als Entgegnung auf Parmenides

---

78 O. Gilbert 63.

79 F. Engels, Herrn Eugen Dührings Umwälzung der Wissenschaft ("Anti-Dühring"), MEW 20, Berlin 1962, 129.

80 Siehe O. Gilbert 87; F. Ueberweg-K. Praechter 80ff.

81 Vgl. В. Ф. Асмус, История античной философии, Москва 1965, 35f.

82 Siehe F. Jürß, Studien zum Erkenntnisproblem bei den frühgriechischen Denkern, Diss. sc. Berlin 1970, 31.

83 Siehe ibid., 32.

84 Siehe Vorsokratiker, Parm., Bd. 1, S. 244,8-11.

85 Siehe ibid., S. 222,12ff.; vgl. F. Jürß 36. 38; В. Ф. Асмус 36ff.; G. Boas 9sqq.; Abriß der Geschichte der Philosophie, Berlin 1966, 52.

und Weiterentwicklung seiner Ansichten[86] muß die Einschätzung des Verhältnisses zwischen sinnlicher und rationaler Erkenntnis bei Heraklit gesehen werden, der neben dem Logos auch die Brauchbarkeit der sinnlichen Wahrnehmung für die Erkenntnis betonte.[87] Eine im Prinzip richtige Beurteilung des Verhältnisses zwischen sinnlicher und rationaler Erkenntnis, d. h. eine materialistische Auffassung von den erkenntnistheoretischen Problemen begegnet uns schließlich bei Demokrit, für den die Sinneswahrnehmungen reale Widerspiegelungen der Wirklichkeit und damit notwendige Voraussetzungen für die Erkenntnis der Dinge darstellten, die durch die Vernunft überprüft und in den Fällen, in denen die Sinneswahrnehmung etwa wegen der Kleinheit der Dinge entfällt, durch die Vernunft ergänzt werden.[88]

Während nun in der folgenden Zeit in Weiterentwicklung der eleatischen und sophistischen Konzeptionen die idealistische Erkenntnistheorie mit ihrem Zweifel an der Zuverlässigkeit der sinnlichen Wahrnehmung für die Erkenntnis ihren deutlichsten Ausdruck im Werk Platons fand, bei dem allein den ewigen, unveränderlichen Ideen der Dinge Wissensgehalt (ἐπιστήμη) und Vernunfterkenntnis (νόησις) zukommen, während die sinnlich wahrnehmbaren Dinge lediglich Objekte des Glaubens (πίστις) und infolge ihres für die menschliche Erkenntnisfähigkeit schattenhaften Charakters Objekte des Vermutens (εἰκασία) darstellen,[89] erfuhren die erkenntnistheoretischen Anschauungen

---

86 Wir gehen davon aus, daß Parmenides auf Heraklit eingewirkt hat. Bei der unsicheren Quellenlage ist die Überlegung darüber, wem von den beiden die Priorität zuerkannt werden muß, müßig (s. J. Mansfeld, Die Offenbarung des Parmenides und die menschliche Welt, Assen 1964, 207).

87 Siehe F. Jürß 44.

88 Siehe Abriß der Geschichte der Philosophie, 58f.; F. Jürß 80ff.; G. M. Hartmann, Der Materialismus in der Philosophie der griechisch-römischen Antike, Lebendiges Altertum 1, Berlin (1959), 20; R. Schottlaender, Früheste Grundsätze der Wissenschaft bei den Griechen, Berlin 1964 (Schriften der Sektion für Altertumswissenschaft 43), 59.

89 Vgl. F. Ueberweg-K. Praechter 331; Abriß der Geschichte der Philosophie, 63.

eine für die folgende Entwicklung sehr bedeutungsvolle Änderung durch Aristoteles. Dieser wandte sich gegen die Grundthese der Platonischen Philosophie, gegen die Lehre von den Ideen, vor allem deswegen, weil die Ideen sich einmal auf Grund ihrer Unveränderlichkeit im Gegensatz zu der sinnlich wahrnehmbaren und veränderlichen Welt befinden und somit weder die Ursachen des Entstehens noch die des Vergehens verständlich zu machen imstande seien und weil sie zum anderen durch ihre Trennung von der Sinnenwelt für die reale Existenz der Dinge überflüssig und irrelevant seien.[90] Es bestehe deswegen auch kein Grund, in ihnen das Wesen der Dinge und den Gegenstand der Erkenntnis zu sehen, diese seien vielmehr in der sinnlich wahrnehmbaren und gegebenen Realität zu suchen.[91] "Die Kritik des Aristoteles an den 'Ideen' des Platons", die, wie W. I. Lenin bemerkte, "eine Kritik am Idealismus als Idealismus überhaupt"[92] darstellt, lief also gleichzeitig auf eine Betonung der sensualistischen Komponente der Erkenntnis hinaus, durch die Aristoteles "dicht an den Materialismus" herankam.[93] Da er andererseits aber das Wesen der Dinge in der Form sah, die der Materie gegenüber primär ist und ihre Gestalt bestimmt, weiterhin die Seele für die Form des menschlichen Körpers hielt, der allein die Erkenntnisfähigkeit zukommt,[94] gelang es ihm nicht, das erkenntnistheoretische Problem in Übereinstimmung mit seinem, gegen die Ideenvorstellungen gerichteten Ausgangspunkt zu lösen. Die Ansichten des Aristoteles bleiben damit zwar insgesamt idealistisch, durch ihre Bejahung der sinnlichen Wahrnehmung aber enthalten sie eine materialistische Komponente, die für die philosophisch-naturwissenschaftliche Konzeption des Viererschemas wichtig geworden ist.

---

90 Vgl. vor allem Arist., Met. I 9: 990a35ff.

91 Siehe Arist., De anima II 5: 417b20ff.

92 W. I. Lenin, Aus dem philosophischen Nachlaß, Berlin 1961, 220.

93 Ibid., 224.

94 Vgl. z. B. Arist., De anima II 2: 414a12-14.

Entsprechend der Betonung der sinnlichen Realität ist für Aristoteles auch die Materie, die er als die Zusammenfassung der vier Elemente versteht,[95] eine sinnlich wahrnehmbare Dinglichkeit, die besonders auf den Tastsinn wirkt. Durch die Übertragung der sensualistischen Komponente seiner Erkenntnistheorie auf die Lehre von den vier Elementen formulierte er eine sensualistische Begründung der Vierelementenlehre, indem er erklärte, daß man die ersten Unterschiede und Gegensätze nach dem Tastsinn einzuteilen habe,[96] also nach den Gegensätzen warm/kalt, trocken/feucht, hart/weich, leicht/schwer, glatt/rauh usw.[97] Da Gegensätze wie z. B. hart/weich und glatt/rauh aber weder eine aktive noch eine passive Eigenschaft der Materie ausdrückten, den Elementen jedoch diese Eigenschaften natürlicherweise zukämen,[98] müsse man sie den vier Primärqualitäten zuschreiben, die eben dadurch zu den ἀρχαί der Elemente würden. Die Elemente sind somit für Aristoteles, wie oben (S. 43f.) in anderem Zusammenhang ausgeführt, Stoffe, die in erster Linie durch die Primärqualitäten charakterisiert werden, oder, anders ausgedrückt, Stoffe, in denen die jeweiligen Qualitäten ihre höchste Ausprägung erlangen. Nach ihren aktiven und passiven Eigenschaften unterteilt, ergeben bei ihm diese Qualitäten zwei Gruppen, wobei für ihn die Qualität des Warmen und des Kalten eine aktive, die des Trockenen und des Feuchten eine passive Eigenschaft repräsentiert.[99] Wenn auch auf diese Weise alle anderen Qualitäten auf die vier Primärqualitäten zurückgeführt werden müssen und somit zu Sekundärqualitäten werden,[100] so trifft das nicht unbedingt auf die Doppelqualitäten der Elemente zu. Hier weist neben der Grundthese von der

95 Siehe Arist., De caelo IV 5: 312a30-33.

96 Siehe Arist., De gen. et corr. II 2: 329b16-18; De anima II 11: 423b26-29.

97 Siehe Arist., De gen. et corr. II 2: 329b18-20.

98 Siehe ibid. II 2: 329b20-24.

99 Siehe ibid. II 2: 329b24-32; Meteor. IV 1: 378b10-26.

100 Siehe Arist., De gen. et corr. II 2: 329b32-34.

gegenseitigen Beeinflußbarkeit der Elemente die sinnliche Beobachtung[101] darauf hin, daß z. B. das Feuer nicht nur durch die Eigenschaft des Heißen, sondern auch durch die des Trockenen ausgezeichnet ist. Diese, auch sensualistisch begründeten Doppeleigenschaften der Elemente gingen dann später, wie wir sahen, in das Galenische Viererschema ein.

Kann man also feststellen, daß im philosophisch-naturwissenschaftlichen Bereich das erkenntnistheoretische Problem in bezug auf das Verhältnis von sinnlicher Wahrnehmung zum Denken vor Aristoteles verschieden gelöst wurde und daß nach Aristoteles bei verschiedener Auffassung vom Denkprozeß die Anerkennung ihrer Zuverlässigkeit ein allgemeines gedankliches Postulat darstellte, über das es keine Diskussionen mehr gab, so daß in der Folgezeit sowohl die stoische wie die epikureische Erkenntnistheorie sensualistisch gestaltet wurden,[102] so ist damit jedoch noch nichts über die Haltung der griechischen Medizin in diesen Fragen ausgesagt. Hier muß man davon ausgehen, daß in der medizinischen Praxis die Verwertbarkeit der sinnlichen Wahrnehmung von vornherein eine selbstverständliche Voraussetzung und eine conditio sine qua non für die ärztliche Betätigung war, daß also eine pragmatische Grundhaltung in der Medizin a priori gegeben war.[103] Etwas anders verhielt es sich in der medizinischen Theorie. Die Einführung und die daraufhin notwendig gewordene Begründung der Vierqualitätenlehre verlangten auch eine Selbstverständigung über die Natur und die Ver-

---

101 Siehe O. Gilbert 186.

102 Siehe M. Pohlenz, Die Stoa. Geschichte einer geistigen Bewegung, Bd. 1, 3. Aufl. Göttingen 1964, 54ff.

103 Vgl. K. Deichgräber, Galen als Erforscher des menschlichen Pulses. Ein Beitrag zur Selbstdarstellung des Wissenschaftlers (De dignotione pulsuum I 1), Sitz.-Ber. d. DAdW, Kl. f. Sprachen, Literatur und Kunst, Jg. 1956, Nr. 3, Berlin 1957, 13.

wertbarkeit der sinnlichen Wahrnehmung. Es scheint, daß im Corpus Hippocraticum dieses Problem noch im Sinne der ursprünglichen naturwüchsigen materialistischen Konzeption gelöst worden ist, wobei die Primärqualitäten in einer kaum reflektierten Selbstverständlichkeit mit der sinnlichen Wahrnehmung zusammengebracht wurden. Solche Ausdrücke wie "warme Krankheit" oder "trocknendes Pharmakon" bezeichneten tatsächlich nur körperliche Zustände oder Dinge, die auf die Sinne entsprechend wirkten.[104] Auf Grund der dürftigen Quellensituation wissen wir nicht, ob und inwieweit sich die Infragestellung der sinnlichen Wahrnehmung durch die Eleaten und die Sophisten sowie ihre Ablehnung durch Platon auf die Medizin direkt ausgewirkt haben. Indirekt haben sie über die skeptische Philosophie gewirkt, die ohne diese vorausgegangenen Fragestellungen in ihrer subjektivistischen, auf kyreneische Erkenntnistheorien zurückgehenden Erkenntnislehre mit ihrer Anerkennung der subjektiven Empfindung als dem einzig sicheren Faktor und ihrer Ablehnung der Möglichkeit einer objektiven Erkenntnisfähigkeit[105] nicht denkbar ist. Diese skeptische Grundhaltung hat im Bereich der Medizin wahrscheinlich schon Herophilos beeinflußt,[106] und sie dürfte die Ursache dafür gewesen sein, daß, wie Galen bezeugt, die Herophileer und die Erasistrateer die Primärqualitäten ebenso wie die entsprechende Einteilung der Körper und der Krankheiten abgelehnt haben[107] und auf diese Weise ihre skeptische ἐποχή (Zurückhaltung) in bezug auf die theoretischen Verallgemeinerungen demonstrierten. Eine etwas andere Haltung

---

104 Vgl. z. B. Hipp., De loc. in hom. 12: VI 298,9f. L., wo der Rat erteilt wird, bei eitrigen Ohrenfisteln, also bei einer feuchten Krankheit, einen mit einem trocknenden Pharmakon getränkten Schwamm aufzulegen.

105 F. Ueberweg-K. Praechter 463.

106 Siehe F. Kudlien, Herophilos und der Beginn der medizinischen Skepsis, Gesnerus 21, 1964, bes. 4ff.; vgl. auch L. Edelstein, Empirie und Skepsis in der Lehre der griechischen Empirikerschule, Quell. Stud. Gesch. Nat. Med. 3/4, 1933, 45ff.

107 Gal., De meth. med. V 2: X 310 K.

nahmen die Empiriker in dieser Frage ein. Sie, die in ihrer Lehre außer von der Skepsis von Demokrit, seinem Schüler Nausiphanes und von Epikur beeinflußt waren, formulierten mit der Bejahung der sinnlichen Wahrnehmung eine noch viel schärfere Opposition gegenüber der dogmatischen Spekulation.[108] In Verbindung mit ihrer skeptischen Grundeinstellung bedeutete diese Opposition jedoch ebenfalls eine Ablehnung des Suchens nach den Primärqualitäten, da der Versuch, sie bei den Pharmaka festzustellen, ihrer Ansicht nach vergeblich (μάτην) sei; es genüge, die Wirkung der Pharmaka zu wissen, die allein die ἐμπειρία (Erfahrung) zu vermitteln imstande sei.[109]

Anders steht es mit Galen. Zunächst ist auch für ihn, der sich in der Nachfolge des Hippokrates fühlt und infolgedessen eine theoretische Begründung der Medizin für unumgänglich hält, die von Aristoteles gegebene sensualistische Begründung der Vierqualitäten- und Vierelementenlehre ein selbstverständlicher Ausgangspunkt seiner Betrachtungen.[110] Die Elemente, die ἄκρως (extrem) warm, kalt, trocken oder feucht sind,[111] sind es infolge ihrer Erscheinung, ihrem Eindruck auf die Sinnesorgane nach. Ebenso verhält es sich mit den körperlichen Zuständen, die wie die Mischungen der Körper durch das relative Vorherrschen (κατ' ἐπικράτησιν) einer Primärqualität charakterisiert sind[112] und die, wie etwa das Fieber, bei Berührung

---

108 Vgl. K. Deichgräber, Empirikerschule, 281ff.

109 Siehe Gal., De simpl. med. temp. ac fac. I 1: XI 381 K. und I 29: XI 431 K. (= Fragm. 100 bei K. Deichgräber, Empirikerschule, 147,6ff.).

110 Über die Zuverlässigkeit der Sinne vgl. Gal., De simpl. med. temp. ac fac. I 37: XI 448f. K.; De temp. II 2: I 588ff. K. = S. 50,17ff. H.; III 5: I 684 K. = S. 109,14-21 H.; vgl. auch R. E. Siegel, Sense Perception, 175 sq., der, von anderen Gesichtspunkten ausgehend, ebenfalls die Abhängigkeit der Galenischen Auffassung vom Tastsinn von der des Aristoteles bestätigt.

111 Siehe z. B. Gal., De temp. I 1: I 510 K. = S. 1,11-14 H.; I 8: I 554f. K. = S. 29,4-8 H.

112 Vgl. z. B. Gal., ibid. I 3: I 520 K. = S. 7,28-8,2 H.; I 6: I 539 K. = S. 19,25-29 H.; I 8: I 555f. K. = S. 29,13-30,5 H.; In Hipp. De nat. hom. comm. I 13: CMG V 9,1, S.

eine Wärmegefühl[113] vermitteln. Auch die grundsätzliche Einteilung der Pharmaka nach den Primärqualitäten wird sensualistisch begründet: Senf ist z. B. deswegen ein stark wärmendes Pharmakon, weil es bei der Berührung mit der Haut brennt.[114] Diese grundsätzliche Einstellung gegenüber der Theorie und der sinnlichen Beobachtung führt Galen schließlich zu der grundlegenden und von ihm mehrmals ausgesprochenen Erkenntnis, daß sich die Medizin sowohl auf den λόγος (Vernunft) wie auf die ἐμπειρία (Erfahrung) gründen müsse.[115]

Weiterhin übernimmt Galen folgerichtig auch die von Aristoteles vorgeschlagene Einteilung der Primärqualitäten nach den Empfindungen des Tastsinns. So schreibt er, daß der Tastsinn allein das Urteil über einen warmen und kalten Körper abgibt, über einen feuchten und trockenen jedoch die Überlegung zusammen mit dem Tastsinn (θερμοῦ μὲν δὴ καὶ ψυχροῦ σώματος ἁφὴ μόνη γνώμων ἐστίν, ὑγροῦ δὲ καὶ ξηροῦ σὺν τῇ ἁφῇ καὶ λογισμός).[116] In der Begründung dieses Satzes führt er aus, daß die Eigenschaft des Harten, die durch den Tastsinn wahrgenommen wird, sowohl dem Flüssigen im kalten Zustand (Eis) wie dem Trockenen eigentümlich sein kann, man habe deshalb den harten Körper auf sein Verhältnis zum Warmen und Kalten bei mittlerer Wärme zu prüfen.[117] Etwas abgewandelt findet sich dieselbe Begründung auch an einer anderen Stelle,[118] an der von den Primärqualitäten der Säfte die Rede ist. Nachdem Galen hier mit-

---

29,11-14; I 37: CMG V 9,1, S. 49,3ff.; I 38: CMG V 9,1, S. 50,17-51,2.

113 Vgl. Gal., De meth. med. VIII 1: X 532 K.

114 Gal., De temp. III 3: I 662f. K. = S. 96,15ff. H. Vgl. auch De simpl. med. temp. ac fac. I 37: XI 449 K. ταῖς αἰσθήσεσιν ἐπιτρέπειν μᾶλλον ἢ λόγοις κιβδήλοις ὑπὲρ τῆς τῶν ἁπλῶν φαρμάκων δυνάμεως.

115 Vgl. z. B. Gal., De meth. med. III 1: X 159 K.

116 Gal., De temp. II 3: I 598 K. = S. 56,12-14 H.; vgl. auch ibid. II 2: I 588 K. = S. 50,15-17 H.

117 Gal., ibid. II 3: I 598 K. = S. 56,14-25 H.

118 Gal., ibid. II 3: I 603f. K. = S. 59,23-60,4 H.

geteilt hatte, daß das Phlegma das Kälteste und Feuchteste im Körper des Lebewesens ist, schreibt er, daß das Kriterium auch für seine Diagnose der Tastsinn darstelle, denn das, was kalt ist, diagnostiziere der Tastsinn allein, das aber, was feucht ist, erkennen außer dem Tastsinn gleichzeitig auch der Gesichtssinn und die Überlegung. Der Tast- und der Gesichtssinn deshalb, weil es beiden als solches erscheine, die Überlegung aber, weil sie erkenne, daß das Feuchte des Phlegmas nicht durch die Menge der Wärme, sondern durch eine andere, angeborene Feuchtigkeit entstanden ist.[119]

Dem Tastsinn, der einmal allein, ein anderes Mal in Verbindung mit dem Gesichtssinn und der Überlegung so grundlegende Unterschiede der Körper wahrnimmt, kommt dementsprechend bei Galen eine wichtige Bedeutung zu. In dem Abschnitt über den Tastsinn in der Schrift De natura hominis des Bischofs Nemesios von Emesa aus dem 4. Jahrh. u. Z., die, wie W. Jaeger nachgewiesen hat, weitgehend Galen verpflichtet ist,[120] wird in Analogie zu Aristoteles mitgeteilt, daß der Tastsinn der allen Lebewesen gemeinsame Sinn sei, daß sein Untergang im Gegensatz zu dem der anderen Sinnesorgane nicht mit einem Weiterleben vereinbar wäre und daß sein Organ der ganze Körper darstelle.[121] Anschließend werden die vom Tastsinn wahrgenommenen Eigenschaften in Form von Gegensatzpaaren angeführt und dabei folgende Gegensätze aufgezählt: warm/kalt, weich/hart, rauh/glatt, trocken/feucht, grobteilig/feinteilig und oben/unten.[122] Eine Parallele zu dieser Zusammenstellung findet sich in verkürzter Form bei Galen in dem Werk De loc. aff., wo die

---

119 Vgl. dazu auch Gal., ibid. I 9: I 561f. K. = S. 33,13-20 H., wo von der Diagnose der trockenen und feuchten Körper vermittels dieser beiden Sinne die Rede ist.

120 Siehe W. Jaeger, Nemesios von Emesa, 4f.

121 Nem. Emes., De nat. hom. VIII: S. 190,4ff. Matthaei.

122 Nem. Emes., ibid. VIII: S. 192,6-11 Matthaei; vgl. Gal., De instr. odor. 2: CMG Suppl. V, S. 38,17-19. Siehe auch Arist., u. a. De anima II 2,6: 413b4f. 414a3f.; II 3: 414 b3; II 11: 423b23-26; De somno et vig. 2: 455a27; Hist. anim. I 3: 489a17f.; De part. anim. II 8: 653b22-24.

Gegensatzpaare feucht/trocken, warm/kalt, rauh/glatt, weich/hart und scharfkantig/weichkantig als die durch den Tastsinn wahrgenommenen Eigenschaften genannt werden.[123] W. Jaeger führt diese Einteilung Galens auf die pneumatische Schule, speziell auf Athenaios und Archigenes, zurück, von denen Galen sie übernommen haben soll.[124] Dabei hat er jedoch den Zusammenhang übersehen, in dem die auch von ihm[125] angeführte Stelle aus De loc. aff. steht. Galen polemisiert hier gegen Archigenes, der solche Bezeichnungen unsachgemäß verwendet habe, indem er die Geschmackseigenschaften zur Unterscheidung von Schmerzqualitäten heranziehe. Deshalb hielte er, Galen, es für notwendig, die Sache richtigzustellen, was auf die Weise geschieht, daß er die vom Geschmacks-, Tast- und Gesichtssinn wahrgenommenen Eigenschaften jeweils getrennt aufzählt.[126]
Eine weitgehende Übereinstimmung besteht dagegen zwischen Galen und Aristoteles. Dieser teilt folgende vom Tastsinn wahrgenommene Gegensatzpaare mit: warm/kalt, trocken/feucht, schwer/leicht, hart/weich, schlüpfrig/spröde, rauh/glatt und grobteilig/feinteilig.[127] Wenn diese Aufzählung auch weder mit der von Galen in De loc. aff. gegebenen noch mit der aus der Schrift des Nemesios, die nachweisbar auf Galen zurückgeht, völlig konform geht, so stimmen Galen und Aristoteles in der Methode und im Inhalt ihrer Aufzählungen doch so weitgehend überein, daß man auch hier Aristoteles als ursprüngliche Quelle für Galen annehmen darf, es sei denn, man sieht darin einen allgemeinen diairetischen Topos, der auf Grund seines diairetischen Prinzips in seinem Ursprung aber ebenfalls Aristotelisch sein dürfte; denn meines Wissens ist eine so ausführliche Aufzählung aus dem Werk Platons nicht bekannt.[128]

---

123 Gal., De loc. aff. II 6: VIII 87 K.

124 Siehe W. Jaeger, Nemesios von Emesa, 51.

125 Ibid., 36.

126 Gal., De loc. aff. II 6: VIII 86f. und 88 K.

127 Arist., De gen. et corr. II 2: 329b18-20.

128 Im "Timaios" findet sich bei der Besprechung des Tastsinns lediglich die Gegenüberstellung glatt/rauh (s. Tim. 26: 63 c).

Rein Aristotelisch sind schließlich auch Galens Bemerkungen über die Wahrnehmung der kleinsten Teile. Die Elemente des Körpers und aller Dinge, die er wie Aristoteles mit den Buchstaben vergleicht,[129] sind für Galen nicht diejenigen, die als solche erscheinen - denn dann wären sie für den scharfgesichtigen Menschen, für einen Adler oder für den mythischen Lynkeus etwas anderes als für den Normalgesichtigen -, sondern das, was der Natur nach (φύσει) so ist, also die Grundbestandteile der Körper, die nicht weiter in einfachere Teile zerlegbar sind.[130] Ebenso argumentiert auch Aristoteles, für den das Element allerdings nicht unbedingt der kleinste Teil des Körpers sein muß.[131] Seiner Ansicht nach sind die sinnlich wahrnehmbaren Dinge bis zu den kleinsten Partikeln teilbar, die einzeln nur potentiell, nicht aber in der Wirklichkeit wahrzunehmen sind.[132] Das bedeutet für ihn freilich nicht - und das hat die griechische Philosophie von den Eleaten gelernt -, daß das Seiende sich aus dem Nichtseienden zusammensetzt; es bedeutet vielmehr, daß die Partikel eine endliche Größe haben,[133] die zwar bei der Isolierung der Partikel eine Auflösung in die Umgebung nicht verhindern kann ("wie ein Safttropfen im Meer", schreibt Aristoteles),[134] die jedoch in einer Mixis qualitativ zu einem neuen, homogenen Ganzen führt, so daß die Partikel dann, wie es bei Galen heißt, für die Wahrnehmung nicht mehr dasselbe sind wie das ganze Element.[135]

---

129 Siehe Arist., Met. VII 3: 1043b4-6; Gal., In Hipp. De nat. hom. comm. I Prooem.: CMG V 9,1, S. 5,17-20.

130 Siehe Gal., De elem. ex Hipp. sent. I 1: I 413ff. K. = S. 1,1ff. H.

131 Vgl. K. Lasswitz 94f. 113ff. und 233.

132 Siehe Arist., De sensu et sens. 6: 446a5.

133 Siehe V. P. Zubov, Atomismus, 164; vgl. auch R. Schottlaender 88.

134 Arist., De sensu et sens. 6: 446a7-10.

135 Gal., De elem. ex Hipp. sent. I 1: I 413 K. = S. 1,1-3 H.; I 5: I 452f. K. = S. 29,8ff. H.

c) Maß- und Bezugssystem

Das Problem, dem der folgende Abschnitt gewidmet ist, hängt mit den erkenntnistheoretischen Fragestellungen eng zusammen. Es geht um die naturwissenschaftliche bzw. speziell medizinische Auswertbarkeit der als zuverlässig erkannten Sinneswahrnehmungen. Die Bedeutung, die dieses Problem für die theoretischen Überlegungen Galens auf den Gebieten der Pharmakologie und Nosologie hat, macht es notwendig, etwas ausführlicher darauf einzugehen.

Wenn wir zeigen konnten, daß Galen sowohl in seinem Viererschema wie in den damit zusammenhängenden erkenntnistheoretischen Fragen weitgehend Aristoteliker ist und daß somit die in neuerer Zeit gelegentlich vertretenen Ansichten wie die W. Jaegers, Galens Werk spiegele insgesamt den "Einklang der hippokratischen und platonischen Denkweise"[136] wider, oder die L. Edelsteins, "Galenic medicine is Platonic",[137] in dieser globalen Einschätzung zumindest in bezug auf unsere Fragestellungen nicht zutreffen,[138] und zwar schon deswegen nicht, weil Galen, wie wir oben S.35f. festgestellt haben, auch in seinen philosophischen Anschauungen ein Eklektiker war, so stößt doch andererseits der Versuch des Nachweises einer eindeutigen geisteshistorischen Quelle für das Maß- und Bezugssystem in der Galenischen Medizin auf gewisse Schwierigkeiten, da besonders hier die Problematik sehr komplex gelagert ist.

Ihre Bedeutung wird sofort klar, wenn man bedenkt, daß die Antike eine objektive Maßbestimmung, vor allem der Tem-

---

136 W. Jaeger, Nemesios von Emesa, 4.

137 L. Edelstein, Platonism or Aristotelianism? A Contribution to the History of Medicine and Science, Bull. Hist. Med. 8, 1940, 759sq. Siehe dazu auch zuletzt Ph. De Lacy, Galen's Platonism, Amer. Journ. Phil. 93, 1972, 27-39.

138 Vgl. auch K. Deichgräber, Medicus gratiosus. Untersuchungen zu einem griechischen Arztbild, Akad. d. Wiss. u. d. Lit. in Mainz, Abh. d. geistes- u. sozialwiss. Kl., Jg. 1970, Nr. 3, Wiesbaden (1970), der S. 20 ausdrücklich hervorhebt, daß Galen in seinen physikalischen Anschauungen "Aristoteliker und damit Teleologe" ist.

peratur, nicht kannte. Das heißt, man war hier im Grunde lediglich auf die alltägliche Beobachtung angewiesen, daß das Feuer von allen Menschen als brennend empfunden wurde, auf eine Beobachtung also, die in diesem extremen Fall zunächst als eine verbindliche Maßangabe anerkannt werden konnte. Von einem naturwissenschaftlich gebildeten Beobachter aber mußte auch sie in Zweifel gezogen werden, da man leicht feststellen konnte, daß dieses brennende Gefühl nicht bei allen Menschen gleichmäßig auftrat: jemand, der sich, aus der Kälte kommend, verfroren ans Feuer setzte und seine Hände darüber ausstreckte, verspürte die Wärme später als derjenige, der dasselbe tat, wenn er durchwärmt war. Sehr viel schwieriger stellte sich das Problem der Maßbestimmung bei allen anderen Dingen, die zwar ebenfalls warm, aber nicht so extrem warm waren wie das Feuer. Ein warmes Bad kann z. B. von einem Menschen als angenehm warm, von einem anderen aber bereits als zu heiß empfunden werden, ja, derselbe Mensch kann in Abhängigkeit von seiner Ausgangstemperatur, seiner körperlichen Verfassung, seinem Alter usw. dasselbe Bad oder, allgemeiner ausgedrückt, dieselbe Wassertemperatur als verschieden warm empfinden.[139] Ebenso verhält es sich auch mit den pharmakologischen Anwendungen, z. B. mit einer zur Rötung und zum Brennen führenden Senfkompresse oder einer kühlenden Salbe.

Mit der Frage der Maßbestimmung trat somit an die griechische Medizin ein Problem heran, dessen Lösung als Voraussetzung für die objektivierbare und damit wissenschaftliche Anwendbarkeit des Viererschemas in der Praxis unumgänglich war, weil erst sie die Bestimmung der Intensität, des Ausmaßes, mit einem Wort, der Dosierung einer Primärqualität erlaubte. Das griechische naturwissenschaftliche Denken mußte sich also ein Bezugssystem schaffen, das trotz der fehlenden objektiven Maßbestimmung von subjektiven Fehlermöglichkeiten weitgehend unabhängig war. Dieses Bezugssystem fanden die Griechen in dem Begriff

---

139 Vgl. dazu die Ausführungen Galens in seiner Schrift De simpl. med. temp. ac fac. III 8: XI 554f. K. und III 12: XI 568f. K., wo von unterschiedlichen Wärmewahrnehmungen des (Bade)Wassers die Rede ist.

der Physis (φύσις), dessen Differenzierung und Präzisierung "einen gewaltigen Prozeß der Weiterbildung und Abstraktion"[140] darstellten und der "die rational betriebene Heilkunde als deren zentraler Gesichtspunkt vor jeglichem Pfuschertum bewahrt und, wenn auch zunächst mit spekulativen Theoremen, klar vom Dämonenglauben abgegrenzt"[141] hat.

Bevor wir im folgenden versuchen werden, die eminente Bedeutung des Physisbegriffs im Zusammenhang mit unserer Aufgabe zu umreißen, müssen wir auf eine charakteristische Seite der antiken Naturbeobachtung hinweisen, die für den antiken Wissenschaftler selbstverständlich war, dem modernen Menschen aber fremd ist. Im Rahmen der antiken Wissenschaft nahmen der Mensch und sein Körper eine andere Stellung ein als in der modernen. Er stand viel mehr im Mittelpunkt, er war in einem viel stärkeren Maße und in einem anderen Sinne als heute der Ausgangspunkt wie das Ziel dieser Wissenschaft. Da der menschliche Körper nach antiker Auffassung die Ordnung und die Zusammensetzung im gesamten Kosmos direkt und vollkommen widerspiegelte und mit ihr somit identisch war, konnte sich in der Antike zwar eine erkenntnistheoretische, jedoch nur in Ansätzen eine physikalisch-biologische Antithese zwischen Objekt Materie und Subjekt Mensch herausbilden. Nicht zufällig stellt deshalb für Galen die alte biologische Begründung dieser These, nämlich daß der Mensch im Mittelpunkt aller Lebewesen, Pflanzen und aller anderen Dinge stehe, weil er die beste und vollkommenste Mischung (Krasis) sein eigen nenne,[142] den selbstverständlichen Ausgangspunkt seiner Betrachtungen über die Mischungen im menschlichen Körper dar. Damit mußte der Mensch zum natürli-

---

140 K. Deichgräber, Die Stellung des griechischen Arztes zur Natur, in: Der listensinnende Trug des Gottes. Vier Themen des griechischen Denkens, Göttingen 1952, 85.

141 M. Michler, Die praktische Bedeutung des normativen Physis-Begriffes in der hippokratischen Schrift De fracturis-De articulis, Hermes 90, 1962, 385.

142 Siehe Gal., De temp. I 6: I 541 K. = S. 20,21f. H.; I 9: I 564f. K. = S. 35,13f. H.; II 1: I 575 K. = S. 41,24-26 H.

chen Bezug aller Dinge werden, zum Maßstab, an dem sie gemessen wurden. Sehr augenfällig ist diese Stellung des Menschen in der Enzyklopädie des Plinius, in der das ganze Material in Beziehung zum Menschen und seiner Tätigkeit gesetzt und nur in Abhängigkeit davon dargelegt wird.

Entsprechend dieser seiner zentralen Stellung im Kosmos einerseits und der Analogiesetzung Makrokosmos-Mikrokosmos (Mensch) andererseits - diese Analogie drückt eine beliebige Vertauschbarkeit des Verhältnisses aus - mußte der Mensch folgerichtig nicht nur zum Bezugspunkt des Kosmos, sondern auch zum Ausgangspunkt bei dessen Erforschung werden. Anders ausgedrückt, die Erforschung des Makrokosmos in seinen physikalischen Gesetzmäßigkeiten war auf die Verhältnisse beim Menschen ebenso übertragbar wie die biologischen Verhältnisse des Menschen auf die Erforschung der Zustände im gesamten Bereich des Kosmos. Infolge dieses Wechselverhältnisses konnte auch der zuerst in der Naturphilosophie wissenschaftlich gebrauchte Begriff der Physis, der die Gesetzmäßigkeiten und das spezifische Verhalten einer Erscheinung ausdrückte, in die Medizin übernommen und nach seiner im medizinischen Bereich erfolgten Weiterentwicklung im gesamten griechischen und später auch im römischen Denken wirksam werden.

Das Wort φύσις bedeutet bei Homer[143] Gestalt, Wuchs, Aussehen.[144] In der ionischen Naturphilosophie des 6. und 5. Jahrh. bekommt es besonders bei Heraklit die Bedeutung des

---

143 Odyss. XX 303.

144 Vgl. J. W. Beardslee Jr., The Use of φύσις in Fifth-Century Greek Literature, Phil. Diss. Chicago 1918, 3. 6; K. Deichgräber, Stellung, 84; H. Diller, Der griechische Naturbegriff, Neue Jahrb. f. Antike u. dt. Bildung 2, 1939, 243; F. Heinimann, Nomos und Physis. Herkunft und Bedeutung einer Antithese im griechischen Denken des 5. Jahrhunderts, Phil. Diss. Basel 1945 (Schweizer. Beiträge zur Altertumswiss. 1, 1945), 92; H. Patzer, Physis. Grundlegung zu einer Geschichte des Wortes, Phil. Habilitationsschrift Marburg 1945; H.-W. Nörenberg, Das Göttliche und die Natur in der Schrift Über die heilige Krankheit, Bonn 1968, 50f.

wahren Wesens der Dinge und der ganzen gewordenen Welt.[145] Es bezeichnet etwas Gewordenes und etwas durch die äußere Erscheinung der Dinge, durch ihre Gestalt Erkennbares, eine Bedeutung, die sich aus der Interpretation des Verbs φύεσθαι als Verwirklichung einer in der Anlage vorgegebenen Form[146] entwickelt hatte. Diesem Physisbegriff stellen die Eleaten die Physis zwar als "Entstehen", "Werden" gegenüber, d. h. als etwas, das nur zur Scheinwelt gehört und nicht dem wahren Sachverhalt der Dinge entspricht, mit dem Vordringen der ionischen Denkweise in alle Gebiete des Geisteslebens wird der Physisbegriff jedoch in der von der ionischen Naturphilosophie geprägten Richtung weiterentwickelt und in allen seinen Nuancen in die Naturwissenschaft und Medizin übernommen.[147] Das Wort "Physis" bezeichnet nunmehr: 1. "die 'normale Beschaffenheit' eines Dinges gegenüber sekundären Abweichungen", 2. "die Anerkennung der φύσις als vorbildlich und maßgebend" und 3. "das wahre Wesen, die wirkliche Beschaffenheit der Dinge".[148]

In allen seinen drei Bedeutungen läßt sich von nun an der fast gleichzeitig einsetzende Gebrauch dieses Begriffs in der gesamten griechischen Literatur, in der wissenschaftlichen[149] ebenso wie etwa in der historiographischen[150], nachweisen. In unserem Zusammenhang können wir uns freilich auf die Betrachtung der in der Medizin erfolgten Entwicklung der ersten Bedeutung, die den normativen Inhalt des Physisbegriffs ausdrückt, beschränken.

---

145 Vgl. M. Pohlenz, Hippokrates, Die Antike 15, 1939, 7 und H. Diller, Naturbegriff, 243.

146 Vgl. H. Patzer 10 und 27.

147 Siehe F. Heinimann 89ff.

148 Ibid., 96ff.

149 Siehe z. B. Plat., Symp. 12: 186 b; Phil. 40: 64 d/e. Zum Einfluß des Physisbegriffs auf die Sophistik vgl. H. Langerbeck, Rez. zu: F. Heinimann, Nomos und Physis, Basel 1945, in: Gnomon 21, 1949, 108ff.

150 Siehe z. B. Thuk. I 138,3: S. 111,23-28 Luschnat. Vgl. auch die Sammlung der Belegstellen für das Vorkommen des Begriffs φυσις in der Arbeit von J. W. Beardslee 6sqq.

Der Entwicklung des normativen Physisbegriffs in der Medizin ist in zahlreichen Arbeiten nachgegangen worden. Konnten W. Nestle, K. Deichgräber und H. Leisegang[151] vor allem an Hand der hippokratischen Schriften De aëre und De morbo sacro[152] zeigen, daß der Inhalt des Physisbegriffs in der hippokratischen Medizin das Göttliche keineswegs ausschloß, da der Physis das Attribut des Göttlichen beigelegt wurde, so ist doch ergänzend hervorzuheben, daß die rationale Deutung der Physis durch die Hippokratiker zur Gleichsetzung des Körperlichen mit dem Göttlichen führte, das z. B. in De morbo sacro "als sinnvolles Zusammenwirken von Naturgesetzen" verstanden[153] und somit materialistisch umgedeutet wird - eine geistige Haltung, die in der ionischen Naturphilosophie ihre Entsprechung findet.[154] So wird in den theoretischen Abhandlungen des hippokratischen Corpus, wie z. B. in den Schriften De nat. hom. und De carnibus, die Natur des Menschen aus der Zusammensetzung seines Körpers erklärt und u. a. festgestellt, daß die menschliche Natur auf einer Mischung der vier Säfte bzw. der vier Primärqualitäten beruhe.[155] In einer anderen Schrift des Corpus, in De prisca medicina, lehnt der Verfasser naturphilo-

---

151 W. Nestle, Hippocratica, Hermes 73, 1938, 7; K. Deichgräber, Stellung, 123f.; ders., Aus der Geschichte der wissenschaftlichen Kritik im Corpus Hippocraticum, Medizinhist. Journ. 6, 1971, 107; H. Leisegang, Art. "Physis", RE, 20, 1941, 1139.

152 Es handelt sich bes. um folgende Stellen: Hipp., De aëre 22: CMG I 1,2, S. 72,14-17; De morbo sacro 1,2f.: Ars Medica II 1, S. 60,2-6.

153 H.-W. Nörenberg 75 und 79f.; vgl. auch 70 und 74f.

154 Vgl. G. Thomson, Forschungen zur altgriechischen Gesellschaft, Bd. II: Die erst Philosophen, Berlin 1961, 125.

155 Siehe Hipp., De nat. hom. 3: VI 38 L.; 4: VI 38f. L. (vgl. dazu K. Deichgräber, Stellung, 128f.; W. Müri, Der Maßgedanke bei griechischen Ärzten, Gymnasium 57, 1950, 190ff.); Hippokrates, Über Entstehung und Aufbau des menschlichen Körpers (Περὶ σαρκῶν) 1: S. 2,5-9 Deichgräber (vgl. auch den Kommentar z. St., S. 26-30; K. Deichgräber, Stellung, 96f.).

sophische Spekulationen über die Zusammensetzung des Körpers ab;[156] für ihn setzt sich die menschliche Physis außer aus den Primärqualitäten aus sehr vielen anderen Dingen zusammen, die jeweils in einem besonderen individuellen Verhältnis miteinander verbunden sind.[157] Daraus zieht er den Schluß, daß die Aufgabe der Medizin in der Feststellung der objektiven Reaktion der auf diese Weise determinierten individuellen Physis des Körpers (αἴσθησις τοῦ σώματος)[158] bestehe.[159] Wenn also der Physisbegriff in der Theorie der Hippokratiker die normale Zusammensetzung, die normale Reaktion und das normale Verhalten eines Körpers beinhaltete, so bedeutete er in ihrer Praxis in Weiterentwicklung des Gedankens des Herodikos von Selymbria, der die Physis dem Zustand gleichgesetzt hatte, der dem des gesunden Menschen gemäß ist und den es durch die Diätetik wieder zu erreichen gilt,[160] den normalen Zustand des Körpers.[161] Besonders deutlich wird das in den chirurgischen Schriften des Corpus, in De fracturis und De articulis, in denen durch die Wortverbindung "gerechte Physis" (δικαίη φύσις) dieses normative Element unterstrichen wird.[162] Hier bezeichnet der Ausdruck κατὰ φύσιν (naturgemäß) nicht nur das Normale in bezug auf den Körper, eine Bedeutung, die mit der in den

---

156 Siehe Hipp., De prisca med. 1: CMG I 1, S. 36,1ff. = I 570 L.

157 Hipp., ibid. 14: CMG I 1, S. 45,26-46,2 = I 598f. L. Vgl. dazu A. Bier, Hippokratische Studien, Quell. Stud. Gesch. Nat. Med. 3/2, 1932, 4f.

158 Hipp., De prisca med. 9: CMG I 1, S. 41,19-22 = I 588f. L.

159 Zur Deutung des Begriffs αἴσθησις τοῦ σώματος s. bes. H. Diller, Hippokratische Medizin und attische Philosophie, Hermes 80, 1952, 398ff. Vgl. auch K. Deichgräber, Stellung, 98ff.; W. Müri 195ff. Über die Einwirkung dieses Gedankens auf die Ethik des Aristoteles und auf die Diätetik des Diokles von Karystos s. W. Jaeger, Diokles von Karystos. Die griechische Medizin und die Schule des Aristoteles, 2. Aufl. Berlin 1963, 45ff.

160 Siehe Anon. Lond. IX 20ff.: S. 15,26-31 Diels.

161 Zu dem damit übereinstimmenden Physisbegriff der hippokratischen Schrift De corde s. H. Diller, Naturbegriff, 251f.

162 Siehe M. Michler, Physis-Begriff, 387.

theoretischen Schriften der hippokratischen Sammlung korrespondiert, sondern zugleich auch die richtige, kunstgerechte und den anatomischen Gegebenheiten entsprechende Therapie ebenso wie das richtige Ergebnis und die richtigen Methoden dieser Therapie einschließlich der dabei angewandten mechanischen Hilfsmittel,[163] insgesamt also eine Therapie, durch die das Abrücken vom Normalen wieder ausgeglichen werden kann.

Die Übernahme des ionischen Physisbegriffs in die Medizin führte über die Unterscheidung zwischen einer Physis des Kosmos und einer allen Menschen gemeinsamen Physis hinaus zur Herausbildung einer Vorstellung von der individuellen Physis des einzelnen Menschen[164], eine Entwicklung, die eben an Hand der Schrift De prisca med. bereits angedeutet wurde. Wenn aber mit der allgemein menschlichen Physis eine Vorstellung von der Physis geschaffen worden war, die in Verbindung mit der Vierqualitätenlehre sowohl im physiologischen wie im pathologischen Bereich einen ganz bestimmten Begriff einer für alle Menschen gültigen Norm zu bilden imstande war, so war andererseits in der weiteren Entwicklung durch die Vorstellung von der individuellen Physis eines bestimmten Menschen, wie sie uns in De prisca med. begegnet, zu dieser Norm ein Korrelat entstanden, durch dessen Beziehung zu der allgemeinen Norm gleichzeitig ein allgemeingültiges Maßverhältnis ausgedrückt werden konnte. Mit anderen Worten, der spekulativ abgeleitete normative Physisbegriff war geeignet, den festen Bezugspunkt zu bilden, der, verglichen mit dem Individuellen, auch dieses Individuelle zu definieren vermochte. Die Verwendung des Physisbegriffs in diesem Sinne ermöglichte und erleichterte die Übernahme der zuerst in der Ethik des Demokrit häufig verwandten Begriffe der Mitte und des "Mehr" (μᾶλλον) und des "Weniger" (ἧττον),[165] mit deren Hilfe das Spezielle im Ver-

---

163 Siehe ibid., 390f.; vgl. dazu Gal., Ad Glauc. de meth. med. I 1: XI 1 K.

164 Siehe R. Schottlaender 114f.

165 Siehe Vorsokratiker, Dem., Bd. 2, bes. S. 132,16-133,5; 159,5f.; 163,5f.; 192,1-3. 4-7. Vgl. dazu H. Kalchreuter, Die μεσότης bei und vor Aristoteles, Phil. Diss. Tübingen

gleich zur Norm bereits in drei Abstufungen festgelegt werden konnte. In der medizinischen Praxis wurden diese drei Abstufungen, die Mitte und die beiden Extreme, lange Zeit als ausreichend empfunden;[166] die Begriffe des "Mehr" und des "Weniger" spielen auch noch bei Galen eine sehr wichtige Rolle,[167] so daß man feststellen kann, daß sie als erste Maßeinheiten auch nach Einführung genauerer Einteilungsschemata als grobe Orientierungshilfen bis zum Ausgang der Antike verwendet wurden.

In diesem Zusammenhang wird eine genauere Bestimmung dessen wichtig, was als die normale Physis galt. Nachdem oben (S. 66) dargelegt worden ist, daß der Mensch deswegen als Mittelpunkt angesehen wurde, weil er im Vergleich zu den anderen Lebewesen, Pflanzen und allen unbelebten Dingen die beste Mischung haben sollte, d. h. eine Mischung, in der alle Primärqualitäten und Elemente am gleichmäßigsten miteinander verbunden waren, nachdem wir uns weiterhin an Hand verschiedener Schriften des Corpus Hippocraticum von der Vorstellung von der regulierenden Wirkung der Physis im Sinne einer Korrektur von Extremen überzeugen konnten (s. oben S. 70f.), wird es offensichtlich, daß in physiologischer Hinsicht die Bedeutung und die Wirkung der normativen Physis auf der richtigen Mischung der Primärqualitäten beruhen mußte.[168] Oben (S. 41) wurde darauf

---

1911, 34f. und 46ff.; J. Schumacher 150; W. Müri 184f.; S. Luria, Zur Frage der materialistischen Begründung der Ethik bei Demokrit, Berlin 1964 (Schriften der Sektion für Altertumswissenschaft 44), 14f.

166 Als Beispiel für ihre praktische Verwendung in der hippokratischen Medizin kann Hipp., De prisca med. 9: CMG I 1, S. 41, 10-20 = I 588 L. herangezogen werden.

167 Vgl. z. B. Gal., De temp. I 9: I 559 K. = S. 32,5-8 H.; De comp. med. sec. gen. VII 4: XIII 961 K.

168 Ein gutes Beispiel für diese Anschauung findet sich in späterer Zeit bei Shakespeare, der im "Julius Caesar" den Brutus mit folgenden Worten charakterisiert:
His life was gentle, and the elements
So mix'd in him that Nature might stand up
And say to all the world, 'This was a man!'
(W. Shakespeare, Julius Caesar V 5,73-75). L. Edelstein,

hingewiesen, daß seit Alkmaion von Kroton die Gesundheit der richtigen Mischung, dem Gleichgewicht aller im Körper wirkenden Kräfte gleichgesetzt wurde. Dieser Gedanke von der richtigen Mitte (μεσοτης), in der die Gegensätze aufgehoben sind und durch die der normale Zustand ausgedrückt wird, entspricht einer alten griechischen Tradition. Er ist schon im ältesten griechischen Schrifttum zu belegen und begegnet später sowohl in der griechischen Kunst wie in der griechischen Wissenschaft.[169] Es ist hier nicht der Platz, die Auswirkungen dieser Vorstellung in allen Bereichen des griechischen Geisteslebens zu verfolgen,[170] wichtig ist es in unserem Zusammenhang, festzuhalten, daß die Lehre von der μεσότης seit Demokrit Eingang in die griechische Wissenschaft gefunden hat, daß sie in Verbindung mit dem Physisbegriff zur Grundlage der hippokratischen Medizin geworden ist und daß der Frage nach der Mitte in der Erkenntnistheorie, in der Ethik und in der Biologie des Aristoteles eine zentrale Bedeutung eingeräumt wurde.[171] Die Eukrasie, die somit sowohl durch den Menschen als Gattung als auch innerhalb dieser Gattung beim einzelnen Men-

---

The Relation of Ancient Philosophy to Medicine, Bull. Hist. Med. 26, 1952, 300, bemerkt, daß diese Charakteristik sehr treffend "the Greek view" ausdrücke.

169 Vgl. die Zusammenstellung der Belege in der Dissertation von H. Kalchreuter 11ff.

170 Siehe dazu z. B. G. Thomson, Aischylos und Athen. Eine Untersuchung der gesellschaftlichen Ursprünge des Dramas, Berlin 1957, bes. 226ff., der vor allem die pythagoreischen Einflüsse hervorhebt, sowie A. G. Kuckhoff, Das Drama der Antike (Die Tragödie), Schriften zur Theaterwiss., Bd. 2, Berlin 1960, 46ff.

171 Zur μεσοτης-Lehre des Aristoteles vgl. vor allem J. v. d. Meulen, Aristoteles. Die Mitte in seinem Denken, Meisenheim/Glan 1951; F. Wehrli, Ethik und Medizin. Zur Vorgeschichte der aristotelischen Mesonlehre, Mus. Helv. 8, 1951, 36-62; S. Byl, Note sur la place du coeur et la valorisation de la μεσότης dans la biologie d'Aristote, Antiq. class. 37, 1969, 70 und Th. J. Tracy, Physiological Theory and the doctrine of the Mean in Plato and Aristotle, The Hague-Paris 1969. Zur Auswirkung der auf der μεσότης-Lehre begründeten Ethik des Aristoteles auf Galen vgl. K. Deichgräber, Medicus gratiosus, 34f. und 40f.

schen als normativer Mittelpunkt wirksam wurde, hat Galen in enger Anlehnung an die Ausführungen in der hippokratischen Schrift De nat. hom.[172] als Mitte zwischen den Extremen (ἄκρα) und damit wiederum in Anlehnung vor allem an Aristoteles, als arithmetische Mitte definiert[173] und diese ihrerseits als Symmetrie der im Körper wirksamen Kräfte bzw. als Mitte der im Körper vorliegenden Mengenverhältnisse.[174] Der eukratische Körper, der nach seinen Vorstellungen auch der gesündeste ist[175] - denn die Eukrasie muß für ihn nach dem Gesagten gleichbedeutend mit der Gesundheit schlechthin sein[176] -, hält, wie wir bei Galen lesen, auch in bezug auf andere Eigenschaften stets die Mitte ein. So ist er weder zu weich noch zu hart, weder zu sehr behaart noch haarlos, weder zu fein- noch zu grobgliedrig, weder zu warm noch zu kalt, weder zu trocken noch zu feucht usw. Dieser Körper, der in seinem Äußeren dem Kanon des Polyklet entspricht,[177] verfügt schließlich auch wie die Körper aller anderen Menschen über ein Organ, das durch Vermeidung der Extreme gekennzeichnet und deshalb für die Wahrnehmung der Primärqualitäten am besten geeignet ist. Dieses Organ ist die Haut, besonders die Haut des Handinneren,[178] das bevorzugte Organ des Tastsinns.

---

172 Siehe Hipp., De nat. hom. 4: VI 40 L.

173 Vgl. Arist., Eth. Nic. II 5: 1106a28-30.

174 Siehe Gal., De opt. corp. nostri const. 3: IV 742 K. = S. 11,10-14 H.; 4: IV 747 K. = S. 14,21-15,2 H.; De temp. I 6: I 540f. 550 K. = S. 20,18-20. 26,6-11 H.

175 Siehe Gal., De opt. corp. nostri const. 3: IV 742f. K. = S. 11,10ff. H.

176 Siehe Gal., ibid. 1: IV 737f. K. = S. 7,1ff. H.; 2: IV 741 K. = S. 10,13-16 H.; In Hipp. De nat. hom. comm. I 20: CMG V 9,1, S. 33,4f.; Ars med. 2: I 309f. K.

177 Zur Charakterisierung des eukratischen Menschen s. Gal., De opt. corp. nostri const. 4: IV 745ff. K. = S. 13,14ff. H.; De temp. I 6: I 541 K. = S. 20,23-27 H.; I 9: I 565ff. K. = S. 35,17ff. H.

178 Siehe Gal., De temp. I 9: 565. 567 K. = S. 35,14-16. 37, 1f. H.; II 1: I 575 K. = S. 42,2f. H.

Auch diese Galenische Vorstellung geht auf Aristoteles zurück. Entsprechend seiner Lehre, daß das Wahrnehmen gewissermaßen ein Erleiden darstelle,[179] das am Sinnesorgan stattfindet und durch das Wahrgenommene verursacht wird, kann ein Sinnesorgan - in diesem Falle das Organ, das die Tasteindrücke vermittelt, also die Haut bzw. das Fleisch, das nach Aristoteles das vermittelnde Medium ist[180] - nur das wahrnehmen, was es selbst der Möglichkeit nach sein kann, z. B. warm, kalt, rauh, glatt usw.[181] Mit anderen Worten, das Wahrgenommene verändert das Wahrnehmende so, wie es selbst ist; es kann deshalb, wenn die Eigenschaft des Wahrgenommenen mit der des Wahrnehmenden identisch ist und somit keine Veränderung stattfindet, auch keine Empfindung des gleichen Warmen und Kalten, Harten und Weichen erfolgen. Das heißt, daß nur die eine Veränderung bewirkenden Überschüsse (ὑπερβολαί)[182] wahrgenommen werden können. Die Wahrnehmung ist damit "gleichsam eine Mitte zwischen der Gegensätzlichkeit im Wahrnehmbaren",[183] d. h. eine Mitte zwischen den Gegensätzen. Dadurch aber wird das Mittlere in den Stand gesetzt, die beiden Gegensätze zu erkennen, wird es doch im Verhältnis zu ihnen selbst zu einem der Gegensätze.[184]

In Verbindung mit der Lehre, daß die Eukrasie in einer mittleren Mischung bestehe, und ausgehend von der Überlegung, daß

---

179 Siehe Arist., De anima II 11: 423b31-424a1.

180 Siehe Arist., ibid. II 11: 423b17-26.

181 Siehe Arist., ibid. II 11: 423b29-31.

182 Siehe Arist., ibid. II 11: 424a4.

183 Aristoteles, Über die Seele, übers. von W. Theiler (Aristoteles, Werke in deutscher Übersetzung, hrsg. von E. Grumach, Bd. 13), Berlin 1959, S. 46,25f. Vgl. dazu auch Arist., De anima II 10: 422b11-19; III 7: 431a10-12; Meteor. IV 4: 382a18-21.

184 Siehe Arist., De anima II 11: 424a6f. Der Bedeutung dieser grundsätzlichen theoretischen Überlegungen des Aristoteles wird K. Deichgräber, Galen als Erforscher, 13, nicht gerecht, wenn er davon spricht, daß "bei Aristoteles nur Ansätze zur Erklärung" des Tastsinns gefunden werden könnten. Zur Wichtigkeit, die Galen dem Tastsinn in der medizinischen Praxis bei der Pulsdiagnostik beimißt, vgl. ibid., 6ff.

das Handinnere eines eukratischen Menschen in Zusammenwirkung mit anderen Sinnesorganen unter gemäßigten äußeren Verhältnissen - etwa bei mittlerer Temperatur - am besten dazu geeignet sein müsse, die seiner Physis entsprechende Stufe der vorliegenden Primärqualität festzustellen, d. h. sowohl eine mittlere Temperatur wie auch eine Temperatur, die entweder wärmer oder kälter ist, als es der Physis des Handinneren entspricht, bedeuten die oben dargelegten Vorstellungen des Aristoteles für Galen, daß die Maßbestimmung in der täglichen Praxis nur noch eine Frage der ableitenden Überlegung sein konnte. Der Arzt hatte dabei sein eigenes Alter, seine klimatische Umgebung, seine eigene Krasis, kurz, alle die Faktoren, die die Abweichung seines eigenen Körpers von der Eukrasie beeinflussen konnten, in Rechnung zu stellen, um zu der durch ihn selbst bedingten Abweichung von der normalen Wahrnehmung eines eukratischen Menschen und damit zu der Temperaturdifferenz zu gelangen, die ein Kranker im Unterschied zu dem objektiven, spekulativ abgeleiteten Mittelmaß aufwies. Da dieser Arzt aber auch gleichzeitig noch dieselben Faktoren bei dem Patienten berücksichtigen mußte,[185] wollte er zu der für diesen bestimmten Patienten in dessen gegenwärtigem Alter, in dessen Mischung und Lebensführung charakteristischen mittleren Temperatur kommen, um damit auch diese Temperaturdifferenz zu bestimmen, wurde so, ausgehend von dem normativen Physisbegriff, ein Maßsystem aufgebaut, das zwar rein spekulativ war, das aber trotzdem mit den später verwandten, ebenfalls spekulativ abgeleiteten Einteilungsschemata der Wahrnehmung allen individuellen Anforderungen Rechnung trug und deshalb, und darin lag seine Gefahr für die weitere Entwicklung, bis in die Neuzeit hinein in der Medizin als völlig ausreichend empfunden wurde.

---

185 Vgl. dazu die Empfehlungen, die Rufus von Ephesos in seinen Quaestiones medicinales einem Arzt gibt, damit er den Zustand erkenne, in dem sich der Patient früher befunden hat (Quaest. med. 1: CMG Suppl. IV, S. 26,3ff.).

III. Die Bestimmung der Intensität in der Pharmakologie Galens

Wie bereits angedeutet, bilden die physiologischen und erkenntnistheoretischen Grundlagen der Galenischen Medizin die Voraussetzung für das Verständnis der theoretischen Prämissen, die den einzelnen Disziplinen seiner Medizin zugrunde liegen. Am deutlichsten wird das vielleicht auf dem Gebiet seiner Pharmakologie. In der nun folgenden Darstellung dieses Gebietes der Galenischen Medizin sollen deshalb zunächst kurz die Anwendung und Umsetzung dieser grundsätzlichen theoretischen Ausgangspunkte auf die Heilmittellehre dargelegt werden, eine Übersicht, die zu der Analyse des Inhalts der Grundbegriffe der Pharmakologie Galens überleiten soll. Dieser wird eine Darstellung der Lehre von den medikamentösen Qualitäten folgen. Zum Abschluß sollen der in der Galenischen Medizin unternommene Versuch, die Wirkungen dieser Qualitäten zu messen, sowie die Frage besprochen werden, ob und inwieweit die Ergebnisse dieses Versuchs für die pharmakologische Praxis relevant wurden.

a) Allgemeine Voraussetzungen

Daß die Vierqualitäten- und Vierelementenlehre die wichtigste Grundlage der theoretischen Überlegungen Galens auch auf dem Gebiet der Pharmakologie darstellen, daß sie für Galen selbstverständliche Voraussetzung sein mußten, von denen er ausging, ist nach dem im vorhergehenden Kapitel Gesagten offensichtlich: bestehen doch die Pharmaka nach Galens Auffassung ebenso wie der Mensch, bei dem sie zur Anwendung kommen, aus den vier Elementen Feuer, Wasser, Luft und Erde, die im Körper durch die vier Primärqualitäten wirksam werden. In diesem Zusammenhang können wir uns mit dieser allgemeinen Feststellung begnügen; denn die spezielle Umsetzung dieser Lehre auf die theoretische Pharmakologie bildet einen der wichtigsten Bestandteile der Galenischen Arzneimittellehre und bedarf deshalb an anderer Stelle (s. unten S. 105ff.) einer ausführlichen Darstellung.

1. Die sinnliche Wahrnehmung

Den Ausgangspunkt für die Anwendung der erkenntnistheoretischen Ansichten Galens auf die Pharmakologie bildet die Bejahung der Sinneswahrnehmungen, denen man nach seiner Auffassung in bezug auf die Dynamis der Simplicia mehr vertrauen soll als den unzuverlässigen Lehren früherer Ärzte und medizinischer Autoren (... χρὴ ... ταῖς αἰσθήσεσιν ἐπιτρέπειν μᾶλλον ἢ λόγοις κιβδήλοις ὑπὲρ τῆς τῶν ἁπλῶν φαρμάκων δυνάμεως),[1] erkennen doch mit ihrer Hilfe die Menschen die äußere Erscheinungswelt der Dinge, deren Grundeigenschaften infolge ihrer Offensichtlichkeit axiomatischen Charakter haben.[2] Bei den Pharmaka kann man mit den Sinnen entweder die vier Primärqualitäten oder die von ihnen abgeleiteten Qualitäten wahrnehmen, von denen aus wiederum auf die Primärqualitäten und damit auf die Grundeigenschaften der Heilmittel Rückschlüsse gezogen werden können. Wichtig ist dabei nach Galen allerdings die Beachtung des Verhältnisses zwischen der sinnlichen Wahrnehmung und dem Intellekt; denn diejenigen, die in der Logik ungeübt seien, brächten das häufig durcheinander.[3] Um die allgemeinen und speziellen Eigenschaften der Arzneimittel festzustellen, bedarf es des Tastsinns, des Geruchs, des Gesichtssinns und

---

1 Siehe Gal., De simpl. med. temp. ac fac. I 37: XI 449 K.

2 Siehe Gal., ibid. II 1: XI 461 K. Vgl. in diesem Zusammenhang Galens ausführliche Polemik gegen die Negierung der Zuverlässigkeit der sinnlichen Wahrnehmung durch die Sophisten (Gal., ibid. II 1: XI 459ff. K.).

3 Siehe Gal., ibid. I 37: XI 448f. K.

des Geschmacks. Bei der Beurteilung des Wassers reichten - man muß, denkt man an die Rolle des Tastsinns bei der Diagnose des Feuchten, hinzufügen: im allgemeinen - der Geschmack, der Gesichtssinn und der Geruch aus.[4] Im übrigen habe man jedoch zu bedenken, daß jede Sinneswahrnehmung einem bestimmten Sinnesorgan unterworfen ist und von jedem von ihnen gesondert wahrgenommen wird: die Wärme und die Kälte, die Härte und die Weichheit mit dem Tastsinn, das Weiße, das Schwarze, das Gelbe, das Rote und überhaupt jede Art der Farbe mit dem Gesichtssinn, die Bitterkeit und Süßigkeit, das Herbe und das Zusammenziehende, das Saure, das Salzige und das Beißende mit dem Geschmack.[5]

Wie man die Sinneswahrnehmung zu beurteilen hat und wie infolgedessen der oben angeführte Satz von dem richtigen Verhältnis zwischen Sinneswahrnehmung und Intellekt zu verstehen ist, exemplifiziert Galen sehr anschaulich bei der Besprechung der an den Pharmaka wahrzunehmenden Farben. Er schreibt, daß grundsätzlich eine zuverlässige Beurteilung der pharmakologischen Dynamis an Hand der Farben unmöglich sei, denn jede Farbe könne sowohl eine warme wie eine kalte, trockene oder feuchte Primärqualität aufweisen. Dennoch wären bei einigen Arten der Simplicia gewisse Rückschlüsse durchaus legitim, und zwar bei denjenigen, die, wenn sie reif sind, eine gelbe, rötlichgelbe oder eine rote Farbe haben. Bei solchen Simplicia, wie etwa bei der Zwiebel und beim Wein, deren wärmende Eigenschaft offensichtlich ist und bei denen es ebenso klar ist, daß diese Eigenschaft mit dem Reifeprozeß zunimmt, muß die weiße Farbe der Unreife mit der kalten Eigenschaft Hand in Hand gehen, oder, anders ausgedrückt, diese Simplicia sind um so wärmer, je röter sie sind. Somit könne man bei bestimmten Arten aus der Farbe auf die Dynamis der Simplicia schließen, man dürfe dabei jedoch nie, das fügt er warnend hinzu, die allgemeine Erfahrung und die anderen Sinneswahrnehmungen, besonders den Geschmack, außer acht lassen.[6]

---

4 Siehe Gal., ibid. I 5: XI 390 K.

5 Siehe Gal., ibid. I 37: XI 445 K.

6 Siehe Gal., ibid. IV 23: XI 702f. K.

Ähnlich wie mit den Farben verhält es sich auch mit dem Geruch der Pharmaka. Denn riechbar sind nach Galen nur diejenigen Stoffe, von denen eine Art Dämpfe aufsteigen,[7] da nur diese feinteilige Substanz des Riechbaren in die Gehirnventrikel gelangen und dort wahrgenommen werden kann.[8] Da die Dämpfe aber - etwa bei Flüssigkeiten - durch die Wärme erzeugt werden, sei es verständlich, daß alles Riechbare warm ist.[9] Demgegenüber weisen alle nichtriechbaren Substanzen eine viel grobteiligere, erdige Zusammensetzung auf, die der Masse nach viel dichter ist, keine Dämpfe hervorbringt und somit zunächst a priori kalt sein muß.[10] Eine eindeutige Aussage in bezug auf die Wärme und Kälte ist jedoch auf Grund dieser allgemeinen Feststellung nicht möglich, da nicht nur die zusammengesetzten Körper, sondern auch die Simplicia in ihrer Substanz nicht homoiomer (gleichteilig)[11] sind. Denn es ist zwar klar, daß die geruchlosen Körper ihrer Substanz nach erdig und die riechbaren feinteilig und warm sind, welche Quantität aber von der jeweiligen Substanz in einem bestimmten Körper vorliegt, ist nicht von vornherein zu sagen: riecht er, so kann man lediglich annehmen, daß der feinteilige Anteil überwiegt.[12] Da somit für Galen der Geruchssinn allein nur ein approximatives Urteil über die Wärme oder Kälte der jeweiligen Substanz erlaubt, hält er zusätzliche Überlegungen über die Zusammensetzung dieser Substanz für notwendig, bei denen man außerdem

---

7 Diese Dämpfe werden von Galen an anderer Stelle als Substanzen definiert, deren Qualität zwischen der der Luft und der des Feuchten liegt (s. Gal., De instr. odor. 2, 11: CMG Suppl. V, S. 40,2-5; vgl. auch 3,7: S. 42,13f.).

8 Vgl. Gal., ibid. 4,7: CMG Suppl. V, S. 46,21-23.

9 Siehe Gal., De simpl. med. temp. ac fac. IV 22: XI 698 K.

10 Siehe Gal., ibid. IV 22: XI 699f. K.

11 Zur Bedeutung des Begriffs ὁμοιομερής bei Galen und seiner Wiedergabe im Deutschen s. G. Strohmaier, Galen, Über die Verschiedenheit der homoiomeren Körperteile, hrsg., übers. und erl., CMG Suppl. Orient. III, Berlin 1970, 38f.

12 Siehe Gal., De simpl. med. temp. ac fac. IV 23: XI 700 K.

ihre Geschmacksqualitäten zu berücksichtigen habe,[13] die den Geruchsempfindungen weitgehend analog sind, so daß sich diese beiden Wahrnehmungsarten häufig ergänzen können.[14] Diese Beziehung werde besonders offensichtlich, wenn man an Kot oder verfaulte Speisen denkt, denn durch den Geruch wird die Qualität dieser Dinge so eindeutig erkannt, daß das Kosten überflüssig wird.[15] Die Erklärung für die Verwandtschaft zwischen Geruchs- und Geschmacksempfindung ist nach Galen in der Ähnlichkeit der Wahrnehmung zu suchen. So wie die den Zungensäften verwandten Stoffe als süß bzw. angenehm geschmeckt werden, so vermitteln auch die Substanzen, die dem Pneuma der Gehirnventrikel ähnlich sind, eine angenehme Geruchsempfindung, wobei jedoch diese Empfindungen im Gegensatz zu den anderen Sinneswahrnehmungen terminologisch weniger unterschieden werden, obwohl sie doch ebensoviele Abwandlungen aufweisen.[16]

Das über den Gesichts- und Geruchssinn Gesagte gilt vice versa auch für den Geschmackssinn. Die Zunge, die ein besonders empfindliches Sinnesorgan ist,[17] kann das dem Körper Verwandte von dem Körperfremden unterscheiden; denn sie nimmt alles, was dem Körper nützlich ist und ihn nährt, als angenehm und süß und alles, was nicht nährt und keinen Nutzen bringt, als nicht süß und salzig wahr.[18] Die Unterscheidung der Geschmackswahrnehmung soll der Arzt nach Auffassung Galens ständig üben, indem er mit einer eindeutigen Geschmacksqualität, beispielsweise der beißenden, beginnt. Wenn er, um sie kennenzulernen, längere Zeit eine Zwiebel oder eine Knoblauchzehe kaut, werde er sie im Gedächtnis behalten können. Hat er anschließend auf dieselbe Weise die Geschmacksqualitäten des Zusammenziehenden, des Bitteren, des Süßen und des Qualitäts-

---

13 Man vergleiche in diesem Zusammenhang die von Galen vorgenommene Analyse der verschiedenen Bestandteile der Rose (Gal., ibid. IV 23: XI 700ff. K.).

14 Siehe Gal., ibid. IV 22: XI 697 K.

15 Siehe Gal., ibid., loc. cit.

16 Siehe Gal., ibid. IV 22: XI 698f. K.

17 Siehe Gal., ibid. IV 1: XI 620f. K.; IV 15: XI 669 K.

18 Siehe Gal., ibid. IV 15: XI 667-669 K.

losen (letzteres durch das Kosten von Wasser) seinem Gedächtnis eingeprägt, könne er, von diesen Grundqualitäten ausgehend, zuverlässig den Geschmack auch der Dinge bestimmen, die er vorher nicht kannte oder die in bezug auf den Geschmack nicht eindeutig sind.[19] Schließlich weist Galen wie bei den anderen Sinneswahrnehmungen so auch für den Geschmackssinn ausdrücklich darauf hin, daß solche Eigenschaften wie die zusammenziehende, beißende, bittere, süße und saure zwar nicht die Dynameis, d. h. die auf den Primärqualitäten beruhenden Wirkungen der Pharmaka ausmachten, daß sie aber einen Rückschluß auf diese erlaubten. Denn bei allen diesen Qualitäten habe man zwischen ihrer Funktion (ἐνέργεια) im oder am Körper und ihrer Mischung (κρᾶσις) zu unterscheiden. Durch jene werde die Wirkungsart der jeweiligen Qualität offenbar, etwa die zusammenziehende und damit den Körper verdichtende, kühlende, trocknende und abstoßende, während durch diese etwas über die Zusammensetzung der jeweiligen Qualität aus den Primärqualitäten ausgesagt werde: so ist z. B. das Süße warm, aber nicht brennend warm, das Beißende dagegen feurig oder das Qualitätslose kalt/wäßrig.[20]

In diesem Zusammenhang muß auf einen Umstand verwiesen werden, den Galen für äußerst wichtig hält. Die Übung der Geschmackswahrnehmung, von der wir eben sprachen, ist für ihn nur die spezielle Anwendung einer allgemeinen Forderung, die auch für die anderen Sinneswahrnehmungen gilt. Die Materie der Pharmaka kennt man, wie er schreibt, erst, wenn man sie sich nicht nur ein- oder zweimal, sondern häufig angesehen hat, denn erst dann könne man sie sicher diagnostizieren. Den besten Beweis für diese Notwendigkeit liefere das Phänomen der Zwillinge: denjenigen, die sie nicht kennen, erscheinen sie ganz und gar ähnlich, während diejenigen, die gut beobachten können, sie zu unterscheiden wissen.[21]

Wie alle diese theoretischen Überlegungen in der Praxis angewandt wurden, zeigen Galens Ausführungen darüber, auf welche

---

19 Siehe Gal., ibid. IV 4: XI 632f. K.; IV 7: XI 642 K.

20 Siehe Gal., ibid. V 26: XI 784-786 K.

21 Siehe Gal., De comp. med. sec. gen. III 2: XIII 570 K.

Weise man die Dynamis des εὐφόρβιον (kaktusähnlicher Strauch, der in Afrika beheimatet war und dessen milchiger Saft als Medikament benutzt wurde) erkennen könne.[22] In diesen Darlegungen, die zugleich ein übriges Mal erkennen lassen, daß die Primärqualitäten von den sinnlichen Wahrnehmungen abgeleitet wurden, setzt Galen auseinander, daß man, um festzustellen, welche Dynamis diese Pflanze hat, sie auf ihre Farbe, ihren Geschmack und auf die Empfindung hin zu prüfen habe, die sie dem Tastsinn vermittelt. Denn wenn man eine euphorbiumhaltige Salbe auf Wade oder Elle streicht, werde man bemerken, daß sie warm ist. Diese wärmende Wirkung nehme aber mit der Lagerungszeit ab, so daß das Mittel nach drei bis vier Jahren völlig wirkungslos ist. In dieser Zeit ändere es auch seine Farbe und seine Konsistenz: es wird gelber und bleicher sowie härter und trockener als das frische Euphorbium. Zugleich verliert es immer mehr seinen beißend-brennenden[23] Geschmack, so daß auf Grund aller dieser Kriterien, von denen die Tastempfindung die wichtigste ist,[24] sowohl die Wirkung wie das Alter des Pharmakons sicher diagnostiziert werden können.

2. Der Mensch als Kriterium für die Bestimmung der pharmakologischen Wirkungen

Bilden die Sinneswahrnehmungen, wie wir sahen, für Galen die Grundlage seiner theoretischen Pharmakologie, Sinneswahrnehmungen, die im richtigen Verhältnis zum Intellekt stehen müssen und ständiger Übung bedürfen, so muß andererseits nach dem, was wir oben (S. 66ff.) ausführten, für ihn der Mensch den einzig möglichen Bezugspunkt darstellen, an dem die Dynameis der Pharmaka erkannt und richtig beurteilt werden können. Diese Überlegung spricht er wiederholt aus, einmal, wenn er

22 Vgl. Gal., ibid. III 2: XIII 591 K.; III 4: XIII 620f. K.

23 Siehe Gal., De simpl. med. temp. ac fac. VI 5: XI 879 K. (De euphorbio).

24 Siehe Gal., De comp. med. sec. gen. III 4: XIII 620ff. K., vgl. auch De comp. med. sec. loc. II 3: XII 595 K.

sagt, daß der Prüfstein für die Dynamis eines Pharmakons nur das sein kann, bei dem es angewandt wird, also der Mensch,[25] und ein anderes Mal, wenn er betont, daß die Medizin nicht die Natur des Pharmakons an sich, sondern seine Wirkung auf den Menschen zu untersuchen habe.[26] Wichtig sei also nicht die Feststellung, ob ein Mittel selbst warm, kalt, feucht oder trocken ist, sondern ob es beim Menschen wärmend, kühlend, feucht machend oder trocknend wirkt.[27] Man habe z. B. das Meer und den Menschen nicht so miteinander zu vergleichen wie Menschen und Löwen, d. h. wie zwei Lebewesen, denn bei einem solchen Vergleich wäre es offensichtlich, daß das Meerwasser feuchter ist als der Mensch; untersucht man aber die Wirkung des Meerwassers auf den Menschen, so kann man feststellen, daß es infolge seines Salzgehaltes[28] den Menschen austrocknet[29] und wärmt.[30]

Somit spielt für Galen die Erfahrung hinsichtlich der Wirkung der Medikamente am Menschen bei ihrer Beurteilung die entscheidende Rolle.[31] Die Erfahrung erwirbt man sich seiner Ansicht nach am sichersten durch den Vergleich der Wirkung eines Pharmakons auf die Gesunden, die Dyskratischen, d. h. diejenigen, bei denen eine Dyskrasie, jedoch noch nicht eine durch diese Dyskrasie bewirkte Krankheit vorliegt, und die Kranken.[32] Wie bei der Beurteilung der Sinneswahrnehmungen geht Galen also auch hier von einfachen und eindeutigen Grundsituationen aus; denn er schreibt ausdrücklich, daß man zu dem empfohlenen Ver-

---

25 Gal., De simpl. med. temp. ac fac. I 2: XI 382 und 384 K.

26 Gal., ibid. I 40: XI 455f. K.; II 20: XI 518 K.; III 6: XI 552 K. Vgl. auch Ad Glauc. de meth. med. II 4: XI 94 K.

27 Siehe Gal., De simpl. med. temp. ac fac. I 40: XI 455f. K.; II 3: XI 467 K.; II 20: XI 518 K.; III 9: XI 557 K.

28 Siehe Gal., ibid. I 7: XI 393 K.

29 Siehe Gal., ibid. I 40: XI 455 K.; III 5: XI 548 K.

30 Siehe Gal., ibid. I 6: XI 392 K.; I 18: XI 413 K.

31 Vgl. z. B. Gal., ibid. III 9: XI 558 K.

32 Siehe Gal., ibid. I 4: XI 385f. K.; I 21: XI 416 K.; I 33: XI 438 K.; II 21: XI 518 K.

gleich die einfachen Krankheiten heranziehen soll, also solche, bei denen nur eine Primärqualität vorherrscht,[33] und daß man auch nur reine Pharmaka zu untersuchen habe, die keine Beimengungen enthalten, da diese ebenfalls wirken könnten.[34] Der Grund für diese Forderung ist einleuchtend: Denn ein Pharmakon, das den eukratischen Gesunden erwärmt, braucht keineswegs bei einer kalten Dyskrasie und noch viel weniger bei einer kalten Krankheit wärmend zu wirken, so daß eine zuverlässige Aussage über seine wärmende Eigenschaft nur durch den Vergleich seiner Wirkung unter verschiedenen Ausgangsbedingungen gewonnen werden kann. Wenn somit weder Farbe noch Geruch noch andere mit den Sinnesorganen wahrgenommene Eigenschaften eines Mittels, sondern nur die sinnlich wahrgenommenen Wirkungen der Primärqualitäten dieses Mittels,[35] die miteinander verglichen werden, die Grundlage für die Beurteilung eines Pharmakons bilden, so wird das Vorgehen bei der Untersuchung dieser pharmakologischen Wirkungen von Galen weiterhin noch durch die sich aus dem Viererschema ergebende Empfehlung präzisiert, die Unterschiede der Wirkung bei verschiedenen Lebensaltern, Gewohnheiten, Ernährungsweisen, Geschlechtern usw. zu beachten. Denn notwendigerweise habe ein und dasselbe Mittel bei einem seiner Krasis nach warmen jungen Menschen eine andere Wirkung als bei einer alten Frau, die auf Grund ihres Geschlechts und ihres Alters in ihrer Mischung kalt ist.[36] Für die Therapie bedeuten diese Feststellungen die Dosierung eines Mittels sowohl in Abhängigkeit vom gesunden oder kranken Zustand des Patienten wie in Erwägung aller anderen Faktoren, die auf seine Krasis Einfluß haben könnten. Mit dieser doppelten Prüfung aber werden von Galen theoretische Voraussetzungen für eine streng individualisierende Therapie geschaffen, wie sie für die humoralpathologische Medizin kennzeichnend ist.

---

33 Siehe Gal., ibid. II 21: XI 518 K.; IV 7: XI 641 K.; VI Prooem.: XI 791 K.

34 Siehe Gal., ibid. II 21: XI 519 K.

35 Vgl. Gal., ibid. II 27: XI 537 K.

36 Siehe Gal., ibid. III 12: XI 570 K.

3. Die Mitte als Orientierungspunkt für die Bestimmung der pharmakologischen Wirkungen

Entsprechend seinen mit der Lehre von der Mitte verbundenen Ansichten von der Eukrasie, die Galen, wie oben (S.73f.) gezeigt wurde, im Anschluß an Aristoteles als die arithmetische Mitte zwischen zwei Extremen auffaßte, und seinen ebenfalls von Aristoteles beeinflußten Vorstellungen von der Wahrnehmung der Mitte und der beiden durch ein "Mehr" oder "Weniger" bestimmten Extreme gestaltete Galen auch seine Theorie über die Mitte der pharmakologischen Wirkung. Die μέσα φάρμακα (mittleren Pharmaka) sind für ihn zunächst generell diejenigen Pharmaka, die weder deutlich kühlen noch wärmen,[37] d. h. also Pharmaka, die keine ausgeprägte Wirkung zeigen. Sie verhalten sich συμμέτρως (symmetrisch) und sind eukratisch zwischen den Extremen.[38] Ihre Wirkung kann auch als neutral, d. h. als indifferent bezeichnet werden, wenn man diese Indifferenz im Sinne des Herophilos auf dreifache Weise definiert: erstens als das Teilhaben an beiden Extremen, zweitens als das Nichtteilhaben an diesen Extremen und drittens als Veränderlichkeit, der zufolge ein Pharmakon bald so und bald anders ist.[39] So wie bei den anderen Pharmaka der Mensch zum natürlichen Bezugspunkt ihrer Wirkung wird, so hebt Galen auch bei den indifferenten und symmetrischen Mitteln hervor, daß sie nicht indifferent und symmetrisch an sich sind, sondern nur in bezug auf die Menschen.[40] Das bedeutet, daß man nur den Körper als symmetrisch (ἐκ τῆς μέσης κράσεως) bezüglich seiner Wärme bezeichnen könne, der so warm ist wie wir Menschen oder der, wenn er mit uns in Berührung kommt, so warm wird wie wir, d. h., der im Vergleich zu der menschlichen Wärme keinen Unter-

---

37 Siehe Gal., De comp. med. sec. loc. VIII 8: XIII 210 K.

38 Siehe Gal., De simpl. med. temp. ac fac. III 12: XI 567f. K. und De comp. med. sec. gen. VII 5: XIII 966 K.

39 Siehe Gal., De simpl. med. temp. ac fac. I 23: XI 421 K.

40 Siehe Gal., ibid. III 8: XI 556 K.

schied aufweist.[41] Ebenso wie die Wirkung aller anderen Pharmaka hängt die der indifferenten und symmetrischen Mittel aber auch von der Ausgangsposition eines bestimmten Körpers ab.[42] Da diese individuelle Situation letzten Endes über die symmetrische Wirkung entscheidet - so empfindet man z. B. mit dem Tastsinn den Urin, der doch unserer eigenen Körpertemperatur entspricht, im heißen Bad als kühl, außerhalb des Bades aber, wenn man abgekühlt ist, als warm[43] -, darf man bei dem Vergleich der indifferenten Mittel mit dem Menschen diese nicht mit einem beliebigen Menschen vergleichen, sondern muß das wiederum mit einem eukratischen tun.[44] Erst so gelangt man nach Galen zu einer objektivierbaren Aussage.

Wir haben die Galenische Vorstellung von der mittleren bzw. indifferenten Wirkung der Pharmaka deswegen so ausführlich dargestellt, weil sie für den nachweisbar zum erstenmal bei ihm unternommenen Versuch, die Wirkungen der Primärqualitäten zu messen, sehr wichtig geworden ist, bildet sie doch die Grundlage und den Ausgangspunkt seiner Meßeinteilung. Wir werden später noch einmal auf sie zurückkommen müssen.

b) Die Grundbegriffe der Galenischen Pharmakologie

1. Der Begriff des Pharmakons und seine Abgrenzung gegenüber dem Begriff der Nahrung

Seinen weiteren theoretischen Überlegungen stellt Galen den Begriff des Pharmakons voran. Aus diesem Grunde ist es zunächst wichtig, festzuhalten, was Galen unter einem "Pharmakon" verstanden und wie er diesen Begriff abgegrenzt hat.

Die Quellen für die Galenische Begriffsbestimmung des φάρμακον bilden einerseits - darauf wurde bereits von W. Artelt

41 Siehe Gal., ibid. III 7: XI 553 K.
42 Siehe Gal., ibid. III 11: XI 564 K.
43 Siehe Gal., ibid. loc. cit. und III 8: XI 554f. K.
44 Siehe Gal., ibid. III 8: XI 556 K.

hingewiesen[45] - die Schriften des Corpus Hippocraticum, andererseits hat sich bei Galen aber auch hier, wenn möglicherweise auch nur indirekt, der Einfluß des Aristoteles ausgewirkt, was bisher in der modernen Forschung nicht beachtet worden ist.

Das Wort "Pharmakon" im Sinne von "Heilmittel" wird nach Artelt im Corpus Hippocraticum in dreifacher Bedeutung gebraucht: "Da ist einmal eine ganz allgemeine Bedeutung festzustellen, entsprechend unserem Begriff 'Heilmittel' im weitesten Sinne; dann eine etwas engere Bedeutung, welche die äußerliche und innerliche Anwendung von Arzneimitteln umfaßt, die n i c h t diätetischer Natur sind; und schließlich eine noch engere Bedeutung als 'Reinigungsmittel', als Purgans."[46] Da für die weitere Entwicklung allein die ersten beiden Bedeutungen wichtig geworden sind, können wir uns im folgenden auf die Besprechung ihrer Inhalte beschränken. Dabei können wir zunächst konstatieren, daß von den hippokratischen Ärzten zu den Pharmaka der ersten Gruppe, zu den Pharmaka im weitesten Sinne des Wortes, auch Nahrungsmittel hinzugerechnet werden, so daß nach ihren Vorstellungen die Nahrung geradezu als das Pharmakon des Hungers gelten kann.[47] Etwas komplizierter verhält es sich mit den Pharmaka der zweiten Gruppe, bei denen es - und es sei noch einmal hervorgehoben, daß das schon in der hippokratischen Medizin geschah - zu einer Begriffseinengung gekommen war. Diesen Pharmaka wird die Eigenschaft zugeschrieben, den gegenwärtigen Zustand des Körpers verändern zu können, wobei ausdrücklich hinzugefügt wird, daß die stärkeren Pharmaka imstande seien, alles zu verändern.[48] Allerdings wird von dem

45 W. Artelt, Studien zur Geschichte der Begriffe "Heilmittel" und "Gift", Urzeit - Homer - Corpus Hippocraticum, Stud. zur Gesch. d. Med., hrsg. von K. Sudhoff, H. 23, Leipzig 1937, 52f.

46 Ibid., 51.

47 Siehe Hipp., De flat. 1: CMG I 1, S. 92,3-6 = VI 92 L.; De morb. IV 36: VII 552 L.; De prisca med. 13: CMG I 1, S. 44,21-25 = I 598 L.

48 Siehe Hipp., De loc. in hom. 45: VI 340,3f. L.

Autor der hippokratischen Schrift De locis in homine, in der diese Feststellung getroffen wird, die Eigenschaft der Veränderungsfähigkeit auch den Nahrungsmitteln zuerkannt. In der Schrift De prisca med. dagegen wird, man möchte fast sagen: erläuternd, hinzugefügt, daß die Nahrung (τροφή) den Körper kräftige, ihn mehre und nähre, daß sie aber, da sie weder etwas Ungemischtes noch etwas Kräftiges in sich enthalte, keine Entleerungen der in dem Körper vorliegenden Dynameis bewirke,[49] so daß wir feststellen können, daß im Corpus Hippocraticum zwar die Nahrung generell durch die Eigenschaften sowohl der Veränderung[50] wie der Substanzvermehrung charakterisiert wurde, daß man dabei für gewöhnlich aber nicht an eine Veränderung des Körpers durch die Nahrung dachte. Diese Bestimmung der Nahrung bedeutete jedoch, daß man den Pharmaka als solchen nur die Eigenschaft der Veränderung zuschreiben konnte und sie damit per exclusionem den Nahrungsmitteln entgegenstellen mußte. Und schließlich war es auf Grund der auf diese Weise entstandenen Gegenüberstellung möglich, die Pharmaka als die Stoffe aufzufassen, die den Körper verändern, und im Gegensatz dazu die Nahrungsmittel als diejenigen Substanzen, die vom Körper im Prozeß der Substanzvermehrung verändert bzw. assimiliert werden,[51] eine Entwicklung, in deren Verlauf die den Nahrungsmitteln ursprünglich zugestandene Eigenschaft der Veränderung aufgehoben wurde.

Diese etwas fließende Unterscheidung zwischen Pharmakon und Nahrung übernimmt auch Galen. Auch für ihn ist das Pharmakon durch die Eigenschaft gekennzeichnet, die Physis des Körpers zu verändern, während die Nahrung von ihm als ein die Substanz vermehrender Stoff charakterisiert wird.[52] Diese Definition

---

49 Siehe Hipp., De prisca med. 14: CMG I 1, S. 46, 13-17 = I 604 L.

50 Siehe Hipp., De aff. 43f.: VI 252-254 L.; De morb. III 16: VII 152,1. 13-15 L.

51 Siehe Hipp., De loc. in hom. 43: VI 336f. L.

52 Siehe Gal., De simpl. med. temp. ac fac. I 1: XI 380 K.

wird, leicht variiert, von ihm mehrfach wiederholt, so etwa wenn er sagt, daß die vom Pharmakon bewirkte Veränderung sich in bezug auf eine Qualität vollzieht, die Nahrung aber der Substanz des Körpers assimiliert wird,[53] oder wenn er an einer anderen Stelle ausführt, daß diejenigen Stoffe, die in ihrer ganzen Substanz verändert werden, die Nahrungsmittel der sie verändernden Körper sind und daß allein diejenigen, die in bezug auf irgendeine Qualität sich selbst verändern und Veränderung hervorrufen, als Pharmaka gelten können.[54] Und als bildliche Wiedergabe dieser Definition lesen wir schließlich bei Galen, daß die Nahrung von dem Ernährten überwunden und besiegt werde, daß im Gegensatz dazu aber das Pharmakon den Körper besiege und überwinde, für den es ein Pharmakon sei.[55]

Da die Nahrung dem Körper assimiliert wird, muß sie nach Galen eine gewisse Gemeinsamkeit und Gleichheit mit der Körpersubstanz aufweisen,[56] die, wie auch bei den Sinneswahrnehmungen, der Grund dafür sind, daß der Mensch bei der Nahrungsaufnahme ein angenehmes Gefühl empfindet,[57] und die überhaupt erst die Voraussetzung für die Assimilation darstellen, bei der die Körper generell in ihrer Krasis so erhalten bleiben, wie sie zu diesem Zeitpunkt sind.[58] Darüber hinaus wird die Nahrung infolge ihrer Ähnlichkeit mit dem Körper aber auch durch eine wärmende Eigenschaft charakterisiert, die nach der Assimilation offenbar werde. Denn so wie die dem Feuer eigene Nahrung das Feuer vermehrt, so werde immer auch das, was die

---

53 Siehe Gal., ibid. III 3: XI 545 K.; vgl. De temp. III 1: I 655 K. = S. 91,15f. H.; III 2: I 655 K. = S. 91,19f. H. I 656 K. = S. 92,13f. H.

54 Siehe Gal., De temp. III 4: I 670 K. = S. 100,22-24 H.; vgl. De elem. ex Hipp. sent. I 7: I 474 K. = S. 44,19-45, 3 H.

55 Siehe Gal., De simpl. med. temp. ac fac. V 1: XI 705 K.

56 Siehe z. B. Gal., De temp. III 2: I 655 K. = S. 91,20-22 H.; De simpl. med. temp. ac fac. IV 10: XI 651 K.; De inaeq. intemp. 6: VII 746 K.; De elem. ex Hipp. sent. I 7: I 474 K. = S. 44,19-45,1 H.

57 Siehe Gal., De simpl. med. temp. ac fac. IV 10: XI 651 K.

58 Siehe Gal., De alim. fac. I 1: CMG V 4,2, S. 210,1-7.

eigentümliche und natürliche Nahrung für die der Natur nach warmen Körper ist, diese stärken und somit die ihnen eingepflanzte Wärme vermehren. Diese beiden Eigenschaften, die Ähnlichkeit mit dem zu ernährenden Körper und die die Körperwärme vermehrende Wirkung, sind das gemeinsame Merkmal jeder Nahrung.[59] Allerdings darf man sie Galens Ansicht nach nur einer bestimmten Art der Nahrung zusprechen, da die Nahrung, insgesamt gesehen, in Übereinstimmung mit Hippokrates dreifach unterteilt werden muß, ist sie doch erstens das, was in einem gegebenen Moment nährt, zweitens das, was zwar dem Namen, nicht aber der Sache nach nährt, nämlich dann, wenn sie zwar schon eingenommen, aber noch nicht assimiliert worden ist, und endlich drittens das, was erst zu einem späteren Zeitpunkt Nahrung sein wird, d. h. das, was noch nicht gegessen worden ist. Folglich kann nur die erste Art der Nahrung von wärmender Natur sein, nämlich diejenige, die bereits assimiliert ist und die deshalb auch vor den anderen Arten diesen Namen verdient.[60]

Demgegenüber faßt Galen die Pharmaka vor allem als Substanzen auf, durch die im Körper alle Arten der Veränderungen im Sinne der vier Primärqualitäten hervorgerufen werden. Aber auch im Bereich der Arzneimittel gibt es Unterschiede. Zu der ersten Gruppe der Pharmaka gehören diejenigen, die, wenn sie eingenommen worden sind, im Körper selbst keine Veränderung erfahren, den Körper jedoch verändern. Die zweite machen diejenigen aus, die vom Körper einen Anstoß zur Veränderung erhalten und daraufhin den Körper zu verändern und auch zu verderben imstande sind. Diese beiden Arten von Pharmaka sind Gifte (δηλητήρια). Die dritte Art bilden diejenigen, die im Körper eine Wirkung entfalten, ihn dabei jedoch nicht schädigen. Pharmaka der vierten Art sind schließlich diejenigen, die sowohl etwas bewirken als auch etwas erleiden, d. h. diejenigen, die mit der Zeit vom Körper völlig assimiliert werden. Diese Pharmaka sind da-

---

59 Siehe Gal., De temp. III 2: I 659 K. = S. 94,10-14 H.

60 Siehe Gal., ibid. III 2: I 660 K. = S. 94,26-95,9 H.; vgl. Hipp., De alim. 21: IX 100,14 L.

mit zugleich auch Nahrungsmittel.[61] Therapeutisch angewandt, können somit nach Galen nur die beiden zuletzt genannten Arten der Pharmaka von der Art sein, daß sie, wie auch die Nahrung, bei der Aufnahme ein angenehmes Gefühl vermitteln, da nur sie das unnatürlich Veränderte wieder in seinen natürlichen Zustand zurückführen,[62] so wie etwa bei einer Brandwunde eine kühlende Kompresse heilt und vom Patienten zugleich als angenehm empfunden wird.[63]

Das Kriterium für die Entscheidung darüber, was als Nahrung und was als Pharmakon zu gelten habe, ist nach Galen, wie wir es auch sonst schon mehrfach gesehen haben, der Mensch bzw. seine generelle und individuelle Mischung. Galen hat richtig erkannt, daß es nicht für alle Lebewesen eine gemeinsame Art von Nahrungsmitteln und Pharmaka geben kann,[64] und er macht deshalb immer wieder darauf aufmerksam, bei der Untersuchung eines Pharmakons oder eines Nahrungsmittels nicht den Bezugspunkt außer acht zu lassen, der das Ergebnis dieser Untersuchung bestimmt,[65] denn die Wirkung etwa eines wärmenden Nahrungsmittels kann bei verschiedenen Kraseis ganz verschieden sein.[66] In Abhängigkeit von der Eigentümlichkeit der verschiedenen Physeis kann darum jede eingenommene Substanz entweder die Eigenschaft des Pharmakons oder die der Nahrung oder die von beiden haben. So ist z.B. der Schierling für den Spatzen ein Nahrungsmittel, für den Menschen aber ein Pharmakon, ebenso der Helleborus ein Nahrungsmittel für die Wachteln und ein Pharmakon für die Menschen, denn die Wachteln können den Helle-

---

61 Siehe Gal., De temp. III 2: I 656f. K. = S. 92,13-93,2 H.

62 Gal., De simpl. med. temp. ac fac. IV 10: XI 652 K.

63 Mit anderen Worten, das Naturgemäße, d.h. das, was der Natur ähnlich ist, ihr entspricht oder ihr Walten unterstützt, empfindet man als angenehm. Vgl. auch K. Deichgräber, Medicus gratiosus, 20f.

64 Siehe Gal., De simpl. med. temp. ac fac. IV 10: 652f. K.

65 Vgl. z. B. Gal., ibid. I 1: XI 380 K.; V 1: XI 705 K.

66 Siehe Gal., De temp. III 2: I 661 K. = S. 95,19-25 H.

borus assimilieren, die Menschen aber nicht.[67] So ist letzten Endes auch die generelle menschliche Krasis für Galen dasjenige Kriterium, das darüber entscheidet, daß einige Substanzen für den Menschen gleichzeitig Nahrungsmittel und Pharmakon sein können. Es handelt sich dabei immer um verschiedene Arten der Nahrungsmittel, die, wenn sie noch nicht verdaut sind, auch eine pharmakologische Wirkung entfalten können, so daß unter Umständen eine richtige Diät die pharmakologische Therapie ersetzen kann.[68] Zum Beispiel wirkt der Lattich durch seine kühlende Eigenschaft beim Menschen dann kühlend, wenn er nur dem Namen nach, nicht aber in Wirklichkeit als Nahrung fungiert. Ist er jedoch assimiliert, wird er zur richtigen Nahrung und vermehrt damit die körperliche Wärme.[69]

Oben (S.87f.) wurde bereits angedeutet, daß die Galenische Begriffsbestimmung des Pharmakons auch einen Einfluß des Aristoteles verrate. In den pseudoaristotelischen Problemata physica, die um die Mitte des 3. Jahrh. v. u. Z. entstanden sind,[70] wird über die in der hippokratischen Schriftensammlung vorgenommene Gegenüberstellung von Pharmakon und Nahrung[71] hinaus eine "grundsätzliche Scheidung von Heilmittel und Gift

---

67 Siehe Gal., ibid. III 4: I 683f. K. = S. 109,7-13 H. Der Vergleich der unterschiedlichen Wirkung derselben Substanz bei Menschen und Wachteln findet sich auch bei Aristoteles; dieser bezieht in den Vergleich allerdings auch noch den Hyoscyamus (Bilsenkraut) ein (s. Arist., De plant. I 5: 820b5f.).

68 Vgl. dazu J. Jüthner, Philostratos über Gymnastik, Leipzig und Berlin 1909, 274 und I. Klüger, Die Lebensmittellehre der griechischen Ärzte, Primitiae Czernovicienses II, hrsg. von I. Hilberg und J. Jüthner, Czernowitz 1911, 17f.

69 Siehe Gal., De temp. III 4: I 678 K. = S. 105,27-106,4 H.; vgl. dazu auch die darauf folgenden Ausführungen bis zum Schluß des Kapitels (bis I 684 K. = S. 109,13 H.).

70 Siehe H. Flashar, Aristoteles, Problemata physica, übers. (Aristoteles, Werke in deutscher Übersetzung, hrsg. von E. Grumach, Bd. 19), Berlin 1962, 358.

71 Siehe [Arist.], Probl. I 42: 864a26-30. b8-11; I 47: 865 a6f. 9-18. Vgl. auch Arist., Oecon. I 5: 1344b10f.

durchgeführt"[72]. Die Gifte, die hier mit dem Ausdruck θανατηφόρα φάρμακα (todbringende Pharmaka) bezeichnet sind, werden in dieser Distinktion als Pharmaka definiert, die zwar wie die übrigen unverdaulich, d. h. nicht assimilierbar, sind, die jedoch im Gegensatz zu den übrigen schon in geringer Menge töten, während diese Wirkung bei den anderen Pharmaka erst bei Überdosierung eintritt.[73] Diese von der Dosis unabhängige Auffassung vom Gift an sich[74] begegnet auch bei Galen. Entsprechend seinen Vorstellungen von der Wirkung der Pharmaka im Körper faßt er die Gifte, wie oben (S. 91) bereits erwähnt wurde, als Stoffe auf, die der Physis ganz und gar entgegengesetzt sind und im Körper keinerlei Veränderung erfahren,[75] womit er die Gifte prinzipiell von den übrigen Pharmaka trennt. Infolge ihrer besonderen Eigenschaften schädigen sie den Körper auch in den kleinsten Dosen, und damit haben wir die Gründe dafür, daß sie ihrem Genos nach (τῷ γένει), nicht auf Grund der Dosis, in der man sie eingibt (τῷ ποσῷ), als Gifte bezeichnet werden.[76] Wenn wir bei der lückenhaften Überlieferung der antiken medizinischen Texte auch nicht sagen können, ob die Galenische Auffassung vom Gift spezifisch aristotelisch ist und als solche etwa der anderer Schulen entgegenstand oder ob in nacharistotelischer Zeit die Trennung zwischen Pharmakon und Gift im Sinne der peripatetischen Tradition zum allgemeinen medizinischen Wissen gehörte[77] und Galen damit lediglich eine mehr oder weniger bekannte Tatsache referierte, so dürfen wir

---

72 W. Artelt 98.

73 Siehe [Arist.], Probl. I 47: 865a7-9.

74 Die Interpretation dieser Stelle bei W. Artelt, S. 98, ist mißverständlich.

75 Siehe Gal., De temp. III 4: I 670f. K. = S. 100,22-101, 15 H.

76 Siehe Gal., De simpl. med. temp. ac fac. V 19; XI 767 K.

77 Diese Erwägung scheinen die von K. Deichgräber zu diesem Thema beigebrachten Empirikerfragmente zu bestätigen (s. K. Deichgräber, Empirikerschule, 106,27; 197,33; 205,22. 27. 28; 212,21), aus denen hervorgeht, daß Begriffe wie θανασιμον φαρμακον oder φαρμακον in der Bedeutung "Gift" bei den Empirikern allgemein gebräuchlich waren.

doch auf jeden Fall feststellen, daß die Galenische Auffassung eindeutig aristotelischen Ursprungs ist.[78]

2. Die Begriffe des Aktuellen, Potentiellen und Akzidentellen und ihre Bedeutung für die Einteilung der Heilmittelwirkungen

Weitere, in unserem Zusammenhang wesentliche Grundbegriffe der Galenischen Pharmakologie ergeben sich aus der von Galen vorgenommenen Einteilung der Heilmittelwirkungen, mit der er den Charakter und die Wirkungsweise der Pharmaka bestimmt.

Das Verfahren der Einteilung selbst führt Galen auf Platon zurück, der die Methode der Zusammensetzung jeder Techne gelehrt und dabei gezeigt habe, daß man durch fortschreitende Teilung (Diairesis) vom Allgemeinen zum Einzelnen kommen kann, das nicht mehr teilbar ist.[79] Sie sei von Platon vor allem in den Dialogen "Sophistes" und "Politikos" dargelegt worden,[80] und zwar müsse nach dieser Lehre, deren Wesen Galen an einem Zitat aus dem Platonischen "Phaidros" demonstriert, das einmal in seiner Schrift De meth. med. und zweimal in seinem Kommentar zu De nat. hom. angeführt wird,[81] bei der Untersuchung einer Sache zuerst unterschieden werden, ob sie einfach oder vielartig ist, und wenn das feststeht, sei zu untersuchen, welche Dynamis sie hat, ob sie imstande ist, auf etwas zu wir-

---

78 Es wäre interessant, im einzelnen der Frage nachzugehen, wie sich Galens Auffassung vom Gift zu seiner Kenntnis über die Dosisabhängigkeit der Giftwirkung verhielt, die spätestens seit den Versuchen des Königs Mithridates II. von Pontos allgemein bekannt war. In unserem Zusammenhang genügt es jedoch, festzustellen, daß seine Bestimmung der Gifte in ihrem Ursprung aristotelisch ist.

79 Siehe Gal., De meth. med. IX 17: X 659 K.

80 Siehe Gal., De diff. puls. IV 7: VIII 736 K.; De meth. med. I 3: X 26 K., wo Galen außer den beiden genannten Dialogen auch noch den "Philebos" anführt.

81 Siehe Gal., De meth. med. I 2: X 13f. K.; In Hipp. De nat. hom. comm. I Prooem.: CMG V 9,1, S. 4,21ff. und I 44: CMG V 9,1, S. 54,13ff. Vgl. auch eine weitere Stelle im Proömium dieses Kommentars, an der das Zitat ebenfalls erwähnt wird (CMG V 9,1, S. 8,31ff.).

ken, oder ob sie im Gegenteil etwas erleidet.[82] Diesen methodologischen Ansatz hat man, wie Galen schreibt, im Auge zu behalten;[83] denn er allein sei geeignet, den Untersuchenden vor Irrtümern zu bewahren und ihn zu sicheren Begriffen zu führen.

Freilich bleibt Galen in der Anwendung des Platonischen Verfahrens bei diesem Ansatz nicht stehen. Denn die diairetische Methode Platons, die, wie schon das von Galen angeführte Zitat aus dem "Phaidros" deutlich machte, von dem Platonischen Satz vom Widerspruch, dem zufolge ein Objekt nicht gleichzeitig unter das ὄν (das Seiende) und das μὴ ὄν (das Nichtseiende) subsumiert werden kann,[84] ausgeht und die im wesentlichen auf der Dichotomie, der Zweiteilung, unter Verwendung des Prinzips der Position und Kontradiktion beruht, stellte zwar für Platon und für die Akademie "das Organon für die Bildung eines das Empirische mitumfassenden Wissensbegriffes" dar[85]; für Aristoteles und die peripatetische Schule aber war sie nicht verwendbar, nachdem Aristoteles die Unzulänglichkeit der dieser Methode inhärenten Dichotomie, die nach Platon sowohl bei der definierenden wie bei der systematisierenden Diairese die einzig sichere Grundlage für das Verfahren bietet, vor allem im Bereich der Biologie aufgezeigt hatte.[86]

---

82 Siehe Plat., Phaedr. 54: 270 c/d.

83 Siehe Gal., De meth. med. I 2: X 13 K.

84 Siehe F. Solmsen, Die Entwicklung der Aristotelischen Logik und Rhetorik, Berlin 1929, 118.

85 J. Stenzel, Studien zur Entwicklung der Platonischen Dialektik von Sokrates zu Aristoteles, 2. Aufl. Leipzig und Berlin 1931, 73.

86 Vgl. etwa Arist., De part. anim. I 2: 642b5ff.; I 3: 642 b21ff.; Met. VI 12: 1037b8ff. Im einzelnen s. dazu vor allem A. v. Fragstein, Die Diairesis bei Aristoteles, Amsterdam 1967, 78ff., bes. 88ff., und weiterhin D. M. Balme, Aristotle's use of differentiae in Zoology, Aristote et les problèmes de méthode, Louvain-Paris 1961, 195-221. Vgl. dazu auch die Geschichte, die Diogenes Laertius von dem Kyniker Diogenes erzählt (VI 2,40), der, nachdem er hörte, daß Platon den Menschen als federloses, zweifüßiges Lebewesen definierte, einen Hahn rupfte und ihn mit den Worten: "Das ist Platons Mensch", in die Akademie brachte (Diog. Laert. VI 2,40: S. 142,37-40 Cobet).

Die Platonische Diairese geht bei ihren Unterscheidungen von dem Fehlen einer Eigenschaft aus, und gerade hier setzt Aristoteles mit seiner Kritik ein. In dem Fehlen als solchem sieht er keine Möglichkeit zur positiven Unterscheidung und damit keine Grundlage für eine Diairese; denn es sei unmöglich, Arten des Nichtseienden in Analogie zu denen des Seienden zu unterscheiden, d. h., z. B. Arten der beinlosen oder der flügellosen Lebewesen denen von Tieren mit Flügeln oder mit Beinen gegenüberzustellen.[87]

Möglicherweise waren es gerade diese Überlegungen über die Fehler in der Logik seiner Vorgänger,[88] die Aristoteles veranlaßten, den umgekehrten, induktiven Weg einzuschlagen und sich dabei auf die Begriffe des Potentiellen und Akzidentellen zu stützen. Das Streben des Aristoteles ging nicht nur darauf hinaus, zu erkennen, was ein Ding seinem Wesen nach ist (τί ἐστιν), sondern er wollte auch feststellen, was mit ihm potentiell, möglicherweise, geschehen könnte.[89] Bei einer solchen Fragestellung wurden aber auch die akzidentellen Eigenschaften (κατὰ συμβεβηκός = accidens) eines Dinges bedeutsam, machen sie doch zusammen mit dem vorhandenen oder möglichen Sein erst die Gesamtheit des Individuellen aus: ein Mensch kann z. B. groß oder klein sein, diese Eigenschaften kennzeichnen zwar nicht sein Wesen als Mensch, sie charakterisieren ihn aber als einen bestimmten Menschen. Der Begriff des Potentiellen (δυνάμει = potentialiter) steht somit einerseits in Beziehung zu dem des Akzidentellen und andererseits zu dem des Aktuellen, denn das, was potentiell existiert, ist zwar noch nicht vorhanden, es kann aber in das aktuelle Sein eintreten. Dabei kann nach Aristoteles das potentielle Sein nicht aus dem Nichtsein entstehen, wenn es nicht die Fähigkeit hat, aktuell (ἐνεργείᾳ = actu) zu existieren, oder, anders ausgedrückt, das, was die Fähigkeit hat, aktuell vorhanden zu sein, braucht

---

87 Siehe Arist., De part. anim. I 3: 642b21-24.

88 Siehe D. J. Allan, Die Philosophie des Aristoteles, Hamburg (1955), 38; В. П. Зубов, Аристотель, Москва 1963, 75.

89 Siehe В. П. Зубов, Аристотель, loc. cit.; vgl. auch 76-94.

nicht aktuell vorzuliegen.[90] Die auf diese Weise festgelegten Begriffe des Akzidentellen und Potentiellen einerseits sowie des Potentiellen und Aktuellen andererseits sind also alle vom konkreten Sein in allen seinen, auch gesellschaftlichen, Abstufungen und Variationen abgeleitet; denn nach den Vorstellungen des Aristoteles kann z. B. vom Menschen potentiell immer nur ein Mensch - nichts anderes - gezeugt werden und dieser in seinem aktuellen Sein nur Mensch sein, der in seiner Individualität durch vielerlei akzidentelle Faktoren charakterisiert wird, die jedoch alle lediglich sein aktuelles Sein als Mensch näher beschreiben. Ebenso kann - um ein anderes Beispiel zu nennen - in einem Hühnerei potentiell immer nur ein Huhn angelegt sein, und dieses kann im aktuellen Sein ebenfalls nur zu einem Huhn werden.[91] Damit aber konnten diese Begriffe auch zur Grundlage der neuen, induktiven Diairese der peripatetischen Schule werden, die die alte, Platonische, deduktive Dichotomie ablöste und "mit deren Hilfe man die Massen empirisch gefundener oder vorgefundener Gegenstände irgendeiner Ordnung unterwerfen wollte".[92]

In ihrer Anwendung auf die Analyse des Seins bedeuten diese Begriffe weiterhin, daß dieses Sein erstens entsprechend seiner Physis[93] immer und aus Notwendigkeit (ἀεὶ καὶ ἐξ ἀνάγκης) so sein kann, wie es ist, und zweitens, daß es aus Zufall vorhanden sein kann. Dabei ist es möglich, daß dieses zufällige Sein seinen natürlichen Bedingungen nach entweder in der Regel (ἐπὶ τὸ πολύ) aktuell wird oder daß es sich aus reinem Zufall (ὅπως ἔτυχεν) ergibt,[94] so wie etwa ein alternder Mensch in der Regel grauhaarig wird, derselbe Mensch aber ganz zufällig bei einem Unfall etwas erleiden kann, was zwar möglicherweise, jedoch nicht immer, nicht aus Notwendigkeit

---

90 Siehe Arist., Met. VIII 4: 1047b9-11 und XI 6: 1071b23-26.

91 Siehe G. Boas 190.

92 A. v. Fragstein 115.

93 Siehe Arist., Rhet. I 10: 1369a35-1369b2.

94 Siehe Arist., Met. X 8: 1064b32-1065a3.

und nicht in der Regel bei alternden Menschen einzutreten pflegt.

Diese Begriffe des Potentiellen, Akzidentellen und Aktuellen finden sich auch bei Galen wieder, der mit ihrer Hilfe in seiner wichtigsten theoretischen pharmakologischen Schrift, in De simpl. med. temp. ac fac., die Grundlage für sein übersichtliches Schema der auf den Primärqualitäten beruhenden Arzneimittelwirkungen entwirft.[95] Danach unterscheidet er bei einem Pharmakon zunächst zwei Wirkungsarten. Erstens diejenige, die sich aus der Natur des Pharmakons selbst ergibt (κατὰ τὴν ἑαυτοῦ φύσιν) und die – als primär (πρώτως), als im eigentlichen Sinne (κυρίως),[96] als an sich (καθ' ἑαυτό) und als durch es selbst bedingt (δι' ἑαυτό) charakterisierbar – grundsätzlich von der zweiten Wirkungsart abgegrenzt werden muß, die durch eine zufällig hinzugekommene erworbene Eigenschaft in dem Pharmakon (κατὰ ἐπίκτητόν τινα ποιότητα προσειληφός) hervorgerufen wird.

Untersucht man diese beiden grundsätzlichen Wirkungsarten, die der Aristotelischen Unterscheidung zwischen dem sich aus der Natur eines Dinges ergebenden notwendigen und dem zufälligen Sein entsprechen, in bezug auf ihr Verhalten im menschlichen Körper, so muß man nach Galen zweitens bei beiden eine potentielle Wirkung in Rechnung stellen, die entweder gesetzmäßig oder zufällig (akzidentell) zum aktuellen Sein führen kann. Die potentielle Wirkung wird, an den Körper, der das Kriterium ihrer Wirkung ist, herangebracht, zur aktuellen, so wie etwa der Pfeffer, der ein potentiell erwärmendes Pharmakon darstellt, wenn er sich außerhalb des Körpers befindet, und ein aktuell wärmendes Mittel, wenn er eingenommen wurde und im Körper seine Wirkung entfaltet. Sowohl bei den potentiellen wie bei den aktuellen Wirkungen hält Galen drittens eine vierfache Unterteilung für notwendig, die er in echt

---

95 Siehe Gal., De simpl. med. temp. ac fac. III 2: XI 542-544 K.

96 Siehe Gal., De comp. med. sec. gen. I 6: XIII 401 K.; De simpl. med. temp. ac fac. III 4: XI 545 K.

aristotelischer Weise begründet. Erstens kann sich für ihn die aktuelle Wirkung der vier Primärqualitäten absolut (ἁπλῶς) entfalten. Eine solche Wirkung haben die Elemente, so daß der wirkende Körper, d. h. das Pharmakon, etwa in seiner wärmenden Eigenschaft in diesem Falle als so warm bezeichnet werden müßte wie das Element Feuer. Zweitens kann die aktuelle Wirkung der Primärqualitäten auf der Vorherrschaft einer Qualität über die anderen beruhen (κατ' ἐπικράτησιν), wie z. B. beim Menschen, Pferd, Rind und bei allen anderen Lebewesen. Unter dieser Bedingung wäre der Körper nur deshalb wärmend, weil seine wärmende Primärqualität die in ihm ebenfalls vorhandenen anderen Primärqualitäten überragt. Da Galen weiterhin auch hier, wie bei allen seinen biologischen Betrachtungen, den Bezugspunkt der Wirkung, d. h. die Annahme eines Mittleren, nicht außer acht läßt, greift er zu den in der Aristotelischen Biologie zuerst systematisch verwandten Einteilungsbegriffen γένος (Gattung) und εἶδος (Art)[97] und unterscheidet deshalb drittens die Wirkung, die sich beim Bezug auf das Mittlere einer Gattung oder einer Art manifestiert (πρὸς τὸ συμμετρον ὁμογενὲς ἢ ὁμοειδές), so z. B. wenn man innerhalb der Gattung Lebewesen die Wirkung beim Menschen oder Löwen bzw. innerhalb der Art Mensch die Wirkung bei einem im blühenden Alter stehenden Mann und einem Kind vergleicht, um herauszufinden, wie sie im Durchschnitt beim Menschen oder bei einem anderen Lebewesen beschaffen ist. In diesem Falle muß man also – denken wir unser Beispiel zu Ende – den Körper und das Pharmakon als wärmend bezeichnen, die in bezug auf das σύμμετρον eines γένος oder eines εἶδος wärmend wirken. Schließlich empfiehlt er viertens auch noch die Wirkung an Hand eines zufälligen Vergleichs (πρὸς ὁτιοῦν τὸ ἐπιτυχόν) zu untersuchen, z. B. bei zwei beliebigen Menschen, indem man die wärmende

---

97 Vgl. dazu M. Manquat, Aristote naturaliste, Cahiers de philosophie de la nature, t. V, Paris 1932, 105 und M. F.-S. Bodenheimer, Aristote biologiste, Paris (1953), 7 und 9.

Wirkung eines Pharmakons bei dem einen Individuum mit der bei dem anderen derselben Art vergleicht.[98]

Bei unserer Betrachtung der verschiedenen von Galen vorgetragenen Möglichkeiten, die Heilmittelwirkungen zu unterteilen, wollen wir von der an erster Stelle genannten grundsätzlichen Unterscheidung zwischen den der Natur eines Pharmakons entsprechenden Wirkungen und denen, die sich aus zufällig erworbenen Eigenschaften ergeben, ausgehen. Sie ergibt sich aus der von Galen immer wieder vorgetragenen Forderung, bei der Untersuchung eines Pharmakons die Wirkung, die sich aus seiner Natur ableiten läßt, von seinen nur akzidentellen abzugrenzen.[99] Diese Forderung ist nicht, wie es vielleicht auf den ersten Blick scheinen mag, abstrakt-theoretisch gemeint, sondern durchaus auf praktische Erfordernisse ausgerichtet. Denn die von Galen für richtig gehaltene[100] Unterscheidung des Aristoteles zwischen den Körpern, die aus sich selbst heraus warm, trocken, kühl oder feucht sind, und denen, die es akzidentell sind, bietet seiner Ansicht nach die Möglichkeit, die den Pharmaka eigentümlichen Eigenschaften und Wirkungen festzustellen und diese von den akzidentellen, die die Pharmaka unter Umständen während der Untersuchung aufweisen und die κατὰ φαντασίαν (dem Eindruck nach) das Bild verfälschen können,[101] abzugrenzen. Die Prüfung dieser Eigenschaften muß, wie Galen in Übereinstimmung mit seinen erkenntnistheoretischen Ansichten hinsichtlich des Begriffs der Mitte ausführt, unter mittleren Temperaturen erfolgen; denn nur so könne man der Ge-

---

98 Diese Unterteilung nach vier Arten des Wirkens wiederholt Galen immer wieder, vgl. z. B. De simpl. med. temp. ac fac. V 1: XI 705 K.

99 Siehe Gal., ibid. I 2: XI 382 K.; I 31: XI 435 K.; II 2: XI 463 K.; II 13: XI 492 K.; De comp. med. sec. gen. I 6: XIII 401 K.; Ad Glauc. de meth. med. II 4: XI 99 K.; De temp. III 4: I 668 K. = S. 99,23-26 H.

100 Siehe Gal., De temp. III 3: I 666 K. = S. 98,23-26 H.; vgl. auch ibid. III 4: I 672 K. = S. 102,15f. H.; De simpl. med. temp. ac fac. III 4: XI 547 K.

101 Siehe Gal., De temp. III 4: I 668 K. = S. 99,27f. H.; Ars med. 28: I 381f. K.

fahr entgehen, die akzidentellen Eigenschaften eines Pharmakons für die echten und die seiner οἰκεία δύναμις (der ihm eigenen Kraft) entsprechenden zu halten. Exemplifiziert wird diese Empfehlung am Wasser und an den Metallen. So wie das Wasser, das an sich kalt ist, unter Einwirkung von Wärme eine erwärmende Eigenschaft bekommt und damit akzidentell auch warm wird, kann es unter Einwirkung von extremer Kälte, zu Eis erstarrt, akzidentell auch trocken sein, während umgekehrt die an sich trockenen Metalle bei extremer Wärme akzidentell feucht werden können. Die für sie eigentümlichen Eigenschaften erkenne man also nur dann, wenn man zugleich auch beachtet, wie warm oder kalt sie sind.[102]

Ebenso verhält es sich auch mit der Prüfung der akzidentellen Wirkungen der Mittel. Sie soll vermittels einer einfachen, d. h. vermittels einer durch die Vorherrschaft nur einer Primärqualität gekennzeichneten Krankheit und vermittels der Zeit erfolgen. Denn das, was sofort beim Applizieren kühlt oder wärmt, muß von Natur aus so sein, während das, was für die Entfaltung seiner Wirkung Zeit braucht, eine akzidentelle Wirkung im Körper anzeigt, weil es im Gegensatz zu der dem Pharmakon eigentümlichen Eigenschaft diese Wirkung durch ein hinzukommendes Akzidens vollbringt.[103] So werde z. B. der menschliche Körper, vor allem der eines muskulösen Jünglings, nach Übergießen mit kaltem Wasser nach Verlauf einer gewissen Zeit warm; diese akzidentelle wärmende Wirkung des kalten Wassers ist aber nicht auf die Eigenschaft des Wassers als solchen, sondern auf die Reaktion des Körpers auf die Kälte zurückzuführen.[104] Umgekehrt könne auch erwärmtes Wasser wie jedes andere erwärmte kalte Pharmakon den Körper nach einer Weile kühlen, weil die erworbene akzidentelle Wärme dieser

---

102 Siehe Gal., De temp. III 3: I 666 K. = S. 98,26f. H.; III 4: I 668f. K. = S. 99,26-100,11 H.

103 Siehe Gal., ibid. III 5: I 688 K. = S. 111,24-112,1 H.

104 Siehe Gal., ibid. III 1: I 648f. K. = S. 87,21-24 H.; III 5: I 688f. K. = S. 112,1-15 H.; Ad Glauc. de meth. med. II 4: XI 100 K.

Pharmaka schnell vergeht und sich dann ihre eigentliche, auf ihrer kalten Eigenschaft beruhende Wirkung entfaltet.[105] Akzidentelle Wirkungen können sich nach Galen aber schließlich auch aus denjenigen Wirkungen der Pharmaka ergeben, die auf den ihrer Natur immanenten Eigenschaften beruhen. So ist für ihn z. B. ein kühlendes Pharmakon akzidentell auch trocknend, da es vermittels des durch die Kälte bewirkten Zusammenziehens das im Körper enthaltene Feuchte auspreßt.[106]

Wenn man, wie wir oben sagten, die beiden zuvor erörterten Wirkungsarten zum menschlichen Körper in Beziehung setzt, ergibt sich die Unterscheidung zwischen einer gesetzmäßigen und akzidentellen potentiellen Wirkung, die auf diese Weise einmal der akzidentellen[107] und ein anderes Mal der aktuellen Wirkung gegenübergestellt wird. Es handelt sich dabei um Körper, die im Augenblick der Untersuchung z. B. nicht warm sind, die jedoch die Fähigkeit haben, immer oder auch nur zufällig warm zu werden.[108] Mit anderen Worten, die Körper und Pharmaka mit potentieller Wirkung sind nach Galen diejenigen, die zwar nicht so sind, wie sie genannt werden, die jedoch imstande sind, so zu werden, wenn sie dabei von äußeren Faktoren nicht gestört werden.[109] Als in einer bestimmten Hinsicht potentiell bezeichnet er deshalb einen Körper, der erstens eine Physis hat, die sich bei ungestörter Entwicklung in Richtung auf eine bestimmte Eigenschaft zu entfalten die Fähigkeit hat, so wie der Säugling in seiner Physis die Anlage hat, zu einem vernünftigen Menschen zu werden. Potentielle Eigenschaften

---

105 Siehe Gal., Ad Glauc. de meth. med. loc. cit.; De temp. III 3: I 666 K. = S. 98,26-99,2 H.; III 4: I 672f. K. = S. 102,11-28 H.

106 Siehe Gal., De comp. med. sec. gen. I 6: XIII 401 K.

107 Vgl. auch Gal., De temp. III 1: I 648f. K. = S. 87,21f. H.

108 Siehe Gal., ibid. III 1: I 650 K. = S. 88,24f. H.; III 2: I 658 K. = S. 94,3-5 H.; Ad Glauc. de meth. med. II 10: XI 133 K.

109 Siehe Gal., De temp. III 1: I 646f. K. = S. 86,9-11 H.; vgl. auch I 9: I 560 K. = S. 32,17-19 H.; II 2: I 590 K. = S. 51,21-23 H.

werden den Körpern zweitens aber auch in dem Falle zugesprochen, wenn sie eine Materie aufweisen, die geeignet ist, ohne große Umwandlungen zu etwas anderem zu werden, wie z. B. das Blut infolge einer sehr geringen Veränderung zu Fleisch werden kann. Im weiteren Sinne läßt sich endlich der Begriff potentiell nach Galen auch auf die Stoffe anwenden, die auf Grund größerer Umwandlungen zu etwas anderem werden können; so kann deshalb auch das Brot als potentielles Fleisch bezeichnet werden, weil es nach mehreren Veränderungen im Körper zu Fleisch wird.[110]

Nach dem Gesagten wird es verständlich, daß auch die Feststellung der potentiellen Wirkung eines Pharmakons nur am Körper erfolgen, allerdings sozusagen erst retrospektiv aus der eingetretenen aktuellen Wirkung erkannt werden kann - zumindest trifft das für alle unbekannten Arzneimittel zu -, denn nach Galen wird die potentielle Wirkung im Gegensatz zur aktuellen, über die z. B. das Feuer verfügt, erst durch die Beziehung, in die die potentielle Eigenschaft zum Körper tritt, zu einer aktuellen, so daß das aktuelle Sein einer nur potentiellen Wirkung seinen Ursprung im Körper des Menschen hat, in dem es wirkt.[111] Die Voraussetzung für die Umwandlung einer potentiellen Wirkung in eine aktuelle ist somit eine gewisse Einwirkung des Körpers auf das Pharmakon, unter deren Einfluß es zunächst in kleine Teile gespalten wird und den Anstoß zu einer im Aristotelischen Sinne verstandenen Bewegung, d. h. zur Entfaltung seiner Wirkung erhält, in deren Verlauf es dann auf den Körper wirkt.[112] Die dafür benötigte Zeitspanne unterscheidet sich insofern von der bei den akzidentellen Wirkungen, als es sich hier gewissermaßen um die erste Reaktion zwischen Körper und Pharmakon handelt, während die akzidentelle Wirkung, wie wir sahen, als eine Reaktion auf diese erste Reaktion aufgefaßt werden muß. Die Prüfung der potentiellen Wirkung fällt

---

110 Siehe Gal., ibid. III 1: I 647f. K. = S. 87,3-21 H.

111 Siehe Gal., ibid. III 1: I 651 K. = S. 88,25-89,14 H.

112 Siehe Gal., ibid. III 1: I 651f. K. = S. 89,15-18 H.; De simpl. med. temp. ac fac. III 20: XI 602f. K.

daher dann am sichersten aus, wenn das Pharmakon im lauwarmen Zustand (χλιαρόν), also wiederum bei mittleren Temperaturen, und bei einer einfachen Krankheit appliziert wird:[113] seine ursprüngliche, potentielle Eigenschaft kann man unter diesen Umständen vor allem aus der durch das wirksam gewordene Pharmakon hervorgerufenen sinnlichen Wahrnehmung ableiten.[114]

Im Gegensatz zu den potentialiter wirkenden Pharmaka lassen diejenigen, die aktuell wirken, eine direkte Einwirkung auf den Körper erkennen. Sie machen den Körperteil, auf dem sie appliziert worden sind, wie die Elemente selbst unmittelbar wärmer, kälter, trockener oder feuchter.[115] Im Unterschied zu den Elementen wirken die Pharmaka dieser Gruppe aber nicht absolut, sondern auf Grund der Vorherrschaft einer der vier Primärqualitäten in ihnen. Ihre Beurteilung kann darum ohne weiteres durch den Tastsinn erfolgen, so daß bei ihnen im Gegensatz zu den Pharmaka mit potentieller Wirkung ein rationaler Rückschluß überflüssig wird.[116]

c) Die Qualitätenlehre

Seit H. Haeser hat in alle medizinhistorischen Darstellungen die These Eingang gefunden, daß von Galen drei Arten von pharmakologischen Qualitäten unterschieden werden, mit deren Hilfe er eine Einteilung der Arzneimittel in drei Klassen vorgenommen habe. Die sich aus den Primärqualitäten Warm, Kalt, Trocken und Feucht ergebenden Sekundärqualitäten sind nach diesem Einteilungsschema diejenigen Qualitäten, die auf die Sinne wirken und in Verbindung mit den Primärqualitäten die Haupt- und Nebenwirkungen der Pharmaka erklären. Die tertiären Quali-

---

113 Siehe Gal., De temp. III 5: I 686f. 691 K. = S. 110,27-111,7. 114,8-10 H.

114 Siehe Gal., ibid. III 5: I 684 K. = S. 109,14-24 H.

115 Vgl. Gal., De simpl. med. temp. ac fac. III 9: XI 557f. K.

116 Siehe Gal., De temp. II 2: I 590. 593 K. = S. 51,20f. 53,14-16 H.; vgl. auch II 3: I 598. 603f. K. = S. 56,12ff. 59,26-60,4 H.

täten hingegen, die sich aus der Wirkung der "ganzen Substanz" herleiten, sind nach H. Haeser die spezifischen Wirkungen der Arzneimittel, zu denen z. B. die austrocknende, die abführende oder die Erbrechen erregende Wirkung gehören.[117] Das Auftauchen dieser tertiären Qualitäten in der Galenischen Pharmakologie wird mit der Erkenntnis Galens begründet, daß die spezifischen Wirkungen gewisser Mittel nicht "aus den ersten oder zweiten Qualitäten" abgeleitet und verständlich gemacht werden können.[118] Dieser These widerspricht die ältere Darstellung von K. Sprengel, der von Tertiärqualitäten bei Galen nichts weiß und lediglich Primär- und Sekundärqualitäten unterscheidet.[119] Angesichts dieser Sachlage stellt sich uns die Aufgabe, festzustellen, welche Aussage die Galenschriften selbst in ihrer Gesamtheit enthalten.

Wir haben oben (S. 43f.) gesehen, daß für Aristoteles die Eigenschaften eines Körpers generell auf den Primärqualitäten beruhen und aus ihnen abgeleitet werden können. Als Beispiele führt er zwar nur die mit dem Tastsinn wahrnehmbaren Eigenschaften an, er betont jedoch in diesem Zusammenhang an zwei Stellen ausdrücklich, daß das auch für alle anderen Unterscheidungen (πᾶσαι αἱ ἄλλαι διαφοραί) gelte,[120] eine Aussage, die z. B. durch die Gleichsetzung des Süßen mit dem Warmen in den pseudoaristotelischen Problemata[121] ihre Bestätigung erfährt.

Von ähnlichen Überlegungen geht auch Galen aus. Ebenso wie für Aristoteles sind für ihn die Primärqualitäten diejenigen Eigenschaften, die allen Körpern zugrunde liegen, die das Wesen dieser Körper ausmachen und die durch aktives Einwirken

---

117 Siehe H. Haeser 374. Vgl. z. B. auch H. E. Sigerist 13, P. Diepgen 132 und neuerdings noch Verf., Medizin der griechisch-römischen Antike, 104.

118 Siehe M. Neuburger, Boyle's Erklärungsversuch der spezifischen Arzneimittelwirkung, Archeion 12, 1930, 5.

119 Siehe K. Sprengel 171; vgl. auch 163.

120 Siehe Arist., De gen. et corr. II 2: 329b7-330a29, s. bes. 329b33f. und 330a24f.

121 Siehe [Arist.], Probl. XXII 12: 931a19 (ich folge hier der Lesung von H. Flashar 192; s. auch 648).

und passives Erleiden die Veränderungen dieser Körper in ihrer ganzen Substanz bedingen.[122] Auf ihnen beruhe auch die Dynamis der Pharmaka,[123] die sich darin äußert, daß sie durch Erwärmen, Abkühlen, Trocknen und Feuchtmachen wirken.[124] Ihnen folgen, wie Galen es in seinem Kommentar zu De nat. hom. formuliert, die Qualitäten des Geschmacks, des Gesichts- und des Tastsinns sowie die des Geruchssinns,[125] die von ihm als Sekundärqualitäten verstanden werden, die demnach aus den Mischungen der Primärqualitäten zusammengesetzte Qualitäten sind[126] und die mit den pharmakologischen Wirkungen der Arzneimittel, wie z. B. den verteilenden, zusammenziehenden, anziehenden oder abstoßenden Wirkungen, einhergehen.[127] Demzufolge ist das Pharmakon, wie Galen an einer Stelle in der Schrift De simpl. med. temp. ac fac. ausführt, entweder entsprechend nur einer Qualität zu verändern imstande, d. h., daß es entweder wärmt, kühlt, trocknet oder feucht macht, oder es verändert entsprechend einer der möglichen Verbindungen der genannten Qualitäten. In diesem Zusammenhang spricht er weiterhin davon, daß das Pharmakon außerdem auch entsprechend seiner ganzen Substanz (καθ' ὅλην

---

122 Siehe Gal., De elem. ex Hipp. sent. I 9: I 485 K. = S. 53,5-16 H.

123 Siehe Gal., De simpl. med. temp. ac fac. I 8: XI 397 K.

124 Siehe Gal., In Hipp. De nat. hom. comm. I 7: CMG V 9,1, S. 22,26f.

125 Siehe Gal., ibid. I 7: CMG V 9,1, S. 22,29-23,8. Es würde den Rahmen dieser Arbeit sprengen, wollten wir detailliert die Beziehungen zwischen den Primärqualitäten und den sinnlich wahrnehmbaren Sekundärqualitäten darlegen. Der Hinweis, daß von Galen z. B. das Bittere als warm/trocken (s. De simpl. med. temp. ac fac. VI 2: XI 851 K. [De bulbo sativo] und ibid. VI 3: XI 856 K. [De gingidio]) und das Süße als warm (s. ibid. IV 9: XI 649 K.) verstanden werden, muß in diesem Zusammenhang genügen. Er macht im übrigen verständlich, daß dadurch die Feststellung der Primärqualitäten mit Hilfe der Sekundärqualitäten erfolgen konnte (s. ibid. V 2: XI 709f. K.). Auf eine ausführlichere Darstellung dieser Problematik wird an anderer Stelle einzugehen sein.

126 Siehe Gal., De simpl. med. temp. ac fac. III 13: XI 573 K.

127 Siehe Gal., De comp. med. sec. loc. III 1: XII 612f. K.

αὐτοῦ τὴν οὐσίαν) verändern könne. Von dieser Art seien einige Gifte, nicht wenige Alexipharmaka (Gegengifte), alle Purgantia und viele Attrahentia (anziehende Pharmaka).[128] Eben diese Ausführungen Galens über die Wirkungsmöglichkeit eines Pharmakons entsprechend seiner ganzen Substanz sind es, die in der modernen Forschung Verwirrung angestiftet haben, bilden sie doch den auf den ersten Blick eindeutigen Beleg für die Annahme, daß von ihm neben den Primär- und Sekundärqualitäten auch noch besondere, von ihnen unabhängige Tertiärqualitäten unterschieden worden sind.[129]

Diese Annahme beruht jedoch sowohl auf Unkenntnis der Galenischen Auffassungen darüber, was er unter der Wirkung entsprechend der ganzen Substanz versteht, als auch auf einem Mißverständnis seiner Ausführungen über das Wesen und die Wirkungsweise der pharmakologischen Qualitäten.

Die Grundlage für das Verständnis der Galenischen Ansicht von der Wirkung entsprechend der ganzen Substanz stellen seine Vorstellungen von den Eigenschaften der Nahrung und seine Einteilung der Pharmaka dar. Wie wir oben (S. 90) vermerkten, ist für ihn die weitgehende Gleichheit von Nahrungs- und Körpersubstanz die Voraussetzung für die Assimilation der Nahrung im Körper. Sie muß seiner Ansicht nach demzufolge dieselbe Krasis aufweisen wie das Lebewesen, das damit ernährt werden soll. Die menschliche Nahrung ist darum symmetrisch warm und feucht.[130]

Die Pharmaka, die entsprechend ihrer ganzen Substanz wirken, werden von Galen den Nahrungsmitteln an die Seite gestellt.[131] Das bedeutet, daß auch sie in ihrer Krasis[132] den Körpern bzw.

---

128 Siehe Gal., De simpl. med. temp. ac fac. V 1: XI 705 K., vgl. auch ibid. V 17: XI 760 K.

129 Vgl. dazu auch G. Conci 29, der von einer "mysteriösen Wirkungsweise" der Tertiärqualitäten bei Galen spricht.

130 Gal., De simpl. med. temp. ac fac. IV 10: XI 652 K. und V 21: XI 771 K.

131 Gal., ibid. IV 9: XI 650 K.

132 Deshalb vermerkt auch I. Dantzius, daß unter der ganzen Substanz nichts anderes zu verstehen sei, als die "univer-

den Stoffen, auf die sie wirken, verwandt sein müssen, denn ihre Wirkungsweise entspricht der Nahrungsaufnahme im Körper: wie der Körper die ihm in ihrer Krasis verwandten Stoffe als Nahrung an sich zieht,[133] so sind auch diese Mittel durch ihre Verwandtschaft mit einer bestimmten Substanz imstande, diese Substanz an sich zu ziehen und auf diese Weise ihre Wirkung zu entfalten. Mit anderen Worten, die Heilwirkung der Attrahentia, der Purgantia und der Alexipharmaka beruht auf der Anziehung, die diese Pharmaka infolge der Ähnlichkeit ihrer Krasis mit der einen bestimmten Substanz auf diese Substanz auszuüben vermögen. Bei den Alexipharmaka kommt es dabei insofern zu einer gewissen Sonderstellung, als diese Mittel sowohl den Giften, auf die sie wirken sollen, als auch dem menschlichen Körper, in dem sie wirken, verwandt sein müssen, d. h., sie müssen sozusagen eine Mittelstellung zwischen dem Körper und dem Gift einnehmen, die ihnen erlaubt, zu entgiften, ohne den Körper dabei zu schädigen.[134]

Wie wir weiterhin gesehen haben (oben S. 91f.), unterscheidet Galen vier Arten von Pharmaka. Zu den beiden ersten Gruppen zählt er die tödlich wirkenden Mittel, zu der dritten Gruppe die Pharmaka, die auf den Körper wirken, ohne ihn dabei zu schädigen, und zu der vierten Gruppe schließlich diejenigen Medikamente, die vom Körper assimiliert werden und die deswegen sowohl Pharmaka wie Nahrungsmittel sind. Die Pharmaka der letzten beiden Gruppen sind für ihn allein diejenigen, die therapeutisch angewandt werden können und die er darum denen der ersten beiden Gruppen gegenüberstellt.

---

sa substantia et temperies, quae ex primis elementis conflatur", I. Dantzius, De simplicium medicamentorum facultatibus ... Dialogi quatuor, Basileae apud Henrichum Petrum 1543, 11, vgl. auch 15.

133 Vgl. z. B. Gal., De nat. fac. II 7: II 106 K. = Scr. min. III, S. 178,5-15 H. und III 15: II 206f. K. = S. 251,5-12 H.

134 Siehe Gal., De simpl. med. temp. ac fac. V 17: XI 760 K. und V 18: XI 761-764 K.

Die Pharmaka der ersten beiden Gruppen sind also demzufolge Mittel, die im Gegensatz zu denen der letzten beiden Gruppen in ihrer Krasis dem Menschen völlig entgegengesetzt sind. Diese Mittel können, davon geht Galen hier aus, auf den Menschen nicht mehr entsprechend der in ihnen enthaltenen Primärqualitäten wirken, da sie in ihrer ganzen, sich aus diesen Primärqualitäten ergebenden und mit der Krasis des Menschen nicht übereinstimmenden Mischung für den Menschen so konträr sind, daß die einzelnen Qualitäten keine heilsame Wirkung mehr entfalten können bzw. daß das Pharmakon als Ganzes vom Körper nicht mehr assimiliert werden kann (vgl. oben S. 94). Von dieser Art sind für ihn z. B. Quecksilber, einige Pilze, Nachtschatten und Tiergifte.[135] Ihrer ganzen Substanz nach der menschlichen Krasis entgegengesetzt sind aber infolge ihrer die Körperwärme des Menschen übertreffenden warmen Eigenschaft auch die bitteren Stoffe, wenn sie innerlich eingenommen werden, da sie dann in diesem Falle eine septische Wirkung entfalten und damit tödlich sind.[136] Um Mißverständnisse auszuschließen: auch wenn Galen hier nur von einer Primärqualität spricht, so meint er doch natürlich die Krasis eines bitteren Pharmakons, die in ihrer Gesamtheit durch die höhere Quantität einer bestimmten Qualität einen grundsätzlich anderen Charakter bekommt als die Krasis des Menschen, wodurch sie für ihn gefährlich wird.[137]

Zusammenfassend können wir also sagen, daß die Wirkung entsprechend der ganzen Substanz etwas prinzipiell anderes ist als die Wirkung entsprechend einer bestimmten Qualität, die nur bei einem Pharmakon eintreten kann, das in seiner Gesamtkrasis dem Menschen mehr oder weniger ähnlich oder, genauer gesagt, nicht entgegengesetzt ist. Das heißt aber, daß die Wirkungsweise der Tertiärqualitäten auf eine andere Weise erklärt werden muß.

---

135 Gal., De simpl. med. temp. ac fac. V 19: XI 767 K.

136 Gal., ibid. IV 19: XI 684 K.

137 Dasselbe gilt auch für die Wirkung der beißenden Mittel, vgl. Gal., ibid., loc. cit.

Den Inhalt des V. Buches von De simpl. med. temp. ac fac. macht, wie Galen schreibt, die Besprechung der Dynameis (Kräfte) aus, die entsprechend einer oder zwei Qualitäten auf unseren ganzen Körper wirken,[138] bzw., wie er einige Seiten später präzisierend hinzufügt, die Darlegung derjenigen Substanzen und Dynameis, die man neben den ersten, allen gemeinsamen als die zweiten und die dritten bezeichnen könne.[139] Da nämlich, so fährt er fort, nicht jedes einzelne Pharmakon auf die gleiche Weise aus den Primärqualitäten gemischt ist, entsteht aus ihnen bald ein erschlaffendes bzw. zusammenziehendes, bald ein erweichendes bzw. verhärtendes, bald ein verdünnendes bzw. verdichtendes Arzneimittel. Nach den Wirkungen, die die Mittel zu vollbringen imstande sind, könne man auch sagen, daß in ihnen verdichtende und verdünnende, erweichende und verhärtende, erschlaffende und zusammenziehende Dynameis enthalten sind. Diese wiederum könne man im einzelnen nach jeder ihrer Wirkung benennen und so Dynameis unterscheiden, die z. B. an den Augen, an der Nase und an der Leber wirken oder als emetisch, diuretisch, abführend usw. bezeichnet werden.[140] Diese Unterscheidungen und Bezeichnungen sind jedoch, so bemerkt Galen abschließend, den Empirikern eigen, zutreffender und methodisch richtiger sei es, etwa den Grad der Wärme oder der Trockenheit eines Pharmakons anzugeben, denn damit seien auch alle übrigen Wirkungsarten gekennzeichnet. Ein solches Vorgehen zeichne den λογικὸς ἀνήρ (den vernünftigen, in der Wissenschaft erfahrenen Mann) aus, und daran wolle auch er sich in seiner Schrift halten.[141]

Aus der vorgelegten Analyse der Galentexte wurde deutlich, daß Galen unter der dritten Art von Dynameis oder Qualitäten - beide Ausdrücke werden von ihm promiscue gebraucht[142] -

---

138 Gal., De simpl. med. temp. ac fac. V 1: XI 706 K.

139 Gal., ibid. V 2: XI 710 K.

140 Gal., ibid. V 2: XI 710f. K.

141 Gal., ibid. V 2: XI 712f. K.

142 Vgl. die oben S.107 Anm. 127 angegebene Stelle und Gal., De comp. med. sec. gen. V 1: XIII 763 K.

also nicht etwa von den Primär- und Sekundärqualitäten unabhängige Wirkungen versteht, sondern Wirkungen, die sich aus der Anwendung eines Pharmakons bei einem bestimmten Körperteil oder durch das Hervorrufen bestimmter Körperreaktionen ergeben. Diese Interpretation läßt sich auch durch Belege aus anderen Galenschriften stützen.

So schreibt Galen in seinem Werk De meth. med., daß der Gebrauch der Pharmaka immer auf Normen wie Warm, Kalt, Trocken und Feucht, also auf die Primärqualitäten zurückgeführt werden müsse bzw. von ihnen auszugehen habe.[143] In der Schrift De comp. med. sec. gen. bemerkt Galen bei der Besprechung eines Wundpflasters unter ausdrücklicher Berufung auf das V. Buch von De simpl. med. temp. ac fac. weiterhin, daß die wirksamen Dynameis (δραστικαὶ δυνάμεις) der Pharmaka in der Wärme, Kälte, Trockenheit und Feuchtigkeit bestehen, daß die sekundären Dynameis die erweichenden, verteilenden, abstoßenden, anziehenden, reinigenden und septischen sind und daß die dritten diejenigen seien, die eine Wunde verkleben, vernarben lassen und mit Fleisch ausfüllen.[144] Mit dieser Aufzählung stimmt eine andere aus dem Anfang des X. Buches von De simpl. med. temp. ac fac. weitgehend überein. Sie ist etwas ausführlicher und enthält einige Varianten, die in unserem Zusammenhang von Interesse sind. Hier wird ausgeführt, daß die Pharmaka entsprechend den wirksamen Qualitäten, unter denen die Primärqualitäten verstanden werden, wirken, daß aus deren Vermischung miteinander die sinnlich wahrnehmbaren Eigenschaften der Arzneimittel entstehen sowie Wirkungen, die reinigen, anziehen, erweichen, verbrennen, vereitern lassen usw. Entsprechend anderen, spezielleren Wirkungen (κατ' ἄλλας ἰδιωτέρας ἐνεργείας) ergeben sich daraus auch die Fleisch ausfüllenden, Narben bildenden, verklebenden und reinigenden Eigenschaften der Pharmaka.[145] Diese, die erste Aufzählung ergänzenden Ausführungen

143 Gal., De meth. med. VI 2: X 400 K.
144 Gal., De comp. med. sec. gen. VI 8: XIII 898 K.
145 Gal., De simpl. med. temp. ac fac. X 1: XII 245f. K.

enthalten zwar keine Unterscheidung zwischen den Sekundär- und Tertiärwirkungen, aus dem Zusammenhang geht aber eindeutig hervor, daß von ihnen die Rede ist. Eine ähnliche Aufzählung bringt Galen schließlich auch an der bereits oben (S. 107) angeführten Stelle aus dem Werk De comp. med. sec. loc. bei der Besprechung der Ohrenmittel des Herophileers Apollonios, in der nach einem analogen Schema die ersten und zweiten Qualitäten und Dynameis unterschieden werden, wobei anschließend an die sinnlich wahrnehmbaren Sekundärqualitäten weitere Dynameis aufgeführt werden, deren Wirkung speziellerer Natur ist.[146]

Gerade diese letzte Aufzählung macht aber vielleicht besonders deutlich, welche Unterscheidungen Galen eigentlich meint. Die dritten Dynameis hängen nicht nur mit den ersten und zweiten zusammen, wie wir oben (S. 111f.) zunächst feststellen konnten, sie sind weiterhin nicht nur durch die Erfüllung einer bestimmten Aufgabe an einem bestimmten Körperteil gekennzeichnet, sondern sie sind ihrem Wesen und ihrer Entstehung aus den Primärqualitäten nach als die aus eben diesen Qualitäten zusammengesetzten Dynameis (σύνθετοι δυνάμεις)[147] auch mit den sekundären Qualitäten identisch. Ihre Eigenart beruht lediglich darauf, daß sie in ihrer Eigenschaft als sekundäre Dynameis auch nach dem Körperteil benannt werden können, in dem sie "sehr häufig oder am meisten" in einer bestimmten Weise wirken, womit von Galen nicht gesagt wird, daß sie nicht auch an einem anderen Teil zu wirken imstande sind.[148] Natürlich entfalten sie diese speziellere Wirkung in einem bestimmten Körperteil nur auf Grund der sie kennzeichnenden Verbindung der Primärqualitäten, also entsprechend der gesamten Krasis der Pharmaka. Diese Formulierung bedeutet jedoch nicht, daß nicht auch die sekundären Dynameis eine bestimmte, für sie charakteristische Zusammensetzung aus den Primärqualitäten aufweisen, d. h., daß auch sie entsprechend ihrer gesamten Krasis wirken. In dem Fal-

---

146 Gal., De comp. med. sec. loc. III 1: XII 612f. K.

147 Siehe Gal., De simpl. med. temp. ac fac. III 13: XI 573 K.

148 Siehe Gal., ibid. V 24: XI 780 K.; vgl. auch ibid. VI Prooem.: XI 790 K.

le der sekundären Dynameis handelt es sich allerdings um Wirkungen, die allgemeinerer Natur sind. Und jetzt wird es verständlich, warum Galen, wenn er auf den Inhalt des V. Buches von De simpl. med. temp. ac fac. zu sprechen kommt, alle diese Dynameis entweder generell als die "zweiten" bezeichnet[149] oder etwas präziser schreibt, daß sie alle der Gattung nach (κατὰ γένος) "zweite" Dynameis sind, daß sie aber der Art nach (κατ' εἶδος) in mehrere Untergruppen aufgeteilt werden können.[150]

Aus dem Gesagten wird deutlich, daß der Ausdruck "Tertiärqualität" von Galen in einem anderen Sinne aufgefaßt wird als in der mittelalterlichen Medizin, die darunter das mit den Primär- und Sekundärqualitäten höchstens indirekt zusammenhängende, spezifische Vermögen (virtus) eines bestimmten Heilmittels verstand, in einer bestimmten Weise zu wirken. Die Annahme einer in diesem Sinne gekennzeichneten virtus bedeutete aber im Prinzip die Abkehr von einer naturwissenschaftlichen Erklärung der Arzneimittelwirkung, barg sie doch die Gefahr in sich, die Wirkung der Heilmittel auf eine nicht näher bestimmbare und erklärbare Eigenschaft zu reduzieren. Bezeichnenderweise vollzog sich deshalb die Entwicklung der modernen Pharmakologie in der Auseinandersetzung mit eben diesem Begriff, den man naturwissenschaftlich exakt zu fassen trachtete, während die alten Begriffe der Primär- und Sekundärqualitäten als bequeme Arbeitshypothesen zunächst unverändert weiter verwendet wurden,[151] nachdem sie in der Renaissance durch unmittelbare Naturbeob-

---

149 Siehe Gal., ibid. III 13: XI 573 K.; De comp. med. sec. loc. III 1: XII 612 K.; De comp. med. sec. gen. V 1: XIII 763f. K.

150 Siehe Gal., De simpl. med. temp. ac fac. V 20: XI 768 K.

151 Vgl. dazu M. Neuburger, Boyle's Erklärungsversuch, 5-12; Verf., Boerhaaves Ansichten zur theoretischen Pharmakologie, in: In memoriam Hermann Boerhaave 1668-1738, hrsg. von W. Kaiser und Chr. Beierlein, Wiss. Beiträge der Martin-Luther-Univ. Halle-Wittenberg 1969, 2 (R 10), Halle/S. 1969, 49-57.

achtung unabhängig von der Überlieferung neue Bestimmungen erfahren hatten.[152]

d) Die quantitative Bestimmung der Qualitäten

Nach allem, was wir zum Problem des Messens in der antiken Medizin im allgemeinen und in der Galenischen Medizin im besonderen gesagt haben, wird es verständlich, daß das Messen der Wirkungsintensität einer Qualität im Hinblick auf ihre therapeutische Verwendbarkeit zu einer der wichtigsten Fragen der theoretischen Pharmakologie in der Antike werden mußte.

Der Ausgangspunkt bildete hier die Feststellung der Primärqualität eines Heilmittels, die, wie wir oben (S. 57ff.) bereits sahen, generell - und das ist für die Entwicklung dieses Problems in der vorgalenischen Medizin und für seine Beantwortung bei Galen charakteristisch - von der sinnlichen Wahrnehmung abgeleitet wurde. Denn das, was die Grundlage der Galenischen Erkenntnistheorie bildete, nämlich das Verhältnis der als zuverlässig anerkannten sinnlichen Wahrnehmung zum Denken, ist auch die Basis, auf der Galen sein System der Primärqualitäten aufbaute. Dabei muß hervorgehoben werden, daß das dafür von ihm angewandte Verfahren sich offensichtlich nicht von dem in der hippokratischen Medizin geübten unterschied: die theoretischen Überlegungen stellten auch hier, wie in der antiken Medizin und Naturwissenschaft überhaupt, nur die nachträgliche Bestätigung einer in der Praxis verwandten Methode dar, die wiederum selbst nur dazu diente, die zuvor spekulativ abgeleiteten Theorien zu untermauern. Man darf bei der Betrachtung der antiken Medizin nie außer acht lassen, daß es sich dabei um eine Wissenschaft handelte, der, durch den allgemeinen Stand der Naturwissen-

152 Vgl. dazu Verf., Leonhart Fuchs und die theoretische Pharmakologie der Antike, NTM, H. 8, 1966, 74-104 und Zur Einschätzung des Kräuterbuches von Leonhart Fuchs, Beiträge zur Gesch. d. Univ. Erfurt, H. 14, 1968/69, 71-77.

schaften bedingt, das erst in der Renaissance entwickelte experimentelle Vorgehen im modernen Sinne unbekannt war.[153]

Wenn oben gesagt wurde, daß die sinnliche Wahrnehmung die Grundlage für die Feststellung der Primärqualitäten darstellte, so müssen wir in Ergänzung zu dem an anderer Stelle (s. oben S. 59-61) Ausgeführten festhalten, daß hierbei neben der unmittelbaren Sinnesempfindung, die dazu führte, daß z. B. der Senf oder der Pfeffer[154] als wärmende Pharmaka klassifiziert wurden, auch theoretische Überlegungen, die von den Sinneswahrnehmungen ausgingen, eine Rolle spielten. So wurde die stark einschläfernde Wirkung des Opiums von Galen mit der kühlenden Primärqualität dieses Mittels erklärt,[155] die ihrerseits von der Überlegung hergeleitet worden war, daß der Schlaf als ein Mittelzustand zwischen dem warmen Leben und dem kalten Tod, als der "Bruder des Todes",[156] kälter sein müßte als das Leben im wachen Zustand.[157] Es ist zwar nicht auszuschließen, daß diese Überlegung eine in der Praxis gemachte Beobachtung reflektiert - eine Beobachtung, die bekanntlich von der modernen Physiologie im wesentlichen bestätigt wird[158] -, die Kenntnis der Tagestemperaturschwankungen im menschlichen Körper kann jedoch in der antiken Medizin kaum vorausgesetzt werden,[159] so daß wir in unserem Zusammenhang feststellen müssen, daß die Ableitung einer Primärqualität auch spekulativ begründet wer-

---

153 Zuletzt hat sich zu diesem viel besprochenen Thema E. Freerksen, Kannten die "alten" Griechen das Experiment als Forschungsmethode?, Dt. Ärztebl. 65, 1968, 930f., geäußert.

154 Siehe Gal., De simpl. med. temp. ac fac. I 22: XI 420f. K.; In Hipp. De victu acut. comm. IV 8: CMG V 9,1, S. 279,1-3.

155 Siehe Gal., De simpl. med. temp. ac fac. VII 12: XII 73f. K. (De mecone, papavere).

156 Siehe Gal., De caus. puls. III 9: IX 137f. K.

157 Siehe Gal., In Hipp. Epid. VI comm. IV: CMG V 10,2,2, S. 222,10f.

158 Vgl. (L.) Landois-(H.-U.) Rosemann, Lehrbuch der Physiologie des Menschen, Bd. 1, 28. Aufl. München-Berlin 1960, 284. 335f.

159 Mir ist jedenfalls keine Stelle bekannt, die diesen Sachverhalt eindeutig bestätigen würde.

den konnte, ein Verfahren, das in der antiken Wissenschaft allerdings nie in Widerspruch zur logischen Nachprüfung geriet.

1. Die Theorie von den Graden und ihre praktische Anwendung

Wir können mit Gewißheit annehmen, daß die Einsicht und die Überzeugung, die ermittelten Primärqualitäten können nur dann sinnvoll in die therapeutische Praxis umgesetzt werden, wenn ihre Wirkung genau abgestuft werden kann, für Galen der Grund waren, bei seinen theoretischen pharmakologischen Überlegungen sich mit diesem Problem ausführlich auseinanderzusetzen. Das geht aus einer Reihe von Äußerungen in seinen Schriften hervor. So betont er wiederholt, daß man nicht bei der Einordnung der Pharmaka entsprechend ihrer Gattung, wie Dioskurides es getan habe, stehenbleiben darf,[160] sondern daß man nach der Bestimmung der Primärqualitäten ihre Wirkungen mit klaren Abgrenzungen definieren und sagen müsse, wie weit die Wirkung einer Qualität reicht,[161] eine Forderung, die sich aus dem offensichtlichen Unterschied in dem Mehr und Weniger der einzelnen Wirkungen ergibt.[162] Erst so besteht die Möglichkeit, bei einer Aufschlüsselung der Arzneimittel die starken Pharmaka den starken Krankheiten und die schwachen den schwachen zuzuordnen und mit ihrer Hilfe eine kausale Therapie entsprechend dem Mehr und Weniger der Krankheiten zu betreiben.[163]

Als einen Versuch, dieser sicherlich nicht nur von Galen als notwendig erkannten, sondern sich aus der Humoralpathologie zwangsläufig ergebenden Aufgabe nachzukommen, muß man das

---

160 Siehe Gal., De comp. med. sec. gen. II 1: XIII 464 K.

161 Siehe Gal., De simpl. med. temp. ac fac. I 27: XI 429 K.; III 13: XI 572 K.; VII Prooem.: XII 3 K.; De comp. med. sec. gen. III 2: XIII 595 K.; IV 1: XIII 658 K.

162 Siehe Gal., De comp. med. sec. gen. IV 1: XIII 659 K.

163 Siehe Gal., ibid. VII 3: XIII 957f. K.; VII 4: XIII 961 K.

zuerst bei Galen nachweisbare System betrachten, die Wirkungen der Primärqualitäten in vier Grade (τάξεις bzw. ἀποστάσεις - beide Begriffe werden von Galen synonym verwandt) einzuteilen. Dieses Einteilungsschema, das für die folgenden 1500 Jahre maßgeblich blieb, ist von Galen in zwei Schriften, in De simpl. med. temp. ac fac. und in De comp. med. sec. gen. bis ins einzelne beschrieben worden.[164] Danach ist der erste Grad derjenigen Wirkung gleichzusetzen, die kaum merkbar ist und bei deren Einstufung es sich eigentlich mehr um eine logische Abgrenzung handelt. Diese Wirkung wird von ihm auch mit der Intensitätsangabe ἀμυδρῶς (schwach) gekennzeichnet. Im zweiten Grad ist die Wirkung deutlich (σαφῶς) wahrnehmbar, d. h., daß eine Primärqualität in diesem Grad den Menschen bereits deutlich wärmen, kühlen, trocknen oder feucht machen kann. Den dritten Grad charakterisiert Galen u. a. mit den Intensitätsangaben ἰσχυρῶς (stark) und σφοδρῶς (heftig); zu der Gruppe dieser Pharmaka gehören also alle diejenigen, deren Wirkungen zwar recht intensiv sind, aber noch nicht bis zum Äußersten (εἰς ἄκρον) reichen. In den vierten Grad schließlich stuft Galen die Pharmaka ein, deren Wirkung z. B. bei der warmen Primärqualität bis zum Brennen geht oder deren kühlende Eigenschaft so ganz und gar (τελέως) kalt ist, daß sie den Menschen tötet. Da es außerdem Pharmaka gebe, die, wie der κεκαυμένος χαλκός (aes ustum - gebranntes Kupfer) oder die λεπὶς χαλκοῦ (squama aeris = Hammerschlag), in ihrer Wirkung zwar nahe an die brennenden Pharmaka herankommen, jedoch selbst noch nicht brennen, so daß ihre Wirkung zwischen dem dritten und dem vierten Grad liegt, muß man, so fährt Galen fort, in jedem Grad zusätzlich drei Unterschiede (διαφοραί) annehmen, um so, abgesehen von den Graden, auch noch festlegen zu können, ob ein Mittel zu Beginn, in der Mitte oder am Ende eines Grades wirkt.

---

164 Die beiden wichtigsten Stellen sind De simpl. med. temp. ac fac. V 27: XI 786-788 K. und De comp. med. sec. gen. I 2: XIII 367-369 K. Vgl. auch De simpl. med. temp. ac fac. III 13: XI 571f. K.; VII Prooem.: XII 2-4 K.; VIII Prooem.: XII 83f. K.; De comp. med. sec. gen. II 1: XIII 464ff. K.; III 2: XIII 595 K.; VII 4: XIII 960 K.; De meth. med. III 3: X 177 K.

Somit unterscheidet Galen bei allen Pharmaka, die therapeutisch angewandt werden und die sowohl pflanzlicher, tierischer wie metallischer Herkunft sein können, insgesamt zwölf Abstufungen in der Wirkung einer Primärqualität.[165]

Galen weist mehrfach darauf hin, daß er in der 2. Hälfte seiner Schrift De simpl. med. temp. ac fac., in der er die einzelnen Simplicia, nach ihrer Herkunft aus dem Pflanzen-, Tier- und Mineralreich geordnet, jeweils in alphabetischer Reihenfolge abhandelt, die Wirkungsweise und die Grade der Pharmaka mitteile.[166] Wirft man aber einen Blick auf diese Zusammenstellungen, so stellt man, fast möchte man sagen, mit Verblüffung fest, daß die Beschreibungen der meisten Simplicia keine Gradangaben enthalten und daß somit dieses System der Gradeinteilungen seine Aufgabe, die Grundlage für die Bestimmung der Wirkungsintensität der Primärqualitäten zu sein, gar nicht erfüllen konnte. Der Anteil der mit Gradangaben versehenen Pharmaka an dem Gesamtbestand ist sogar so gering, daß z. B. bei der Beschreibung von den insgesamt 475 botanischen Simplicia für nur 161, also für 33,7 % (vgl. unten Anhang I),[167] Gradangaben zu den bei ihnen mitgeteilten Primärqualitäten gebracht werden. Zwar sagt Galen selbst, daß die Bestimmung der Grade nicht bei allen Pharmaka möglich ist[168] und daß sie großer Erfahrung bedarf[169], dennoch ist diese Tatsache, die bisher keine Beachtung gefunden hat, von außerordentlicher Bedeu-

---

165 Siehe Gal., De comp. med. sec. gen. II 1: XIII 465 K.; s. auch Ars med. 28: I 383 K.; De comp. med. sec. gen. I 3: XIII 372 K.; De simpl. med. temp. ac fac. I 27: XI 429 K.

166 Vgl. z. B. Gal., De comp. med. sec. gen. II 1: XIII 464f. K.

167 Da die von Galen beschriebenen botanischen Pharmaka bei weitem in der Überzahl sind und die Beschreibungen der anderen Pharmaka in dieser Hinsicht nichts Neues ergeben, werden bei ähnlichen Zahlenangaben im folgenden nur diese Simplicia berücksichtigt.

168 Gal., De simpl. med. temp. ac fac. VII Prooem.: XII 3 K.

169 Gal., ibid. III 13: XI 573 K.; De comp. med. sec. gen. VII 4: XIII 960f. K.

tung. Wird doch damit offensichtlich, daß das zum erstenmal bei Galen nachweisbare System der Gradeinteilung von ihm selbst, entgegen seinen eigenen Angaben, nur zum Teil realisiert worden ist und daß somit der für die folgende Zeit wichtigste Teil der Galenischen theoretischen Pharmakologie für ihn selbst bei der Bestimmung der Wirkungsintensität einer Primärqualität in der Praxis nur von untergeordneter Bedeutung gewesen sein kann. Mit anderen Worten, die Lehre von den Graden kam in der Galenischen Medizin nicht über einen Ansatz hinaus. Wir werden uns daher im folgenden mit den Gründen beschäftigen müssen, die für dieses Phänomen maßgeblich geworden sind.

Wenn wir uns die Aufgabe stellen, die von Galen tatsächlich benutzten Maßbestimmungen zu untersuchen, so müssen wir zunächst auf die von ihm zur Kennzeichnung der Wirkung einer Primärqualität verwendeten Intensitätsangaben eingehen. Oben (S. 118) wurde davon gesprochen, daß Galen zur Charakterisierung der Gradwirkungen auch adverbielle Bestimmungen wie ἀμυδρῶς, σαφῶς, ἰσχυρῶς usw. heranzieht. Solche Intensitätsangaben finden sich bei den Simpliciabeschreibungen nicht selten: insgesamt bei 75 (= 16,6 %; vgl. unten Anhang II) botanischen Pharmaka. Es läge nun nahe, anzunehmen, daß sich auf diese Weise die Zahl der mit Gradangaben versehenen Simplicia erhöht, da die adverbiellen Bestimmungen, wie wir gesehen haben, bestimmten Graden entsprechen können. Das ist jedoch nur sehr bedingt der Fall. Denn mit dieser Annahme würde man das antike naturwissenschaftliche Denken mit zu modernen Maßstäben beurteilen und somit unter einer falschen Voraussetzung an die antike Wissenschaft herangehen und ihrer inneren Struktur nicht gerecht werden.

Die antike Naturwissenschaft kannte nämlich keine exakte, für alle verbindliche Terminologie. Den dadurch notwendigerweise entstehenden Mißverständnissen versuchte man im Bereich der Pharmakologie entweder mit einer genauen Definition des verwendeten Terminus oder mit der Aufzählung sämtlicher synonymer Termini aus dem Wege zu gehen – für das zweite Verfahren ist die Schrift des Dioskurides, in der bei der Behandlung eines Pharmakons zu Beginn zunächst immer alle Namen dieses

Mittels aufgeführt werden, ein gutes Beispiel.[170] Diese Art des Vorgehens wurde auch durchaus als ausreichend empfunden, und nichts charakterisiert diese Einstellung besser als der von Galen häufig wiederholte Ausspruch, daß die Wahrheit wichtiger sei als ein Streit über Begriffe.[171] Demzufolge sind die in Form von adverbiellen Bestimmungen wiedergegebenen Intensitätsbezeichnungen für Galen zunächst nichts anderes als ganz allgemeine sprachliche Ausdrucksmittel, die er auch zur Kennzeichnung alltäglicher Dinge (z. B. ... ᾐσθανόμην τε σαφῶς ... ["... ich bemerkte deutlich ..."][172]) verwendet. Und aus diesem Grunde gebraucht er sie auch zur Kennzeichnung der Gradwirkungen für unser Verständnis nicht korrekt und konsequent: so wird der Terminus γενναίως (tüchtig, stark) von ihm einmal zur Bestimmung des Endes des zweiten[173] und ein anderes Mal zur Charakterisierung des dritten Grades[174] verwendet. Das gleiche gilt auch für den Ausdruck οὐκ ἀγεννῶς, der ebenfalls eine Wirkung am Ende des zweiten und im dritten Grad bezeichnet.[175] Ähnlich fließende Verwendung der Intensitätsangaben findet sich bei Galen auch sonst. So kennzeichnet σαφῶς den

---

170 Zur Problematik der antiken botanischen Terminologie vgl. bes. R. Strömberg, Griechische Pflanzennamen, Göteborgs Högskolas Årsskrift 46, 1940, 15ff. und R. M. Dawkins, The Semantics of Greek Names for Plants, The Journ. of Hellenistic Studies 56, 1936, 1-11.

171 Vgl. z. B. Gal., De simpl. med. temp. ac fac. V 5: XI 719f. K.; V 15: XI 755 K.; V 18: XI 764 K.

172 Gal., De comp. med. sec. loc. V 4: XII 849 K.; eine ähnliche Verwendung des gleichen Ausdrucks im gleichen Kapitel s. XII 848f. K.

173 Siehe Gal., De simpl. med. temp. ac fac. VII 11: XII 60 K. (De thure).

174 Siehe Gal., ibid. VII 10: XII 24 K. (De galla).

175 In der Bedeutung "Ende des zweiten Grades" s. Gal., ibid. VII 10: XII 27 K. (De cisto), in der Bedeutung "dritter Grad" ibid. VI 1: XI 799f. K. (De abrotono et absinthio et utriusque speciebus); VI 1: XI 823 K. (De majorana).

zweiten[176] wie den dritten Grad[177], ἰσχυρῶς den dritten[178] und den vierten Grad[179], ἐπ' ὀλίγον (wenig) den ersten[180] und den zweiten Grad[181], μετρίως (mäßig) den ersten[182] und den zweiten Grad[183] usw. (vgl. unten Anhang III die Zusammenstellung der in ihrer graduellen Bedeutung gesicherten Intensitätsangaben).

Gerade diese letzten Intensitätsangaben zeigen aber auch an, in welcher Weise sie von Galen eigentlich verwandt werden. Die entsprechenden verneinten Ausdrücke charakterisieren nämlich in der Regel den nächst höheren oder tieferen Grad. So entspricht ἀσαφῶς bzw. οὐ σαφῶς dem ersten[184], οὐκ ἰσχυρῶς dem ersten[185] und dem zweiten[186] oder οὐ μετρίως dem dritten

---

176 Siehe Gal., ibid. V 27: XI 787 K.; De comp. med. sec. gen. I 2: XIII 367 K.; I 2: XIII 368 K.

177 Siehe Gal., De simpl. med. temp. ac fac. V 27: XI 787 K.; VI 8: XI 887f. K. (De thymo); VII 10: XII 4 K. (De calamintha).

178 Siehe Gal., ibid. VI 2: XI 853f. K. (De brathy sabina); VII Prooem.: XII 3 K.; VII 12: XII 66 (De macere). 67 K. (De foeniculo); VIII 16: XII 96 (De pentaphyllo); De comp. med. sec. gen. I 2: XIII 367 K.

179 Siehe Gal., De simpl. med. temp. ac fac. VII 12: XII 73 K. (De papavere).

180 Siehe Gal., ibid. II 27: XI 538f. K.; III 6: XI 553 K.; De comp. med. sec. gen. I 2: XIII 368 K.

181 Siehe Gal., De simpl. med. temp. ac fac. VIII 18: XII 122 K. (De cucumere agresti).

182 Siehe Gal., De comp. med. sec. gen. I 2: XIII 368 K.

183 Siehe Gal., De simpl. med. temp. ac fac. VII 10: XII 33f. K. (De cucurbita); XI 2: XII 375 K. (De bitumine proveniente in mari mortuo).

184 Siehe Gal., ibid. VII Prooem.: XII 3 K.; IX 3: XII 224 K. (De lithargyro).

185 Siehe Gal., ibid. V 27: XI 787 K.; VI 1: XI 810f. K. (De gramine); De comp. med. sec. gen. I 4: XIII 376 K.; I 5: XIII 395 K.

186 Siehe Gal., De simpl. med. temp. ac fac. VIII 18: XII 121f. K. (De cucumere esculento).

Grad[187]. Ein interessantes Beispiel für die Inkonsequenz in der Terminologie bietet die Verwendung von οὐκ ὀλίγον (nicht wenig), das von Galen zur Kennzeichnung des zweiten Grades benutzt[188] und in Gegensatz zu ὀλίγως (= erster Grad)[189] gestellt wird. Vergleicht man diese Bedeutungen miteinander, so ergibt sich folgendes Bild:

ἀσαφῶς, οὐ σαφῶς = 1. Grad	:	σαφῶς = 2. und 3. Grad
οὐκ ἰσχυρῶς = 1. und 2. Grad	:	ἰσχυρῶς = 3. und 4. Grad
μετρίως = 1. und 2. Grad	:	οὐ μετρίως = 3. Grad
ὀλίγως = 1. Grad	:	οὐκ ὀλίγον = 2. Grad

Diese Zusammenstellung macht deutlich, auf welche Einstufung der Pharmaka es für Galen in der Praxis ankam, nämlich allein auf eine Zweiteilung mit der Unterscheidung zwischen starker und schwacher Wirkung. Demzufolge findet man auch in seinen Schriften bei der Darstellung der zusammengesetzten Arzneimittel grundsätzlich nur die Gegenüberstellung zwischen starken und schwachen Pharmaka,[190] eine Gegenüberstellung, die, wenn der Begriff der Mäßigkeit als ein weitgehend indifferenter Ausgangspunkt mit einbezogen wird, zu einer Komparation mit drei Gliedern erweitert wird (mäßig - schwach - stark).[191] Auffälligerweise stellen aber auch solche dreigliedrigen Steigerungen bisweilen nur verkappte zweigliedrige Komparationen dar, da das erste Glied der Reihe häufig den indifferenten Zustand eines Mittels bezeichnet, so daß auch bei ihnen nur eine Steigerungsstufe vorliegt, nämlich vom zweiten zum dritten Glied. Eine solche verkappte zweigliedrige Komparation

---

187 Siehe Gal., ibid. VI 1: XI 815 K. (De sempervivo).

188 Siehe Gal., ibid. VII 12: XII 77 K. (De malo Medica).

189 Siehe Gal., De comp. med. sec. gen. I 2: XIII 368 K.

190 Von den zahlreichen Stellen vgl. z. B. Gal., De comp. med. sec. loc. VI 9: XII 1006 K.; VIII 4: XIII 176 K.; De comp. med. sec. gen. III 3: XIII 612f. K.; IV 6: XIII 711 K.

191 Auch hierfür könnte man viele Belege anführen; s. z. B. De comp. med. sec. loc. I 7: XII 474 K.; De comp. med. sec. gen. II 5: XIII 499 K.; III 2: XIII 573 K.; VII 1: XIII 946 K.; VII 3: XIII 954. 957 K.; De meth. med. III 5: X 200 K.; III 10: X 230 K.

findet sich z. B. in der Schrift De comp. med. sec. loc., wo Galen zwischen Pharmaka unterscheidet, die extrem (ἐσχάτως) zusammenziehen, sauer sind und beißen, und denen, die in ihrer Wirkung mäßiger (μετριώτερα) sind als diese, aber noch als stark (ἰσχυρά) bezeichnet werden können. Ihnen stellt er diejenigen Pharmaka gegenüber, die überhaupt nicht beißen, und kommt dadurch wiederum zu einer dreigliedrigen Reihe.[192]

Eine Komparation mit vier Gliedern, wie sie den vier Graden entsprochen hätte, läßt sich nirgends nachweisen, sie erscheint Galen für die praktischen Belange so unerheblich und so überflüssig, daß er in seinem Werk De comp. med. sec. gen. sogar zur Illustration der Einteilung in vier Grade eine Komparation mit nur drei Gliedern anführt[193] (vgl. auch unten S. 174f.).

Die Intensitätsangaben, die sowohl Simplicia als auch Composita einführen und charakterisieren, wie z. B. ἄκρως ποιεῖ (wirkt absolut)[194] oder βοηθεῖ δὲ ἱκανῶς (hilft ausreichend),[195] haben keine quantitative Bedeutung, wie man zunächst vermuten könnte, sondern eine rein qualitativ-kennzeichnende, da sie in eben demselben Sinne verwandt werden wie die Ausdrücke καλῶς ποιεῖ (wirkt gut)[196] bzw. σφόδρα καλὸν φάρμακον (sehr gutes Pharmakon)[197] oder θαυμαστῶς ὠφελεῖ (hilft wunderbar)[198].

Auf Grund der getroffenen Feststellungen können wir nunmehr die Galenischen Einteilungsschemata der pharmakologischen

---

192 Gal., De comp. med. sec. loc. IV 1: XII 699 K.; ähnlich ibid. III 1: XII 609 K.

193 Gal., De comp. med. sec. gen. I 2: XIII 368 K.

194 Siehe Gal., De comp. med. sec. loc. III 1: XII 622f. K.; De comp. med. sec. gen. V 4: XIII 802 K.; V 7: XIII 815 K.

195 Siehe Gal., De comp. med. sec. loc. III 1: XII 652 K.; De comp. med. sec. gen. II 19: XIII 543f. K.

196 Siehe Gal., De comp. med. sec. loc. III 1: XII 641f. K.

197 Siehe Gal., ibid. III 1: XII 635 K.; De comp. med. sec. gen. VII 12: XIII 1009 K.

198 Siehe Gal., De comp. med. sec. loc. III 1: XII 623 K.; De comp. med. sec. gen. V 3: XIII 795 K.; V 4: XIII 802 K.

Wirksamkeit folgendermaßen zusammenfassen: Neben der im rein theoretischen Ansatz steckengebliebenen Einteilung nach den vier Graden mit ihren jeweiligen drei Abstufungen findet sich bei Galen eine Einteilung nach Schwäche und Stärke der Wirksamkeit bzw. eine Einteilung, die neben diesen beiden Kriterien noch den Begriff der Mäßigkeit als Ausgangspunkt enthält. Diese Art der Einteilung wird zwar von Galen niemals ausführlich theoretisch begründet, sie ist aber diejenige, die in der therapeutischen Praxis allein zur Anwendung kommt. Das bedeutet, daß die von uns oben (S. 117) zitierte Forderung Galens nach genauer Abgrenzung der Wirksamkeit der Primärqualitäten nicht in dem Sinne verstanden werden darf, daß er eine Einteilung der Wirksamkeit nach Graden für unbedingt notwendig hält; sie ist vielmehr, wenn man so will, wesentlich bescheidener, als eine Unterscheidung zwischen schwachen und starken Pharmaka zu interpretieren, eine Unterscheidung, die er letzten Endes auch als das Ziel dieser Abgrenzung beschreibt. In diesem Sinne müssen deshalb auch Galens Ausführungen in seiner Schrift De meth. med. aufgefaßt werden, wo er bei der Beschreibung der in der Ulcustherapie angewandten trocknenden Pharmaka eine Differenzierung auch in Hinsicht auf ihre wärmende und kühlende Wirkung fordert und aus diesem Grunde darauf hinweist, daß man ὑοσκύαμος (Bilsenkraut), μανδραγόρας (Alraun) und κώνειον (Schierling) meiden müsse, weil sie πέρα τοῦ μετρίου (über das Maß hinaus) kühlen, und ebenso auch ῥητίνη (Harz), πίττα (Pech) und ἄσφαλτος (Pecherde) wegen ihrer stark wärmenden Eigenschaften.[199] Wenn man nun mit dieser Aussage die Gradbestimmungen zu den genannten Simplicia in dem Werk De simpl. med. temp. ac fac. vergleicht, so findet man dort, daß das Bilsenkraut und der Alraun im dritten Grad kühlen,[200] daß der Schierling eine absolut (ἄκρως) kühlende Dynamis aufweist[201] und daß die angeführten wärmenden Pharmaka bis auf

---

199 Gal., De meth. med. III 8: X 212f. K.

200 Gal., De simpl. med. temp. ac fac. VIII 20: XII 148 K. (De alterco); VII 12: XII 67 K. (De mandragora).

201 Gal., ibid. VII 10: XII 55 K. (De cicuta).

die Harzarten, die sich in dieser Beziehung unterschiedlich verhalten,[202] im zweiten Grad wärmen.[203] Der Vergleich der abweichenden Bestimmungen derselben Pharmaka in den beiden genannten Schriften zeigt also, daß es Galen in der Praxis nicht so sehr darauf ankommt, zu unterscheiden, wie diese Simplicia im einzelnen wirken; wichtig ist für ihn vor allem, sie mit Hilfe der Zusammenfassung der unterschiedlich wärmenden bzw. kühlenden Qualitäten unter einen Begriff der symmetrischen, d. h. der indifferenten Qualität entgegenzustellen[204] und somit auch hier wieder mit der Unterscheidung zwischen schwacher und starker Wirkung auszukommen.

2. Die Lehre von den Qualitäten und ihre Anwendung bei den Composita

Den im vorangehenden Abschnitt aufgezeigten Einteilungsprinzipien entsprechen auch Galens Vorstellungen von der Zusammensetzung der Composita aus einfachen Heilmitteln, von der gleichzeitigen Verwendung verschieden wirkender Simplicia und von der Einteilung der Wirksamkeit der Composita. Die Grundlage für diese Vorstellungen bildet die häufig ausgesprochene Überlegung, daß man wegen der Verschiedenartigkeit der Leiden und der Zusammensetzungen des menschlichen Körpers, die bisweilen zur gleichen Zeit mehrere und zum Teil entgegengesetzte Eigenschaften aufweisen können und bei denen demzufolge auch verschiedenartige Pharmaka angewendet werden müssen, in der Therapie weder mit den Simplicia, für die jeweils nur eine bzw. zwei Primärqualitäten charakteristisch sind, noch mit einem Compositum allein auskommen könne, sondern daß man ebenso viele Composita verwenden müsse, wie es Unterschiede in den Krankheiten und in den Mischungen der Körper gibt, d. h. mit ande-

---

202 Gal., ibid. VIII 17: XII 113f. K. (De resinis).

203 Gal., ibid. VIII 16: XII 101 K. (De pice); XI 2: XII 375 K.

204 Siehe Gal., De meth. med. III 8: X 213 K.

ren Worten, daß man für jeden einzelnen Fall ein individuell abgestimmtes Pharmakon zusammenzustellen habe[205] (vgl. unten S. 181).

Ein solches Ansinnen setzt natürlich die Kenntnis der Primärqualitäten eines jeden Simplex sowie das Wissen darüber voraus, wie sich die Dynameis der einfachen Mittel in einer Mischung auswirken werden.[206] Die Qualitäten der ein Medicamentum compositum zusammensetzenden Simplicia müssen deshalb berücksichtigt werden, weil es auf diese Weise möglich ist, die übermäßig warmen (ὑπέρθερμα) Bestandteile durch kühlende, die sehr kalten durch wärmende usw. zu korrigieren.[207] Diese gegenseitige Beeinflußbarkeit der Qualitäten nutzt Galen aus, um die für den Menschen unangenehmen Qualitäten abzuschwächen oder auch ganz auszuschalten, und er empfiehlt deshalb, bei einem entzündeten Teil z. B. χαμαίμηλον (Minze) und στρύχνον (Nachtschatten) gleichzeitig aufzulegen, weil dadurch der kranke Körperteil weder so fest noch so hart noch so angespannt noch so livide würde wie in dem Falle, wenn man Nachtschatten allein anwendet, und er würde auch nicht so locker, so weich, so schlaff und so rot wie bei ausschließlicher Verwendung von Minze.[208] Das Mischen von zwei Pharmaka mit entgegengesetzten Qualitäten ebenso wie das Mischen von einem schwachen und einem starken Pharmakon der gleichen Art gibt Galen somit die Möglichkeit, Pharmaka mit Zwischenwirkungen (φάρμακα ἕνεκα τῆς τῶν μεταξὺ χρείας) zusammenzustellen, d. h. Pharmaka, die in ihrer Wirkung irgendwo in der Mitte zwischen den ihre Bestandteile kennzeichnenden Extremen liegen und aus diesem Grund Eigenschaften aufweisen, die für die Therapie günstig sind.[209]

---

205 Siehe Gal., De comp. med. sec. gen. I 3: XIII 374 K.; III 3: XIII 614 K.; IV 3: XIII 673 K.

206 Siehe Gal., De meth. med. III 5: X 200 K.

207 Siehe Gal., De simpl. med. temp. ac fac. IV 16: XI 674 K.

208 Siehe Gal., ibid. III 16: XI 588f. K.

209 Siehe Gal., De comp. med. sec. loc. I 2: XII 395ff. K.; I 4: XII 452 K.; II 2: XII 590 K.; III 1: XII 611 K.; VI 8: XII 967 K.; De comp. med. sec. gen. III 3: XIII 614ff. K.; IV 3: XIII 672 K.; IV 5: XIII 687f. K.; VII 1: XIII 948 K.

Ein Beispiel für dieses Vorgehen bietet eine Stelle aus der Schrift De meth. med., an der Galen ausführt, daß ein Hohlulcus, soll es richtig behandelt werden, μετρίως (mäßig) getrocknet werden müsse. Wenn man zu diesem Zweck Öl und Wachs, die überhaupt nicht trocknen, sowie ἰός (aerugo = Grünspan), der diese Wirkung im Übermaß (ἀμέτρως) hervorruft, miteinander vermischt, erhalte man ein zusammengesetztes Pharmakon, das die erforderliche mäßig austrocknende Wirkung aufweist.[210]

Insgesamt geht Galen also von der Vorstellung aus, daß die Vermischung der Qualitäten - und hier kommen Anklänge an den Aristotelischen Begriff der μῖξις (Mischung) zum Ausdruck (vgl. oben S. 43) - im Gegensatz zu der lediglich eine παράθεσις (Aneinanderlagerung) bewirkenden Vermengung Pharmaka entstehen läßt, die grundsätzlich andere Eigenschaften aufweisen als ihre ursprünglichen Bestandteile.[211]

Durch Mischung glaubte Galen schließlich auch selektiv eine bestimmte Qualität unter mehreren anderen beeinflussen und so etwa bei der Mischung eines zusammenziehenden, d. h. eines kühlenden und trocknenden Simplex mit einem stark (ἰσχυρῶς) wärmenden Pharmakon die kalte Qualität neutralisieren und allein die trocknende zur Wirkung kommen lassen zu können.[212]

Wir sehen also, daß Galen, auch wenn er in seiner Schrift De comp. med. sec. loc. an drei Stellen betont, daß man bei der Zusammenstellung eines Compositums nicht nur die Qualitäten der einzelnen Ingredienzien, sondern auch die Grade ihrer Qualitäten kennen müsse,[213] die gegenseitige Beeinflussung und Neutralisierung bestimmter Qualitäten weitgehend qualitativ verstanden und nicht quantitativ aufgefaßt und durchgeführt hat. Eine quantitative, graduelle Bestimmung der in den Sekundärqualitäten enthaltenen Primärqualitäten und damit eine ent-

---

210 Gal., De meth. med. III 2: X 167f. K.

211 Siehe Gal., De caus. content. 3: CMG Suppl. Orient. II, S. 135,8-19.

212 Siehe Gal., De meth. med. VII 7: X 499 K.

213 Gal., De comp. med. sec. loc. I 2: XII 391 K.; VII 1: XIII 13 K.; VII 2: XIII 15 K.

sprechende Charakteristik der verschiedenen medizinischen Wirkungen der Simplicia wird von ihm nur bei den Emollientia, Analgetica und bei den Lactem creantia angegeben,[214] und ebenso wird auch im gesamten Galenischen Schrifttum keines der angeführten zusammengesetzten Pharmaka auf die Grade der in ihnen vorkommenden Simplicia zurückgeführt bzw. kein Compositum unter Berücksichtigung der Grade der Simplicia zusammengestellt.

Lediglich in seinem Werk De comp. med. sec. gen. kommt Galen zweimal darauf zu sprechen, daß ein Pharmakon notwendigerweise um die gleiche Quantität vom indifferenten Zustand entfernt sein müsse wie die Krankheit, so daß bei einem krankhaften Zustand, der beispielsweise um vier Positionen kälter ist als der natürliche, ein Mittel verwendet werden muß, das um vier Positionen wärmer ist. Steht ein solches nicht zur Verfügung, solle man zwei wärmende Mittel, von denen eins um fünf, das andere aber um drei Positionen wärmer ist, miteinander vermischen, da man auch auf diese Weise ein um vier Positionen wärmeres herstellen könnte.[215] Dieser Hinweis bleibt jedoch reine Theorie, denn die Composita werden von Galen, abgesehen von zwei Ausnahmen, nicht nach Graden eingestuft. Eine der beiden Ausnahmen findet sich in der Schrift De comp. med. sec. gen., wo Galen die Wirkung der Emollientia in vier Grade einteilt: die in ihrer Wirkung schwächeren müsse man zum ersten Grad rechnen, diejenigen, die nicht viel (οὐ πολλῷ) stärker wirken als diese, zum zweiten Grad und auf die gleiche Weise andere zum dritten und vierten Grad. Bezeichnenderweise hält er diese Einteilung aber nicht durch, da er nur für die im ersten und zweiten Grad wirkenden erweichenden Mittel Beispiele

---

214 Die Emollientia bezeichnet Galen als warm in der zweiten oder dritten und trocken in der ersten Taxis (De simpl. med. temp. ac fac. V 9: XI 737. 739 K.), die Analgetica als warm in der ersten Taxis (ibid. V 19: XI 764. 766 K.) und die Lactem creantia als warm in der ersten oder zweiten Taxis (ibid. V 21: XI 772 K.).

215 Gal., De comp. med. sec. gen. I 3: XIII 371f. K.; vgl. auch III 2: XIII 594f. K.

angibt.[216] Die zweite Ausnahme begegnet in dem Werk De meth. med. Hier erwähnt Galen nur beiläufig, daß ein Medicamentum compositum, das beim Hohlulcus mäßig (μετρίως) trocknen und reinigen soll, zu den im ersten Grad wirkenden Mitteln gerechnet werden müsse.[217]

Die Einteilung der Composita erfolgt vielmehr ebenso wie bei den Simplicia nach Intensitätsangaben in Komparationen mit zwei oder drei Gliedern.[218] Wir können deshalb zusammenfassend sagen, daß die Gradlehre, die in ihrer Anwendung bei der Einstufung der Simplicia nicht über einen Ansatz hinausgekommen ist, bei den Composita praktisch überhaupt nicht berücksichtigt wird. Und aus diesem Grunde wird auch das in vielen medizinhistorischen Lehrbüchern angeführte Beispiel von der Abschwächung der kühlenden Wirkung des Opiums durch die wärmende des Castoreums (Bibergeil) in einen falschen Zusammenhang gestellt:[219] denn die wärmende Wirkung des Castoreums, deren Intensität Galen niemals genau mit einem Grad, ja nicht einmal mit einer Intensitätsangabe definiert,[220] wird nicht zu dem Zweck mit der im vierten Grad kühlenden des Opiums[221] in Verbindung gebracht, um damit eine rechnerisch exakt niedrigere Gradwirkung des Kühlens zu erzielen, wie man logischerweise annehmen würde und wie es auch P. Diepgen formuliert hat,[222] sondern - viel einfacher - zu dem Zweck, um damit nach der

---

216 Gal., ibid. VII 4: XIII 959f. K. und ähnlich VII 5: XIII 965 K.

217 Gal., De meth. med. III 3: X 177 K.

218 Man vgl. die oben S.123 Anm. 190 und 191 angegebenen Stellen.

219 Siehe H. Haeser 375; P. Diepgen 133 (hier werden darüber hinaus fälschlicherweise Opium und Pfeffer in Zusammenhang gebracht); zu revidieren ist aber auch die Darstellung des Verf., Medizin der griechisch-römischen Antike, 105.

220 Vgl. Gal., De simpl. med. temp. ac fac. XI 1: XII 337f. K. (De castorio).

221 Siehe Gal., ibid. VII 12: XII 73f. K. (De papavere).

222 Siehe P. Diepgen 133.

Opiumgabe die nachträglichen kühlenden Restwirkungen, die den Körper sonst für immer kalt gemacht hätten, zu beseitigen bzw. um die kühlende Wirkung zu verlangsamen.[223] Die Galen unterstellte Überlegung widerspräche auch seinen therapeutischen Absichten. Er will ja gerade die extrem kühlende Eigenschaft des Opiums ausnutzen, um eine betäubende Schlafwirkung zu erzielen.[224] Damit sie aber nicht schadet, mildert er sie durch Zugaben.[225] Eine etwa um zwei Grade verminderte kühlende Wirkung des Opiums wäre mit Galens Vorstellung von der Natur dieses Mittels jedoch nicht vereinbar gewesen, sie hätte unter diesen Umständen auch keine opiumähnliche Wirkung mehr hervorrufen können. Mit einem Wort, das in seiner Wirkung um zwei Grade verminderte Opium ist kein Opium mehr, sondern ein neuer Arzneistoff.

Abschließend müssen wir auf einen weiteren, sehr interessanten Gedankengang Galens eingehen, der mit der zu verwendenden Menge, dem Quantum eines Pharmakons in Zusammenhang steht. Oben (S.127f.) wurde darauf hingewiesen, daß Galen der Auffassung war, man könne durch das Mischen von zwei Pharmaka mit entgegengesetzten Qualitäten bzw. durch das Mischen von einem starken und einem schwachen Pharmakon der gleichen Art Arzneimittel mit Zwischenwirkungen erhalten, die infolge der Mischung grundsätzlich andere Qualitäten aufwiesen als ihre ursprünglichen Bestandteile. Nun glaubte Galen aber ebenfalls, daß die neuen Merkmale des Medicamentum compositum auch von der Menge der es zusammensetzenden Simplicia abhängig sind, so daß man z. B. bei der Vermischung von Öl, Wachs und Grünspan durch Variation der Mengen, in denen die einzelnen Bestandteile beigegeben

---

223 Siehe Gal., De meth. med. XII 8: X 868 K.; De comp. med. sec. loc. III 1: XII 618 K.; VIII 3: XIII 156 K.; IX 4: XIII 273ff.K.

224 Siehe Gal., De comp. med. sec. loc. IX 4: XIII 274 K.

225 Vgl. ein ähnliches Beispiel bei Gal., De temp. III 3: I 667 K. = S. 99,9-13 H., wo von der Milderung der Kanthariden durch Zugabe anderer Pharmaka die Rede ist, eine Milderung, die die Exulceration der Blase, welche die Kanthariden hervorrufen würden, verhindert und damit aus ihnen ein verwendbares Diureticum macht.

werden, abgestufte Intensitäten der trocknenden Wirkung erzielen könne.[226] Hier handelt es sich jedoch strenggenommen mehr um eine empirische Erfahrung als um eine Ableitung auf der Grundlage der Grad- bzw. Qualitätentheorie, kann doch bei einer Vermischung etwa von einem Simplex, das im ersten Grad warm ist, und einem, das im vierten Grad wärmt, nach dem arithmetischen Mittel nur ein Compositum herauskommen, das seine wärmende Wirkung zwischen dem zweiten und dem dritten Grad entfaltet. Das aber zeigt, daß Galen in seiner theoretischen Pharmakologie die beiden Möglichkeiten bei der Verbindung mehrerer Substanzen, die Mischung und die Aneinanderlagerung (um die antiken Termini zu gebrauchen), nicht auseinanderhält, sondern, obwohl er an die Entstehung einer neuen Qualität im Compositum glaubt, von der empirischen Vorstellung einer Aneinanderlagerung ausgeht.

Diese rein empirische Betrachtungsweise kommt auch in dem Gedanken zum Ausdruck, daß das Quantum eines bestimmten Simplex einen Einfluß auf die Intensität seiner Qualität auszuüben imstande sei. Das wird bei Galen an keiner Stelle breit ausgeführt, doch läßt sich seine diesbezügliche Meinung aus einigen beiläufigen Bemerkungen rekonstruieren. Er schreibt z. B., daß die θριδακίνη (Lattich), die er als ein nach Art des Quellwassers kühlendes, d. h. als nicht extrem kühlendes Gemüse auffaßt,[227] in großer Menge auf den Menschen ähnlich stark kühlend wirken könne wie der Mohnsaft.[228] Auf Grund der Überlegung, daß Lattich, in großen Mengen verabreicht, seine Intensität steigert, fordert er, man solle allgemein die Mengen der einzelnen Pharmaka gering halten oder das Pharmakon selbst durch ein anderes einfaches Mittel abschwächen.[229] Seine Vorstellung ist also offensichtlich die, daß die Menge des Pharmakons seine

---

226 Vgl. die oben S.127 Anm. 209 angegebenen Stellen.

227 Siehe Gal., De simpl. med. temp. ac fac. VI 8: XI 887 K. (De lactuca).

228 Siehe Gal., De temp. III 4: I 680 K. = S. 107,2-6 H.

229 Siehe Gal., ibid. III 3: I 665. 667 K. = S. 98,7-12. 99, 5-9 H.

Wirkung potenziere - eine Vorstellung, die nicht nur zu der Gradtheorie, sondern auch zu der Qualitätenlehre im Widerspruch steht, da sich ja die Erhöhung der Wirkung einer Qualität bzw. die Erhöhung des Grades ihrer Wirkung unmöglich aus der Summierung der Anzahl gleich wirkender Primärqualitäten ergeben kann, handelt es sich dabei doch um parallele Begriffe. Diese nur in der Schrift De temp. ausgesprochene Überlegung scheint vielmehr auf dem Gedankengut einer medizinischen Richtung zu beruhen, die nicht in der hippokratischen Tradition stand und möglicherweise durch die Betonung der Erfahrungskomponente, die in ihr zum Ausdruck kommt, als empirisch angesehen werden darf.

3. Die Tradition der quantitativen Bestimmung der Qalitäten in der griechischen Medizin und der Beitrag Galens

Nach der Darstellung der von Galen in seiner Pharmakologie angewandten Einteilungen der Wirkungsintensitäten wollen wir uns abschließend der Erörterung der Frage nach ihrer Herkunft zuwenden. Wie bereits oben (S. 60) erwähnt, bilden die beiden Begriffe Theorie und Erfahrung (λόγος und ἐμπειρία) für Galen die Grundlage, das Fundament, auf dem er, wie seine gesamte übrige Heilkunde,[230] so auch die Pharmakologie aufbaut.[231] Dementsprechend ergeben sich für ihn die Gründe für die therapeutische Anwendung der Pharmaka einmal aus der Erfahrung, zum anderen aus der theoretischen Überlegung und drittens aus der Kombination von beiden.[232] Wenn Galen in diesem Zusammenhang hervorhebt, daß die Ärzte sich im allgemeinen damit begnügten, die Primärqualitäten festzustellen, ohne zu untersuchen, wie weit ihre Wirkung reicht,[233] oder daß sie sich gar wie die

---

230 Vgl. z. B. Gal., De meth. med. III 2: X 163 K.

231 Siehe Gal., De comp. med. sec. gen. IV 5: XIII 706f. K.; VI 7: XIII 886ff. K.

232 Siehe Gal., De meth. med. XIV 5: X 962 K.

233 Siehe z. B. Gal., De simpl. med. temp. ac fac. I 27: XI 428f. K.; De comp. med. sec. gen. IV 1: XIII 658 K.

Laien mit dem bloßen Wissen um die richtige Anwendung der Pharmaka zufriedengäben, ohne sich um die theoretische Untermauerung dieses Wissens zu kümmern,[234] während er, Galen, es sich zur Aufgabe gemacht habe, die vor ihm noch von keinem, weder genau mit Abgrenzungen noch mangelhaft ohne Abgrenzungen, dargestellte allgemeine Methode der Pharmakologie[235] zusammenzustellen, so darf man darin nichts anderes als die für Galen charakteristische Haltung sehen, im Gegensatz zu seinen Kollegen als der keiner medizinischen Schule einseitig verpflichtete Eklektiker gelten zu wollen, der die besten, vor allem die hippokratischen Traditionen der wissenschaftlichen Medizin aufgreift und weiterentwickelt, eine Haltung, auf die bereits von O. Temkin hingewiesen worden ist.[236] In Wirklichkeit sind die Verhältnisse jedoch wesentlich komplizierter.

Zunächst einmal wissen wir, daß Galen von einer umfangreichen pharmakologischen Literatur der verschiedensten Schulrichtungen ausgehen konnte, die schon zu seiner Zeit alte Traditionen hatte. Wenn man auch annehmen muß, daß diese Literatur zum größten Teil aus Rezeptsammlungen bestand, so darf man doch gleichzeitig mit Recht vermuten, daß sie auch theoretische Erörterungen enthielt oder doch zumindest auf ihnen aufbauen konnte. Da diese Schriften jedoch bis auf ganz wenige Ausnahmen alle verlorengegangen sind, besteht unsere erste Aufgabe darin, klarzustellen, welche Art von Literatur, d. h. Literatur welcher Schulrichtungen Galen seinen theoretischen pharmakologischen Auffassungen in erster Linie zugrunde gelegt hat, um daraus einen ersten Hinweis auf die Herkunft seiner Klassifizierungen der Pharmaka ableiten zu können.

Allein schon durch seinen theoretischen Ansatz grenzt sich Galen von der methodischen Schule ab, die sich von der für ihn

---

234 Siehe Gal., De comp. med. sec. gen. VI 8: XIII 891f. K.

235 Siehe Gal., ibid. VI 7: XIII 889 K.

236 Siehe O. Temkin, Geschichte des Hippokratismus im ausgehenden Altertum, Kyklos 4, 1932, 10f. Den Schlußfolgerungen, die O. Temkin aus dieser eklektischen Haltung Galens in bezug auf sein Verhältnis zu Hippokrates zieht, kann man allerdings kaum zustimmen. Vgl. dazu oben S. 45 und die Anm. 47 zitierte Literatur.

einzig diskutablen humoralpathologischen Theorie abgewandt hatte und damit auch den Grundlagen, von denen er in seiner Pharmakologie ausging, nicht mehr entsprach. Die beiden anderen großen Schulen, die der Empiriker und der Dogmatiker, zu denen er auch die Pneumatiker hinzurechnete, läßt er in seinen übrigen theoretischen Auseinandersetzungen zwar durchaus gelten,[237] im Bereich der Pharmakologie aber weist seine Haltung eine wesentliche Variante auf. Galen übernimmt bereitwillig empirisches pharmakologisches Gut, er wendet sich jedoch entschieden gegen die empirische Auffassung, daß die Auffindung der Medikamente dem Zufall und der Analogie überlassen sei[238] und daß die Theorie somit in der Pharmakologie gar keine oder höchstens eine nebensächliche Rolle spiele.[239] Diese Auffassung habe nur deshalb eine so weite Verbreitung finden können, schreibt Galen, weil keiner der dogmatischen Ärzte die theoretische Methode der Zusammensetzung der Pharmaka beschrieben hat und diese Ärzte daraufhin, wenn sie ihre Rezeptzusammenstellungen einmal verlören, völlig hilflos sind und deswegen mit Recht verspottet werden.[240] An der Pharmakologie und Therapie der Empiriker kritisiert Galen besonders, daß sie es nicht nur ablehnen, sondern auch unfähig dazu sind, die Pharmaka entsprechend der individuellen Mischung der Primärqualitäten anzuwenden,[241] und daß sie die einzelnen Pharmaka einfach nebeneinanderstellen, ohne sie auf Grund klarer Abgrenzungen, die ihre Wirkungen festlegen, zu unterscheiden.[242] Die Kritik Galens richtet sich also gegen die einseitige Betonung der Empirie in der Pharmakologie dieser Schule und gegen die

---

237 Siehe ibid., 11.

238 Siehe Gal., De comp. med. sec. gen. I 1: XIII 366 K.; II 1: XIII 463 K.; III 2: XIII 594 K.; VI 8: XIII 892 K.; De simpl. med. temp. ac fac. II 7: XI 482 K.; De comp. med. sec. loc. II 1: XII 524 K.

239 Siehe Gal., De comp. med. sec. gen. III 1: XIII 563 K.

240 Siehe ibid. II 1: XIII 463 K.

241 Siehe Gal., De meth. med. IV 4: X 271 K. (= Fragm. 103 bei K. Deichgräber, Empirikerschule, 148,1ff.).

242 Siehe Gal., ibid. III 3: X 181 K. (= Fragm. 112 bei K. Deichgräber, Empirikerschule, 151,19ff.).

damit zusammenhängende Ablehnung einer sich auf die Humoralpathologie gründenden Theorie, womit die Unwissenschaftlichkeit der empirischen Lehre bewiesen sei[243] (vgl. oben S. 58f.). Diese Kritik erfolgt von den Positionen der dogmatisch-pneumatischen Schulrichtung her, deren Methode sich nach Galen bei der Auffindung der Heilmittel von der empirischen unterschied,[244] und zwar insofern, wie er in seiner Schrift De comp. med. sec. gen. ausdrücklich hervorhebt, als diese Ärzte darauf bedacht waren, bei den Heilmitteln auch den Unterschied in der Heftigkeit der Wirkung (κατὰ σφοδρότητα διαφορά) zu vermerken,[245] d. h. mit anderen Worten, eine Unterscheidung der Wirkungsintensität vorzunehmen.

Dieses Vorgehen konnte zur Zeit Galens bereits auf eine alte Tradition zurückblicken. Wir haben schon mehrfach davon gesprochen, daß Galen es für notwendig hielt, die Wirkungsstärke der Pharmaka, sei es der Simplicia oder der Composita, mit klaren Abgrenzungen festzulegen. Es konnte auch gezeigt werden, daß er unter solchen Abgrenzungen in seiner pharmakologischen Praxis die Differenzierung zwischen schwachen und starken Mitteln verstand bzw. die Unterscheidung zwischen dem Mehr und Weniger der Wirkung. Derartige Unterscheidungen lassen sich jedoch schon im Corpus Hippocraticum nachweisen. In den verschiedenen Schriften dieser Sammlung werden nicht nur wärmende,[246] kühlende,[247] trocknende[248] und feucht machende[249] Phar-

---

243 Siehe Gal., De simpl. med. temp. ac fac. I 29: XI 431f. K. (= Fragm. 100 bei K. Deichgräber, Empirikerschule, 147,6ff.).

244 Siehe Gal., De comp. med. sec. loc. VI 1: XII 895 K.

245 Gal., De comp. med. sec. gen. IV 5: XIII 683 K.

246 Siehe Hipp., De loc. in hom. 12: VI 296,21f. L.; 17: VI 310,1 L.; 22: VI 314,10 L.; 25: VI 316,14 L.

247 Siehe Hipp., ibid. 27: VI 320,4 L.; 29: VI 322,17 L.

248 Siehe Hipp., ibid. 12: VI 298,9f. L.; 13: VI 298,15 L.; Epid. V 26: V 224,22 L.

249 Siehe Hipp., Mochl. 36: IV 380,11f. L. = 37: II 267,9-11 Kw.; De visu 4: IX 156,16 L.; De loc. in hom. 13: VI 302,12 L.; 29: VI 322,15 L.; 32: VI 324,7 L.

maka erwähnt, es finden sich ebenso auch die ersten Versuche, ihre Intensität zu bestimmen, indem zwischen schwachen[250] und starken[251] Wirkungen der Pharmaka unterschieden wird. Wenn diese Angaben auch noch recht vereinzelt erfolgen und wenn sich auch, wie die Zusammenstellung der betreffenden Stellen zeigt,[252] die meisten von ihnen in der Schrift De loc. in hom. finden, die erst der Zeit des Aristoteles angehört,[253] so daß eine gewisse, von den früheren Schriften inaugurierte und zur Präzisierung tendierende Entwicklung in nachhippokratischer Zeit angenommen werden muß, so zeigen sie doch, daß die von Galen angewandte Unterscheidung zwischen schwach und stark wirkenden Pharmaka schon seit dem 5. Jahrh. v. u. Z. üblich war und daß Galen hierin höchstens das Verdienst zugebilligt werden kann, über diesen Ansatz insofern hinausgelangt zu sein, als er dieses Unterscheidungsprinzip so breit anwandte, daß es zur allgemeinen Grundlage der therapeutischen Praxis werden konnte.

Ähnliches gilt auch für die Intensitätsangaben. Ihre Verwendung zur Einführung und Charakterisierung von Rezepten in den pharmakologischen Schriften anderer Ärzte wird von Galen selbst bezeugt; sie muß ziemlich verbreitet gewesen sein, da sie sich in den Werken sowohl des Pneumatikers Archigenes von

---

250 Siehe Hipp., De loc. in hom. 21: VI 312,17 L.; 23: VI 314,16f. L.; 34: VI 326,19ff. L.; 45: VI 340,9f. L.

251 Siehe Hipp., De aëre 7: CMG I 1,2, S. 36,6; De loc. in hom. 13: VI 300,8. 18 L.; 18: VI 310,14f. L.; 27: VI 320,2f. L.; 34: VI 326,10-14 L.; 45: VI 340,3. 7. 9. 10. 12 L.; De nat. mul. 12: VII 330,10 L.; De steril. 217: VIII 422,11f. L.; De superf. 29: VIII 498,16f. L.; Epid. V 17: V 216,18 L.

252 Die Anm. 246-251 zitierten Belege aus dem Corpus Hippocraticum entnahm ich dem Lemma φαρμακον aus dem Hippokrates-Lexikon, das vom Thesaurus Linguae Graecae an der Universität Hamburg zur Edition vorbereitet wird. Das bisher noch ungedruckte Material wurde mir liebenswürdigerweise im Manuskript zur Verfügung gestellt.

253 Siehe K. Schubring, Zu Aufbau und Lehre der hippokratischen Schrift De locis in homine, Berl. Med., H. 23, 1964, 744.

Apameia[254] als auch des Empirikers Heras aus Kappadokien[255] und des Ahnherrn der Methodiker Asklepiades von Bithynien[256] belegen lassen. Infolge der Ungunst der Überlieferung hinsichtlich des vorgalenischen pharmakologischen Schrifttums läßt sich zwar nicht mehr entscheiden, ob sich die Anwendung der Intensitätsangaben in den Werken zur Arzneimittellehre aus der Zeit vor Galen auf Bemerkungen dieser Art beschränkte (allgemein üblich war der Gebrauch von Intensitätsangaben jedenfalls nicht, z. B. läßt er sich in dem pharmakologischen Werk des Dioskurides an keiner Stelle nachweisen[257]), vieles spricht jedoch dafür, daß die Intensitätsangaben auch darüber hinaus entsprechend dem Gebrauch bei Galen verwendet wurden, vor allem wenn man bedenkt, daß die Unterscheidung zwischen schwachen und starken Mitteln seit der hippokratischen Medizin ihre Tra-

---

254 Siehe Gal., De comp. med. sec. loc. I 2: XII 409 K.; III 1: XII 622f. 641f. K.; III 2: XII 676 K.; V 1: XII 808. 809 K.; V 5: XII 856. 860. 873 K.; De comp. med. sec. gen. IV 11: XIII 733 K.

255 Siehe Gal., De comp. med. sec. loc. II 3: XII 593 K.; De comp. med. sec. gen. II 10: XIII 513 K.; II 19: XIII 543f. K.; V 2: XIII 765. 786 K.; V 3: XIII 795 K.; V 7: XIII 815 K.

256 Siehe Gal., De comp. med. sec. loc. IX 5: XIII 302 K.; De comp. med. sec. gen. V 4: XIII 802 K.; VII 12: XIII 1009 K. (nach dem Zeugnis Galens war dieses Pharmakon auch bei Themison zu belegen).
Im übrigen scheinen sich auch die Methodiker um Sorgfalt bei der Dosierung der Medikamente bemüht zu haben (vgl. L. Edelstein, Art. "Methodiker", RE, Supplementbd. 6, 1935, 365), die mit der Bestimmung der Wirkungsintensität der Medikamente Hand in Hand gehen mußte. Das dürfte allerdings kaum für die extreme, von Thessalos vertretene Richtung der methodischen Medizin gelten, die nach Galen die Pharmakologie vernachlässigte (s. Gal., De meth. med. IV 4: X 256 K.; De comp. med. sec. gen. I 4: XIII 375 K.; mit dieser Deutung der angegebenen Stellen weiche ich von H. Diller, Art. "Thessalos" (Nr. 6), RE, 6 A, 1936, 176, ab).

257 Mir ist jedenfalls keine Stelle bekannt. Eine sichere Aussage ließe sich freilich nur an Hand eines vollständigen Wortindex zu der von M. Wellmann besorgten Ausgabe des Dioskurides machen, der bisher noch aussteht, für eine fruchtbare Benutzung des umfangreichen Textes des Dioskurides aber dringend notwendig wäre.

dition hatte und daß sie sich eigentlich aus der medizinischen Praxis selbst ergab. Über diese Unterscheidung wird ihre Verwendung allerdings nicht hinausgekommen sein, und das um so mehr, als sie sich trotz der systematisierenden Bestrebungen, die Galens Werk auszeichnen, auch bei ihm auf diesen Gegensatz reduzieren lassen. Da andererseits aber die Intensitätsangaben als Annoncierung von Rezepten bei Galen hauptsächlich in den Zitaten aus den Schriften des Pneumatikers Archigenes begegnen, kann man vielleicht die - wenn auch vage - Vermutung äußern, daß die Forderung, die Wirkungsintensität einer Qualität zu messen, vor allem von den Vertretern der pneumatischen Schule gestellt wurde, so daß Galen in dieser Beziehung vorwiegend dem Lehrgut dieser medizinischen Richtung verpflichtet wäre.

Konnte gezeigt werden, daß Galen bei seiner Verwendung der Intensitätsangaben von einer alten Tradition abhängig war, so ist es schon wesentlich komplizierter, die Frage nach der Herkunft der zuerst bei ihm nachweisbaren Theorie von den Graden zu beantworten. Daß die Einteilung der Wirkungsstärke der Pharmaka in vier Grade in Analogie zu dem im Zusammenhang mit der Humoralpathologie entwickelten Viererschema vorgenommen worden ist, wurde bereits zu Beginn der 30er Jahre dieses Jahrhunderts von O. Temkin vermutet;[258] neuerdings wurde diese Annahme von H. H. Lauer wiederholt.[259] Sie hat viel Wahrscheinlichkeit für sich, allerdings sagt sie nichts darüber aus, von wem und wann diese Einteilung zum erstenmal aufgestellt worden ist. Die Galenische Gradlehre ohne nähere Begründung, wie M. Wellmann es getan hat, den Pneumatikern, speziell dem Archigenes, zuzuschreiben und den zweiten Teil von Galens Schrift De simpl. med. temp. ac fac., in dem die einzelnen Simplicia abgehandelt werden, für weiter nichts "als eine Umsetzung der damals schon

---

258 O. Temkin, Geschichte des Hippokratismus, 13; die hier aufgestellte Behauptung hat er später in seinem Beitrag Greek Medicine as Science and Craft, Isis 44, 1953, 213, noch einmal wiederholt.

259 H. H. Lauer, Zahl und Medizin, Janus 53, 1966, 182.

maassgebend gewordenen Arzneimittellehre des Dioskurides in das von ihm (Galen - G. H.) kunstvoll ausgearbeitete pharmakognostische System" zu erklären,[260] geht nicht an: für die Herleitung der Gradlehre Galens von den Pneumatikern fehlt uns, da die pharmakologischen Schriften der pneumatischen Ärzte nicht erhalten geblieben sind, jeder Beweis, und die angebliche Identität der Galenischen Simpliciabeschreibungen mit denen des Dioskurides widerlegt selbst ein nur flüchtiger Vergleich dieser beiden Schriften.

Wenn wir uns daher erneut dem Problem der Herkunft der Galenischen Gradlehre zuwenden wollen, so ist zunächst einmal festzuhalten, daß sich in den pharmakologischen Werken Galens im Zusammenhang mit der Gradlehre keinerlei Quellenangaben finden, die eindeutig auf eine Übernahme dieser Theorie von einem Vorgänger deuten - bei der in der Antike üblichen nachlässigen Zitierweise in bezug auf die benutzten Quellen überhaupt und bei dem speziell in den Lehrbüchern geübten Verfahren, frühere Texte abzuschreiben, ohne ihre Verfasser zu nennen, allerdings auch ohne Anspruch auf Priorität zu erheben,[261] freilich kein Grund, eine solche Übernahme ganz auszuschließen. Angesichts dieser Situation müssen wir versuchen, auf Grund einer eingehenden Analyse der Galentexte zu einer schlüssigen Aussage zu gelangen. Die allgemeine Annahme, daß Galen als der Schöpfer dieser Gradlehre zu gelten habe, wird zunächst durch mehrere Äußerungen von ihm gestützt, in denen er seinen Anteil bei der Einteilung der Primärqualitäten nach Graden hervorhebt. So schreibt er in seinem Werk De simpl. med. temp. ac fac., daß "viele Ärzte" den Fehler machten, die Wirkungen der Pharmaka nicht mit vielen Graden (πολλαὶ τάξεις) voneinander abzugrenzen, daß er aber, auch wenn dies ein schwieriges und großes Unterfangen ist, im folgenden versuchen werde, es zu tun.[262]

---

260 M. Wellmann, Zu Galens Schrift Περὶ κράσεως καὶ δυνάμεως τῶν ἁπλῶν φαρμάκων, Hermes 38, 1903, 293.

261 Vgl. K. Ziegler, Art. "Plagiat", RE, 20, 1950, 1963-1966.

262 Gal., De simpl. med. temp. ac fac. III 13: XI 572 K.

Bei der Darlegung der Dynamis des Rosenöls setzt Galen auseinander, daß es etwas kälter sei als das gewöhnliche Öl, jedoch noch nicht stark (ἰσχυρῶς) kalt, und er fügt hinzu, daß er diese Wirkung als die im ersten Grad kühlende zu bezeichnen gewohnt ist.[263] Zwei ähnliche Aussagen finden sich auch in den späteren Partien der Schrift: einmal schreibt er in der Einleitung zum VII. Buch, daß die genauen Abgrenzungen der Wirkung zwar nicht immer möglich sind, daß er jedoch versucht habe, sie in vier Grade zu unterteilen,[264] und zum anderen erinnert er den Leser in der Einleitung zum VIII. Buch daran, daß er bei jeder einfachen Dynamis eine Einteilung in vier Grade vorgenommen habe.[265] Die angeführten Stellen werden durch zwei weitere aus der Schrift De comp. med. sec. gen. ergänzt. Auch hier weist Galen zunächst darauf hin, daß er die Stoffe der Pharmaka nicht einfach nach ihren Genera abgehandelt habe wie Dioskurides, sondern daß er in der Abhandlung De simpl. med. temp. ac fac. ihre Wirkung, in vier Grade unterteilt, dargestellt hätte.[266] An der in unserem Zusammenhang interessantesten Stelle schreibt Galen, daß er die Wirkung einiger Pharmaka einmal zu Beginn und einmal zum Ende eines Grades hin festgelegt habe. Derjenige, der nach ihm die Wirkungen derselben Arzneimittel untersuchen wolle, möge nicht vorschnell nach zwei oder drei Anwendungen urteilen, denn er selbst habe sich erst nach langer Erfahrung dazu entschlossen, die als zum zweiten Grad gehörig bekannten Pharmaka (κατὰ τὴν δευτέραν τάξιν εἰρημένα φάρμακα) auf den beginnenden dritten Grad zu transponieren. Von diesem Grundsatz ausgehend, habe er jeweils bei den besten Mitteln jeder Gattung und Art die Dynamis ermittelt.[267]

Überblicken wir das vorgelegte Material unter dem Gesichtspunkt der Urheberschaft Galens an der Gradlehre, so erlauben die besprochenen Stellen einerseits die eindeutige Schlußfolge-

---

263 Gal., ibid. III 10: XI 561 K.
264 Gal., ibid. VII Prooem.: XII 3 K.
265 Gal., ibid. VIII Prooem.: XII 83 K.
266 Gal., De comp. med. sec. gen. II 1: XIII 464 K.
267 Gal., ibid. VII 4: XIII 960f. K,

rung, daß Galen an der Weiterentwicklung dieser Lehre aktiv beteiligt war; sie lassen es andererseits aber als fraglich erscheinen, daß er als Begründer der Gradlehre gelten darf. Spricht er doch an der ersten aus der Abhandlung De simpl. med. temp. ac fac. zitierten Stelle nur von "vielen" (nicht von "allen") Ärzten, die die Grade nicht genügend berücksichtigt hätten, und findet sich doch an der zuletzt genannten Stelle aus der Schrift De comp. med. sec. gen. die bedeutsame Aussage, wonach er, Galen, die Pharmaka, die dem zweiten Grad zugeordnet wurden, in den dritten Grad transponiert habe, was nur besagen kann, daß bereits jemand anders vor Galen die Einordnung der Mittel in den zweiten Grad vorgenommen haben muß.

Gegen die Annahme, daß Galen der Schöpfer der Gradlehre ist, spricht auch noch manches andere. Zunächst ist es der Umstand, daß die Wirkung bei weitem nicht aller Simplicia mit Graden definiert worden ist. Zwar sagt Galen an der eben zitierten Stelle aus dem Werk De comp. med. sec. gen. selbst, daß er nur bei den besten Mitteln die Grade ermittelt habe, dennoch ist es unwahrscheinlich, daß er das bei nur so wenigen Pharmaka getan hätte, wenn er dieses System allgemein hätte einführen wollen. In dieselbe Richtung weist auch eine terminologische Besonderheit. Oben (S.118) wurde gesagt, daß Galen, um den Grad einer Wirkung zu bezeichnen, wechselweise die Termini τάξις und ἀπόστασις gebraucht, was allein schon verwunderlich wäre, wenn er selbst diesen Begriff in der Pharmakologie zum erstenmal verwendet hätte. Darüber hinaus fällt es bei der Durchsicht der Simpliciabeschreibungen in der Schrift De simpl. med. temp. ac fac. auf, daß der Terminus Taxis bei weitem häufiger auftaucht als der Terminus Apostasis. Bei insgesamt vier Simplicia werden beide Termini gleichzeitig angewandt (vgl. unten Anhang I). Der Unterschied in der Häufigkeit des Gebrauchs deutet darauf hin, daß Galen hier auf verschiedene, voneinander unabhängige Quellen zurückgegriffen hat - einen sichereren Beweis würde allerdings erst die von einem Philologen durchgeführte sprachlich-stilistische Untersuchung der in Frage kommenden Texte erbringen.

Die Benutzung verschiedener Quellen böte weiterhin eine plausible Erklärung für die Widersprüche, die sich bei Galen in der Zuweisung einzelner Simplicia zu verschiedenen Graden nachweisen lassen. Folgende Beispiele mögen die Art der Widersprüche verdeutlichen:

1. In seiner Beschreibung des νήριον (Oleander) setzt Galen diese Pflanze ausdrücklich mit der ῥοδοδάφνη (Oleander) gleich und schreibt, daß sie nicht nur für die Menschen, sondern auch für das meiste Vieh giftig sei.[268] Dieselbe Angabe findet man auch in der Schilderung der ῥοδοδάφνη, hier fehlt jedoch die Gleichsetzung mit dem νήριον, und statt dessen teilt Galen mit, daß dieses Mittel zu Beginn des dritten Grades wärme und im ersten Grad trockne.[269]

2. Bei der Darstellung des τρίφυλλον (Asphaltklee) erwähnt Galen, daß diese Pflanze wie der Asphalt im dritten Grad trockne und wärme,[270] während der Asphalt selbst in der gleichen Schrift als im zweiten Grad wärmend und trocknend geschildert wird.[271]

3. In der Schrift De comp. med. sec. loc. legt Galen ausführlich die Vorzüge der aus γλαύκιον (echter Hornmohn) angefertigten Kollyrien bei Otalgien dar und fügt hinzu, daß ebenso auch die Kollyrien aus κρόκος (Safran) wirkten.[272] Dieser Aussage, die von den gleichen Eigenschaften beider Pflanzen ausgeht, widersprechen jedoch die Beschreibungen der Simplicia in dem Werk De simpl. med. temp. ac fac., denen zufolge das γλαύκιον deutlich (σαφῶς) kühle,[273] während der κρόκος im zweiten Grad wärme und im ersten Grad trockne.[274]

---

268 Gal., De simpl. med. temp. ac fac. VIII 13: XII 86 K. (De nerio).

269 Gal., ibid. VIII 17: XII 115 K. (De rhododaphne).

270 Gal., ibid. VIII 19: XII 144f. K. (De triphyllo).

271 Gal., ibid. XI 2: XII 375 K. (De bitumine proveniente in mari mortuo).

272 Gal., De comp. med. sec. loc. III 1: XII 608 K.

273 Gal., De simpl. med. temp. ac fac. VI 3: XI 857 K. (De glaucio).

274 Siehe Gal., ibid. VII 10: XII 48 K. (De croco).

4. τῆλις (Bockshornklee) wird bei der Schilderung seiner Wirkungen im VIII. Buch von De simpl. med. temp. ac fac. in die zweite Taxis der wärmenden und in die erste der trocknenden Mittel eingestuft.[275] Im III. Buch derselben Schrift dagegen wird seine wärmende Wirkung mit der ersten Apostasis definiert und seine trocknende Eigenschaft gar nicht erwähnt.[276] Hier fällt neben der unterschiedlichen Einstufung auch noch die verschiedene terminologische Bezeichnung auf.

5. In der Schrift De simpl. med. temp. ac fac. gibt Galen die wärmende Wirkung des πήγανον ἄγριον (= βήσασα, wilde Raute) mit dem vierten Grad an.[277] In De comp. med. sec. loc. spricht er jedoch vom dritten Grad, und zwar unter ausdrücklicher Berufung auf seine eigene Beschreibung in der zuerst genannten Schrift.[278]

6. In dem Werk De comp. med. sec. gen. wird ausgeführt, daß χαλβάνη (Galbanum) mäßig (μετρίως) wärme.[279] Im Gegensatz dazu heißt es aber in der Abhandlung De simpl. med. temp. ac fac., daß ihre wärmende Wirkung auf das Ende des zweiten und den Beginn des dritten Grades festzulegen wäre.[280]

Die angeführten Beispiele zeigen besonders deutlich, um welche Art von Widersprüchen es sich in den Aussagen Galens handelt. Sie ließen sich fast beliebig vermehren, wenn man auf dieselbe Weise die unterschiedlichen Intensitätsangaben miteinander vergleichen würde, mit denen Galen die Wirkungen ein und derselben Simplicia beschreibt. Hier ist allerdings Vorsicht geboten, denn die Bedeutungen der Intensitätsangaben lassen sich, wie oben gezeigt werden konnte, auf den Gegensatz

---

275 Gal., ibid. VIII 19: XII 141 K. (De foenograeco).

276 Gal., ibid. III 13: XI 571f. K.; vgl. auch De comp. med. sec. loc. IV 1: XII 700 K., wo von der μετρίως wärmenden Dynamis der τῆλις die Rede ist.

277 Gal., De simpl. med. temp. ac fac. VIII 16: XII 100f. K. (De ruta).

278 Gal., De comp. med. sec. loc. VI 6: XII 940 K.

279 Gal., De comp. med. sec. gen. VII 11: XIII 1007 K.

280 Gal., De simpl. med. temp. ac fac. VIII 22: XII 153 K. (De galbano).

schwach-stark reduzieren, so daß die Widersprüche in dieser Hinsicht zwar ebenfalls auf verschiedene von Galen benutzte Quellen hindeuten, dieser Verdacht jedoch nicht bewiesen werden kann.

Widersprüchlich muten schließlich auch noch Galens Ausführungen an zwei weiteren Stellen aus der Schrift De simpl. med. temp. ac fac. an, an denen ebenfalls von der Gradeinteilung, allerdings der Sekundärqualitäten, die Rede ist. Die erste dieser beiden Einteilungen findet sich bei der Beschreibung des κρίνον (Lilie), wo Galen, nachdem er ausgeführt hatte, daß diese Pflanze mäßig (μετρίως) trockne, reinige und verteile, ihre reinigende Wirkung der ersten Taxis der reinigenden Pharmaka gleichsetzt.[281] Bei dem zweiten Fall handelt es sich um verschiedene Arten des ὀρίγανον (Origanum), denen von Galen schneidende, verdünnende, trocknende und erwärmende Dynameis zugeschrieben werden. Als Zusatz bringt er den Vermerk, daß alle Arten des Origanum "diese (Wirkungen) in der dritten Apostasis haben" (κατὰ τὴν τρίτην ἀπόστασιν ἔχουσαι ταῦτα).[282] Der griechische Text dürfte an dieser Stelle zwar verderbt sein, in dem vorliegenden Wortlaut muß die Aussage über die Wirkungen im dritten Grad jedoch auf jeden Fall auch auf die Sekundärqualitäten bezogen werden. Widersprüchlich erscheinen diese beiden Stellen aber gerade deshalb, weil im Galenischen Schrifttum sonst nie von einer Gradeinteilung der Sekundärqualitäten die Rede ist; möglicherweise ist Galen auch hierin wieder von einer Quelle abhängig, in der die Einteilung nach Graden auch auf die Sekundärqualitäten ausgedehnt war.

Haben wir im Vorstehenden zeigen können, daß Galen auch in seinen Darlegungen zur Gradtheorie aller Wahrscheinlichkeit nach von Quellen welcher Art auch immer abhängig ist und daß er demzufolge kaum noch als Schöpfer dieser Lehre angesprochen werden kann, so ist damit freilich noch nichts über die geistige Herkunft der auf ihr beruhenden systematisierenden Bestre-

---

281 Gal., ibid. VII 10: XII 45f. K. (De lilio).
282 Gal., ibid. VIII 15: XII 91 K. (De origano).

bungen in der Pharmakologie ausgesagt. Infolge der unglücklichen Überlieferungssituation läßt sich darüber auch nichts Sicheres sagen, da uns für die Beantwortung der damit aufgeworfenen Frage auf Grund des Verlustes der pharmakologischen Literatur der Pneumatiker nur das Galenische Corpus selbst und zwei Textstellen aus der arabischen pharmakologischen Literatur zur Verfügung stehen.

Aus der Galenischen Kritik an der empirischen Pharmakologie einerseits sowie aus seiner anerkennenden Erwähnung der Bemühungen der Dogmatiker, die Pharmaka nach der Intensität ihrer Wirkung zu unterscheiden, andererseits können wir lediglich vage schließen, daß Galen sich mit seiner Gradlehre in der dogmatisch-pneumatischen Tradition bewegt.

Noch weniger gibt die arabische Tradition für unsere Fragestellung aus. Da wäre zunächst eine Stelle aus der Schrift De simplicium medicamentorum temperamentis commentaria zu nennen, die einem Serapion junior zugeschrieben worden ist. In dieser kompilationsartigen Charakter aufweisenden Schrift, in der die Aussagen griechischer und arabischer Autoren über die Wirkungen einzelner Simplicia ohne eine eigene Wertung des Verfassers zusammengestellt werden, findet sich in dem Abschnitt über die medikamentösen Wirkungen von süßen Mandeln der Satz: "Archigenes & Scindaxar. Sunt calidae et humidae in primo gradu."[283] Man ist zunächst geneigt, diese Bemerkung in dem Sinne zu interpretieren, als handle es sich hier um eine Gradangabe, die auf den Pneumatiker Archigenes zurückgeht. Bei näherem Nachdenken erheben sich jedoch Zweifel. Denn gegen die Annahme, daß die Gradangabe von Archigenes stammt, spricht erstens der Umstand, daß Galen lediglich von einer leicht bitteren und symmetrisch warmen Eigenschaft der süßen Mandeln spricht, von einer feuchten Eigenschaft, die mit der bitteren Sekundärqualität ohnehin nicht zu vereinbaren wäre,[284] jedoch

---

283 Serapion Aggregator (iunior), De simplicium medicamentorum temperamentis commentaria, in: Serapionis (senioris) ... practica, Venetiis apud Juntas 1550, 134 b^{v}.

284 Vgl. Gal., De simpl. med. temp. ac fac. I 39: XI 453 K. und IV 7: XI 646 K.

nichts sagt und auch keine Gradangaben bringt[285] - wären sie in der vorgalenischen pharmakologischen Literatur bekannt gewesen, dann wäre er aller Wahrscheinlichkeit nach darauf eingegangen. In dieselbe Richtung deutet zweitens die Tatsache, daß diese Gradangabe auch in der nachgalenischen pharmakologischen Literatur der Griechen nirgends auftaucht (vgl. unten S.196ff.).[286] Drittens ist das arabische Original dieser im 13. Jahrh. entstandenen und von Abraham Tortuosiensis und Simon Januensis um 1290 ins Lateinische übersetzten pseudoepigraphischen Schrift nicht bekannt,[287] so daß die lateinische Übersetzung auf mögliche Fehler hin nicht überprüft werden kann. Viertens ist uns ein arabischer Arzt mit dem Namen Scindaxar, der in unserer Quelle zusammen mit Archigenes genannt wird und auf den vermutlich die Erwähnung des Archigenes zurückgeht, auch nicht bekannt - es dürfte sich hier um eine der üblichen Verballhornungen von arabischen Namen handeln, die in diesem Falle die Identifizierung dieses Namens nahezu aussichtslos erscheinen läßt und damit eine eventuelle Einsicht in die von dem sog. Serapion junior benutzte Primärquelle unmöglich macht, so daß wir ein Mißverständnis unseres Autors nicht ausschließen können. Bedenklich stimmt schließlich fünftens die Tatsache, daß die Erwähnung des Archigenes in der Schrift singulär ist, während der Name Scindaxar bzw. Sindaxar mehrmals vorkommt.[288] All das macht die doxographische Aussage des zitierten Satzes zweifelhaft, und man wird sie kaum noch als einen sicheren Beweis für den pneumatischen Ursprung der Gradlehre verwerten können.

---

285 Gal., ibid. VI 1: XI 828 K. (De amygdalis).

286 Vgl. Orib., Coll. med. rel. XV 1: CMG VI 1,2, S. 243, 15-18; Aët. Amid., Lib. med. I 31: CMG VIII 1, S. 38,6f.; Paul. Aeg. VII 3: CMG IX 2, S. 193,16f.; Simeon Seth, Syntagma de alimentorum facultatibus, hrsg. von B. Langkavel, Leipzig 1868, S. 20,16-21,9.

287 Vgl. M. Ullmann, Die Medizin im Islam, Handbuch der Orientalistik, hrsg. von B. Spuler, Erg.-Bd. VI, 1, Leiden/Köln 1970, 283f.

288 Serapion, Commentaria, 135 a^{r}, 144 a^{v}, 154 b^{v}.

Etwas komplizierter liegen die Verhältnisse bei der zweiten Textstelle. In seinem Aufsatz "Al-Kindī's Schrift über die zusammengesetzten Heilmittel" (vgl. unten S. 200), in dem im wesentlichen der Inhalt dieser Schrift anhand der einzigen uns erhaltenen arabischen Handschrift in München dargelegt wird, geht A. Siggel u. a. auf die Auffassung al-Kindī's ein, wonach die einzelnen Grade sich zueinander nicht im Sinne einer arithmetischen, sondern einer geometrischen Progression verhalten. Dabei schreibt er, daß al-Kindī sich auf "eine angebliche Äußerung Galens" stütze, der - in Übersetzung von A. Siggel - "die Meinung derjenigen verworfen hat, die glaubten, daß die Kraft des 4. Grades das vierfache der Kraft des 1. Grades, die Kraft des 3. Grades das dreifache der Kraft des 1. Grades sei, in den 10 Abhandlungen von den zusammengesetzten Heilmitteln in der 2. Maqāla (Abhandlung) in der 5. Nus-cha von den Heilmitteln". Dieselbe Meinung habe nach al-Kindī, fügt A. Siggel hinzu, in seiner "Behandlung des Magens" auch Andromachos vertreten. In diesem Zusammenhang bemerkt er auch, daß er nicht habe herausfinden können, was al-Kindī mit den Begriffen maqāla und nusḫa gemeint hat, so daß er die entsprechende Galenstelle nicht habe verifizieren können, und er schließt seine Erläuterung dieser Stelle mit der Überlegung, daß mit Andromachos nicht der Leibarzt Neros gemeint gewesen sein kann, da dann "Galens Lehre von den Graden der Heilmittel dem Andromachos schon bekannt gewesen sein müßte...".[289]

Das in unserem Zusammenhang Wesentliche an der Interpretation von A. Siggel ist seine Bemerkung über Andromachos, der ebenfalls etwas über die Grade der Heilmittel geschrieben haben soll. Da dieser Andromachos von al-Kindī zusammen mit Galen zitiert wird, lag der Verdacht nahe, daß es sich trotz der Überlegung von A. Siggel doch um ein von al-Kindī übernommenes Zitat Galens und damit um den Leibarzt Neros handeln könnte, der von Galen in seinen Schriften häufig angeführt wird und der dadurch als eine neue vorgalenische Quelle für die Gradlehre

---

289 A. Siggel, Al-Kindī's Schrift über die zusammengesetzten Heilmittel, Sudhoffs Archiv 37, 1953, 391.

in Frage gekommen wäre. Zur Klärung des Sachverhaltes wurde von uns daher zunächst die Übersetzung von A. Siggel mit der spätmittelalterlichen lateinischen Übertragung dieser Schrift verglichen. Dabei ergab sich sofort eine wesentliche inhaltliche Differenz: nach der lateinischen Fassung äußert Galen seine Ansicht in den 10 Abhandlungen über die zusammengesetzten Heilmittel und dort wiederum im achten Teil bei der Besprechung des fünften Rezepts des Andromachos zur Behandlung von Magenleiden.[290] Von einer Zitierung des Andromachos selbst findet man hier nichts. Da man nun von der bekannten Tatsache ausgehen konnte, daß die beiden Galenschriften über die Zusammensetzung der Heilmittel in der arabischen Tradition als eine Schrift überliefert wurden, die man in die zehn Abhandlungen über die Zusammensetzung der Heilmittel secundum locos und in die sieben Abhandlungen über die Zusammensetzung der Heilmittel per genera unterteilte[291] und da somit mit den "zehn Abhandlungen" von al-Kindī nur die Schrift De comp. med. sec. loc. gemeint sein konnte, bereitete die Identifizierung der von al-Kindī zitierten Galenstelle keine Schwierigkeiten, kam doch hier nur das zweite Kapitel des achten Buches in Betracht, wo Galen den Inhalt und die Wirksamkeit einiger von Andromachos,

---

290 "Galenus quoque in libro decem tractatuum, quem de componendis medicinis edidit: in parte videlicet octaua, cum de quinta confectione medicinarum Andromachi tractaret, ad curandum stomachum eorum destruxit sententiam." Alchindus, De medicinarum compositarum gradibus inuestigandis libellus, in: Opuscula illustrium medicorum de dosibus..., apud Ioann. Mareschallum Lugd. 1584, p. 262.

291 Vgl. Ḥunain ibn Isḥāq, Über die syrischen und arabischen Galen-Übersetzungen, hrsg. von G. Bergsträsser, Abh. f. d. Kunde d. Morgenlandes XVII 2, Leipzig 1925, S. 30 (Nr. 79) = arab. S. 36.
Siehe dazu auch Ibn Abī Uṣaibiʿa, ʿUyūn al-anbāʾ fī ṭabaqāt al-aṭibbāʾ, hrsg. von A. Müller, Bd. 1, Kairo 1882, S. 98,5f.; Ibn an-Nadīm, Al-Fihrist, hrsg. von G. Flügel, Leipzig 1871, S. 290,27f. und Ibn al-Qifṭī, Tarīḫ al-ḥukamāʾ, hrsg. von J. Lippert, Leipzig 1903, S. 131,7 (diese Angaben verdanke ich R. Nabielek, Berlin).

dem Leibarzt Neros, überlieferter Rezepte zur Behandlung von Magenleiden eingehend bespricht.[292]

Wenn sich auch auf diese Weise die Annahme von A. Siggel, Andromachos habe in einer Schrift "Behandlung des Magens" etwas über das Verhältnis der Grade untereinander vermerkt, als das Resultat einer falschen Übersetzung der al-Kindī-Stelle erwies, so war damit, nachdem es durch den Vergleich mit dem Galentext eindeutig feststand, daß es sich dabei um den Andromachos handelt, der im 1. Jahrh. in Rom wirkte, noch nicht klargestellt, welche Aussage diese Stelle im Hinblick auf eine vorgalenische Gradlehre beinhaltet. Denn al-Kindī schreibt anschließend, jeder, der verständig und bezüglich des Verhältnisses und der Proportion unterrichtet ist, könne sehen, daß Galen diese seine Ansicht über die Gradverhältnisse anhand dieses Rezepts (sc. des Andromachos) dargelegt habe.[293] Diese Be-

---

292 Gal., De comp. med. sec. loc. VIII 2: XIII 136f. K. Diese Stellenangabe stimmt allerdings mit dem entsprechenden Passus in der Schrift des al-Kindī, so wie er auch in der Edition dieser Schrift von L. Gauthier, Antécédents gréco-arabes de la psychophysique, Beyrouth 1939 [1938], p. 68 = arab. 24,2-5, geboten wird, nicht überein. Die Fragen, die sich aus diesen Abweichungen ergeben, werden von L. Gauthier nicht beantwortet. R. Nabielek, Berlin, teilt mir dazu folgendes mit:
"Der arabische Wortlaut der betreffenden Stelle فى المقالت عشر من تركيب الادوية وفى المقالت الثانية ist ohne Zweifel korrupt. Den regelwidrigen Passus فى المقالت عشر übersetzt L. Gauthier mit "livre X". Das würde aber den schweren Texteingriff einer Änderung von عشر zu العاشرة notwendig machen. Die lateinische Übersetzung hingegen stimmt mit dem Sprachgebrauch der arabischen Bibliographen überein, welche die Galenische Schrift De comp. med. sec. loc. als die "Zehn Abhandlungen" von den insgesamt 17 Abhandlungen der Gesamtschrift bezeichnet haben. Der betreffende Passus ist also mit geringerem Aufwand in فى المقالات العشر zu korrigieren. Das folgende و ist m. E. zu tilgen, da es sich nicht um ein neues Werk handelt, sondern um eine genauere Stellenangabe innerhalb der zehn Abhandlungen. Bezeichnenderweise fügt die lateinische Übersetzung an dieser Stelle auch ein "videlicet" ein. Die lateinische Version, die anschließend "octava" = الثامنة an Stelle von الثانية bietet, hat damit ebenfalls das Richtige bewahrt. Dabei ist das ت von dem dazugehörigen المقالت angesichts der sonstigen Unbekümmertheit des Kopisten, mit welcher dieser bei der Schreibung von ت und ة verfährt, in ة zu ändern."

293 L. Gauthier, p. 68 = arab. S. 24,5-8.

merkung schließt aber, wenn auch nur angedeutet, die Möglichkeit ein, daß sich auch Andromachos bei seiner Zusammenstellung von demselben theoretischen Ansatzpunkt leiten ließ.

Bei der Durchsicht des Galentextes stellt es sich nun freilich heraus, daß hier mit keinem Wort etwas über die Gradverhältnisse ausgesagt wird. Die Lösung für diesen zunächst überraschenden Widerspruch findet sich in dem anonymen lateinischen Zusatz zu der Straßburger Ausgabe unserer Schrift aus dem Jahre 1531. Um die Überlegungen, von denen sich al-Kindī an dieser Stelle leiten ließ, verständlich zu machen, stellt der Anonymus in der am Schluß der Schrift abgedruckten Appendix eine Tabelle auf, in der die Bestandteile dieses Rezepts u. a. mit ihren Gradangaben, aus deren Verhältnis zueinander al-Kindī seine Theorie ableitete, vermerkt sind.[294] Das hier abgedruckte Rezept enthält wie auch bei Galen[295] plantago (Wegerich), mastix, myrrha und mentha (Minze). Die beigebrachten Gradangaben für plantago (kalt und trocken im 2. Grad), für mastix (warm und trocken im 2. Grad) und für myrrha (warm und trocken im 2. Grad) stimmen mit denen von Galen überein, während sie für mentha (warm und trocken im 2. Grad) von Galens Angaben (warm im 3. Grad) abweichen.[296] Gerade bei der Minze läßt sich jedoch eine gewisse Entwicklung in den Gradangaben über Galen hinaus verfolgen (vgl. dazu unten S. 196ff.). Wiederholen noch Oreibasios und Paulos von Aigina unverändert die Angaben Galens,[297] so findet sich bei Aetios von Amida eine kleine Änderung, indem er die warme Eigenschaft der Minze mit ἐγγὺς ... τῆς τρίτης τάξεως (nahe... der dritten Taxis) umschrieben

---

294 Iac. Alkindus, De rerum gradibus (mit Tacuinus, Sanitatis Elluchasem Elimithar und Albengnefit, De virtutibus medicinarum et ciborum), Argent. apud Ioannem Schottum 1531, p. 163.

295 Bei Galen ist allerdings noch zingiberi (Ingwer) vermerkt, der in dieser Tabelle fehlt.

296 Gal., De simpl. med. temp. ac fac. VI 1: XI 838 K. (plantago); VII 12: XII 68 K. (mastix); VIII 18: XII 127 K. (myrrha); VI 7: XI 882f. K. (mentha).

297 Orib., Coll. med. rel. XIV 17 und XV 1: CMG VI 1,2, S. 197, 13 und S. 253,28f.; Paul.Aeg. VII 3: CMG IX 2, S. 214,2f.

hat,[298] eine Angabe, die jedoch noch als wärmende Eigenschaft im 2. Grad zu interpretieren ist. Eine völlig neue Angabe, die sowohl das Ergebnis einer Interpretation des Galentextes als auch das einer Übernahme aus der arabischen Literatur sein kann,[299] taucht bei Simeon Seth auf, der neben der warmen Eigenschaft im 3. Grad auch noch eine trocknende Eigenschaft im 2. Grad vermerkt.[300] Man kann sich also schon anhand dieser Entwicklung in der griechisch-byzantinischen pharmakologischen Literatur gut vorstellen, daß im weiteren Verlauf die Eigenschaften der Minze mit warm und trocken im 2. Grad festgelegt wurden. All das berechtigt uns aber zu der Feststellung, daß al-Kindī seine Theorie aus einer Analyse des Andromachos-Rezepts ableitete, die er auf Grund der ihm bekannten Gradangaben vornahm, Gradangaben, die er infolge des für seine Zeit charakteristischen ahistorischen Verhältnisses zu den antiken Quellen mit Selbstverständlichkeit alle auch für die Vergangenheit als gültig voraussetzte, obwohl sie, wie wir heute wissen, z. T. eine theoretische Entwicklung nach Galen widerspiegeln. Die Frage, ob Andromachos und Galen, der ihn zitierte, von denselben Überlegungen über die Gradverhältnisse ausgegangen sind oder überhaupt ausgegangen sein konnten, stellte sich für ihn gar nicht, es stand für ihn vielmehr außer Zweifel, daß das, was er aus dem Rezept herausinterpretierte, auch die Meinung Galens gewesen sein muß, obwohl dieser sich dazu expressis verbis nicht geäußert hatte. Und so sind wir wohl auch nicht berechtigt, aus den Ausführungen al-Kindī's irgendwelche Schlüsse auf einen vorgalenischen Ursprung der Gradlehre zu ziehen.

Fassen wir unsere Überlegungen zusammen. Die uns vorliegenden Quellen zur Gradlehre lassen eine eindeutige Antwort auf die Frage nach der Herkunft dieser Lehre nicht zu. Wir können nur, wie schon oben gesagt, vage annehmen, daß Galen sich auf

---

298 Aët.Amid., Libr. med. I 156: CMG VIII 1, S. 74,1f.
299 Vgl. Verf., Simeon Seth, 251.
300 Simeon Seth, Syntagma, S. 41,14-16 Langkavel.

diesem Gebiet in der dogmatisch-pneumatischen Tradition bewegt. Eine eindeutige Zuweisung ist indessen entgegen der Annahme von M. Wellmann unmöglich.

IV. Die Bestimmung der Intensität in der Nosologie Galens

Für die Gestaltung der Galenischen Therapie ist neben der theoretischen Pharmakologie auch die von Galen vertretene theoretische Auffassung von der Krankheit bestimmend gewesen, der wir uns aus diesem Grunde im folgenden zuwenden wollen. Dabei soll nach der Darstellung der allgemeinen theoretischen Grundlagen der Galenischen Nosologie, die die Voraussetzung für das Verständnis der anschließenden Ausführungen bilden, zunächst untersucht werden, welche Bedeutung die Einteilung der Krankheiten nach den Primärqualitäten für Galen hatte. Im daraufolgenden abschließenden Abschnitt wird darzustellen sein, auf welche Weise Galen beim Bestimmen der Krankheitsintensität vorgegangen ist, das ebenso wie das Bestimmen der pharmakologischen Wirkung als Grundlage für den von Galen unternommenen Versuch zu werten ist, ein exaktes therapeutisches Vorgehen aufzubauen.

a) Allgemeine Nosologie

Es würde den Rahmen der vorliegenden Untersuchung sprengen, wollten wir versuchen, die theoretische Nosologie Galens in allen Einzelheiten darzustellen. Ein solches Unterfangen ginge auch über die Ziele und Aufgaben, die wir uns in dieser Arbeit gestellt haben, weit hinaus, so daß eine umfassende Darstellung einer gesonderten Abhandlung vorbehalten bleiben muß. In unserem Zusammenhang können und müssen wir uns deshalb auf die Betrachtung derjenigen Teile der Galenischen Nosologie beschränken, die für das Verständnis seiner pharmakologischen Therapie relevant sind.

Im Gegensatz zu den medizinischen Auffassungen der früheren Kulturen, etwa zu denen der Ägypter,[1] wird die Wissenschaftlichkeit der griechischen Medizin durch ihre Interpretation des Krankheitsbegriffs gekennzeichnet, wonach die Krankheit nicht als ein Zustand, sondern als ein Vorgang,[2] d. h. als ein sich entwickelnder Prozeß verstanden wurde, in dessen Verlauf, wie Galen es ausdrückt, es zu einem Anstieg von einem absolut (ἀκριβῶς) natürlichen zu einem vollkommen (τελέως) widernatürlichen Zustand kommen kann.[3]

Diese von der hippokratischen Medizin gewonnene grundlegende Erkenntnis stellt auch für Galen die Basis dar, auf der er seine nosologischen Vorstellungen aufbaut. In seiner Gegenüberstellung Krankheit - Gesundheit wird diese erstens als die normale Funktion, zweitens als die Fähigkeit zur normalen Funktion eines Körperteils bzw. eines Organs und drittens als eine Diathesis (Zustand) definiert, in der die normale Funktion möglich ist,[4] während er unter Krankheit entweder einen widernatürlichen Zustand oder die Ursache für die Schädigung der Funktion versteht.[5] Daraus ergibt sich für Galen die Überlegung, daß die Zahl der Krankheiten gleich der Anzahl der möglichen Funktionsschädigungen sein muß,[6] eine Auffassung, die sehr

---

1 Vgl. Verf., Ni-Anch-Sachmet, in: Die Großen der Weltgeschichte, Bd. 1, München 1971, 68-85.

2 Siehe Th. Meyer-Steineg, Der Gang der Krankheitslehre in ihren wichtigsten Phasen, Dt. Med. Wschr. 50, 1924, 311; P. Diepgen, G. B. Gruber, H. Schadewaldt, Der Krankheitsbegriff, seine Geschichte und Problematik, in: Handbuch der allgemeinen Pathologie, Bd. 1, Berlin-Heidelberg-New York 1969, 7.

3 Siehe Gal., De inaeq. intemp. 5: VII 743 K.

4 Siehe Gal., De morb. diff. 2: VI 836f. K.; De sympt. diff. 1: VII 44,17. 47 K.; De meth. med. I 5: X 41 K.; I 7: X 50f. 59 K.; I 9: X 71 K.; II 3: X 92 K.; II 6: X 116 K.

5 Siehe Gal., De morb. diff. 2: VI 837 K.; De sympt. diff. 1: VII 43. 47. 49f. K.; In Hipp. Aph. comm. II 22: XVII 2, 503 K.; De meth. med. I 5: X 41 K.; I 7: X 50f. 59 K.; I 9: X 71 K.; II 1: X 79 K.; II 3: X 92 K.

6 Siehe Gal., De morb. diff. 2: VI 838 K.; De meth. med. II 4: X 93 K.; II 6: X 115 K.

modern anmutet. Da er aber andererseits, alten Traditionen folgend, die Gesundheit ebenso auch als Zustand definiert, in dem sich die verschiedenen Bestandteile des Körpers symmetrisch zueinander verhalten, faßt er dementsprechend die Krankheit auch als Störung dieser Symmetrie auf,[7] wobei er es vorerst dahingestellt sein läßt, ob man darunter, wie er in der Schrift De morb. diff. schreibt, die Ametrie der Poren versteht, wie die methodische Schule es lehrt, oder - nach dem Vorbild der Dogmatiker - die Ametrie in dem Verhältnis zwischen den Qualitäten Warm, Kalt, Trocken und Feucht.[8]

Es wurde eben gesagt, daß Galen die Krankheit mit einer widernatürlichen Diathesis gleichgesetzt hat. Nun kann aber eine solche Diathesis, da sie in einer widernatürlichen Funktion zum Ausdruck kommt, auch zur Ursache einer neuen Erkrankung werden. Und ebenso kann sie auch das Kennzeichen, das Symptom einer bereits vorliegenden Erkrankung sein. Damit hat der Begriff der widernatürlichen Diathesis für Galen einen dreifachen Inhalt: sie ist Krankheit, Ursache und Symptom zugleich, je nach der Bedeutung, die ein solcher Zustand in einer bestimmten Situation hat.[9] Diese Distinktion führt uns zum Verständnis weiterer wichtiger Begriffe der Galenischen Nosologie, nämlich zum Verständnis der Galenischen Definition der Begriffe Symptom (σύμπτωμα) und Pathos (πάθος). Bei ihr geht Galen vom Begriff der Funktion aus, die er mit Aristoteles als die aktive Bewegung (κίνησις δραστική) eines Organs bzw. eines Kör-

---

7 Siehe Gal., De morb. diff. 2: VI 838 K.; In Hipp. Aph. comm. II 4: XVII 2, 458f. K.; De atra bile 5: CMG V 4, 1,1, S. 79,20-23.

8 Gal., De morb. diff. 2: VI 838 K.; vgl. auch seine Darlegungen ibid., Kap. 3 und 4: VI 841ff. K.

9 Siehe Gal., De sympt. diff. 1: VII 42f. K.; vgl. das entsprechende Distinktionsprinzip (Körper bzw. Krankheit - Ursache - Zeichen) bei Gal., Ars med. 1: I 307 K.; De meth. med. II 3: X 86 K.; De progn. ex puls. III 1: IX 330 K.; ein Einteilungsschema mit vier Gliedern (Funktion - Diathesis - Ursache - Symptom) findet sich dagegen bei Gal., De meth. med. II 6: X 115f. K.

perteils auffaßt[10] und von der er zwei Grundarten, die qualitative Umgestaltung und Veränderung (ἀλλοίωσις, μεταβολή) und die örtliche Fortbewegung (φορά), unterscheidet.[11] Unter Pathos versteht nun Galen mit Platon zunächst alle Erscheinungen, die im Körper durch eine solche Bewegung von außen bedingt werden können,[12] im medizinischen Sinne engt er den Begriff jedoch etwas ein und interpretiert ihn als eine passive Bewegung und damit als eine passive Veränderung des ursprünglichen Zustands, die im Körper durch eine aktive Bewegung bzw. durch eine Funktion ausgelöst wurde.[13] Nach dem Stillstand der Bewegung hört die im Körper in Gang gesetzte Veränderung auf,[14] und der passiv bedingte Prozeß bzw. der in seinem Verlauf entstandene neue Zustand wird zu einer neuen, bleibenden Diathesis, die, solange die passive Bewegung andauert, noch Pathos genannt werden kann, während die Funktion, welche die passive Verände-

---

10 Siehe Gal., De meth. med. I 6: X 45f. K.; II 3: X 87 K.; De nat. fac. I 2: II 7 K. = Scr. min. III, S. 105,15f. H. Vgl. dazu Arist., De sensu et sens. 7: 449a1f.; De gen. anim. II 4: 740b25-27; Met. VIII 3: 1047a30-32 und VIII 6: 1048b8f.

11 Vgl. die Anm. 10 angeführten Stellen aus Gal., De meth. med. und De nat. fac. I 2: II 2f. K. = Scr. min. III, S. 102,5-24 H.
Im allgemeinen unterscheidet Aristoteles unter den Aspekten der Quantität, der Qualität und der Ortsveränderung drei Arten der Bewegung (vgl. Phys. VIII 7: 260a26-29), vereinzelt differenziert er jedoch genauer und spricht von sechs Bewegungsarten, zu denen Entstehen und Vergehen, Zunahme und Abnahme sowie Veränderung und örtliche Fortbewegung gehören (vgl. dazu F. Solmsen, Aristotle's System of the Physical World. A Comparison with his Predecessors, Ithaca, New York 1960, 175sq.). Dieser Einteilung folgt Galen in De nat. fac. I 2: II 3 K. = Scr. min. III, S. 102,24-103,4 H., wobei er diese Bewegungsarten als aus den beiden Grundbewegungen zusammengesetzte Bewegungen auffaßt.

12 Zur Platonischen und Aristotelischen Lehre vom πάθος siehe A. Dihle, Studien zur griechischen Biographie, Abh. d. Akad. d. Wiss. in Göttingen, phil.-hist. Kl., 3. Folge, Nr. 37, Göttingen 1956, 64-69.

13 Siehe Gal., De meth. med. II 3: X 89 K.; De sympt. diff. 1: VII 44f. 46f. K.

14 Siehe Gal., De meth. med. II 3: X 87 K.

rung ausgelöst hat, in diesem Fall zur Ursache des Pathos geworden ist.[15] Da diese Funktion nun ihrerseits sowohl natürlich wie widernatürlich sein kann, muß nach Galen auch ein Pathos natürlich (Platon bezeichnet z. B. auch einen durch irgendein Ereignis ausgelösten freudigen Zustand als Pathos des Körpers) oder widernatürlich sein können, während die durch eine widernatürliche Funktion bedingte Diathesis, die auch Symptom genannt wird, immer widernatürlich ist. Bisweilen kann auch dieselbe Erscheinung sowohl als (widernatürliches) Pathos wie auch als Symptom angesehen werden, beispielsweise der Tremor; denn er wird einerseits durch eine widernatürliche Funktion hervorgerufen und stellt infolgedessen ein Pathos dar, während er andererseits Ausdruck eines Zustandes ist, der bei bestimmten Krankheiten als Symptom auftritt.[16]

Zusammengefaßt bedeutet das, daß die Krankheit in einer Funktionsschädigung besteht; das, was ihr vorangeht, ist die Ursache der Krankheit, während jede passive Veränderung der Materie, sei es im normalen oder im widernatürlichen Sinne, ein Pathos ist. Symptom ist dagegen alles, was die Krankheit begleitet, ihr folgt und sie kennzeichnet, d. h. sowohl die Schädigung der Funktion wie überhaupt alles Krankhafte, was dem Lebewesen zustoßen kann.[17]

Eine weitere Möglichkeit zur Klassifizierung der Krankheiten ergibt sich für Galen aus der Unterscheidung zwischen den homoiomeren (gleichteiligen) und anhomoiomeren bzw. organischen Teilen des Körpers, die ebenfalls auf Aristoteles zurückgeht.[18] Die homoiomeren Teile sind diejenigen Körperteile, die nur aus

---

15 Siehe die Anm. 13 und 14 angegebenen Stellen.

16 Siehe Gal., De sympt. diff. 1: VII 51f. K.

17 Vgl. z. B. die entsprechenden Definitionen bei Gal., De sympt. diff. 1: VII 50. 52f. K.; De meth. med. II 1: X 81 K.; II 3: X 90 K.

18 Siehe z. B. Arist., De gen. anim. II 1: 734b27f.; vgl. Gal., De meth. med. II 6: X 125f. K.; VIII 1: X 530 K.; De caus. morb. 11: VII 40 K.; De morb. diff. 4: VI 842-848 K.; De const. art. med. ad Patroph. 9: I 255f. K. Zur gesamten Problematik vgl. G. Strohmaier 87-94.

gleichartigem Gewebe aufgebaut sind, die also kein anderes Gewebe enthalten und deren weitere Teilung aus diesem Grunde nur noch der Quantität, nicht mehr der Qualität nach möglich ist. Von dieser Art sind nach Galen z. B. die Linse und der Glaskörper des Auges.[19] Die Physis dieser einfachen und ersten Bestandteile des Körpers wird durch die Mischung der Qualitäten Warm, Kalt, Trocken und Feucht bestimmt, deren jeweilige Beschaffenheit mit den Sinnesorganen wahrgenommen werden kann.[20] Für die einzelnen organischen Teile, die sich ihrerseits aus den homoiomeren Substanzen zusammensetzen, sind nach Galen entsprechend seinen teleologischen Anschauungen, in denen er ebenfalls Aristoteles verpflichtet ist, jeweils bestimmte, in sich abgeschlossene Funktionen charakteristisch, so etwa für die Augen das Sehen, für die Zunge das Sprechen, für die Beine das Gehen, für die Blutgefäße der Transport des Blutes zur Peripherie usw.,[21] wobei nach seinen Vorstellungen die Funktionen nicht nur über die Art der Zusammensetzung, sondern auch über die Gestalt eines solchen organischen Teils entscheiden. Da sich aber andererseits die Funktion eines organischen Körperteils von der eines anderen auch deshalb unterscheidet, weil jeder einzelne Teil in Abhängigkeit von der Aufgabe, die ihm zukommt, infolge seiner spezifischen Zusammensetzung aus den homoiomeren Teilen einen anderen Aufbau aufweist, sind die Funktionen der organischen Teile letztlich durch die Krasis ihrer homoiomeren Bestandteile bedingt, die auch die Eigenschaften dieser Teile bestimmt.[22] Damit aber sind die Erkrankungen der homoiomeren Teile gleichzeitig auch Krankheiten der Organe, auch wenn sie sich von diesen prinzipiell unterschei-

---

19 Siehe Gal., De meth. med. I 6: X 48 K.

20 Siehe Gal., Quod opt. med. sit quoque phil. 3: I 60 K. = Scr. min. II, S. 6,15-18 M.; De meth. med. VIII 1: X 530 K.

21 Siehe Gal., De meth. med. I 6: X 47 K.; VII 2: X 459f. K.

22 Siehe Gal., ibid. II 6: X 118. 125 K.; VII 3: X 463 K.

den.[23] Sie bestimmen das Genos der Erkrankung, zu deren Diagnose die Kenntnis der ersten Elemente unumgängliche Voraussetzung darstellt.[24]

Den humoralpathologischen Vorstellungen entsprechend, die für Galen auch in seinen nosologischen Schriften die allein mögliche wissenschaftliche Grundlage bilden,[25] gibt es vier einfache, vier primäre Erkrankungen der homoiomeren Teile: es sind dies die vier Dyskrasien, bei denen jeweils eine der Primärqualitäten die anderen überwiegt. Hinzu kommt als fünfte die Lösung des Zusammenhangs (συνεχείας λύσις), die entweder durch eine Einwirkung von außen hervorgerufen wird und zu einer Wunde führt oder durch eine trockene Dyskrasie entsteht, bei der es infolge der Austrocknung des Gewebes zu einem Zug und demzufolge zum Zerreißen kommen kann.[26] Die zusammengesetzten Krankheiten der homoiomeren Teile machen dagegen neben den vier doppelten Dyskrasien die Zuflüsse der Säfte aus, die lokal die Tumoren hervorrufen. Zu diesen rechnet Galen u. a. Entzündungen (bedingt durch Zufluß von Blut), Erysipele und Herpes (bedingt durch Zufluß von gelber Galle), Krebsgeschwüre (bedingt durch Zufluß von schwarzer Galle) und Ödeme und Skirrhi (bedingt durch Zufluß von Phlegma).[27] Auch zu dieser Gruppe von

---

23 Siehe Gal., ibid. II 6: X 118. 125 K.; De progn. ex puls. III 1: IX 330f. K.

24 Siehe Gal., De meth. med. II 3: X 86 K.; VII 2: X 460 K.; VII 3: X 462 K.

25 Die Darstellung der methodischen Nosologie in Galens Schrift De morb. diff. 2-4: VI 838ff. K. berechtigt entgegen der in der medizinhistorischen Literatur verbreiteten Ansicht (vgl. z. B. zuletzt W. Mannheim 29 und Anm. 125) nicht zu der Annahme, daß Galen die methodischen Lehren in sein System aufgenommen habe (vgl. Gal., De caus. morb. 1: VII 2 K.).

26 Siehe Gal., De morb. diff. 4: VI 843f. K.; 12: VI 873 K.; zu den vier Dyskrasien vgl. Gal., De caus. morb. 2-5: VII 2-20 K.

27 Siehe z. B. Gal., De morb. diff. 5: VI 848f. K.; 12: VI 873. 875 K.; De meth. med. XIII 4: X 879f. K.; XIV 1: X 946 K.; XIV 2: X 948f. K.; XIV 4: X 953 K.; XIV 6: X 962 K.; XIV 9: X 972f. 976 K. und vor allem De tum. praet. nat. passim: VII 705-732 K.

Krankheiten gehört als weitere Krankheitsform die Lösung des Zusammenhangs, und zwar dann, wenn diese durch Kombination mehrerer Faktoren, also etwa durch eine Wunde, eine trockene Dyskrasie und eine Entzündung, entsteht.[28]

Im Gegensatz zu den Krankheiten der homoiomeren Teile sind die primären und einfachen Krankheiten der organischen Teile durch ihre Zusammensetzung aus den homoiomeren Bestandteilen bestimmt. Sie äußern sich daher in Veränderungen in der Gestaltung und äußeren Beschaffenheit, etwa in Form von Rauheit oder einer Cavität, die normalerweise nicht vorhanden sind. Zu ihnen gehören weiterhin Krankheiten, die in der verminderten oder vermehrten Anzahl von Gliedmaßen bestehen, z. B. die Sechsfingrigkeit oder der Verlust eines Fingers. Einfache Krankheiten der organischen Teile sind drittens auch die Veränderungen in der Größe oder der Quantität, also etwa Atrophie oder Hypertrophie eines Körperteils, und viertens noch Krankheiten, die sich aus der veränderten Lage und der falschen Zusammensetzung der homoiomeren Teile ergeben. Von dieser Art sind die Luxationen, die Distorsionen, ein Prolaps, widernatürliche Verwachsungen usw. An den organischen Teilen können daneben auch ebenso wie an den homoiomeren die Lösung des Zusammenhangs und als zusammengesetzte Krankheiten endlich diejenigen auftreten, bei denen die homoiomeren und organischen Teile gleichzeitig erkranken, wie es bei einer Luxation der Fall ist, wenn sie von einer Entzündung begleitet wird.[29]

---

28 Siehe Gal., De morb. diff. 12: VI 873 K. Zur Trennung des Zusammenhangs im allgemeinen, unter der Galen sowohl Wunden als auch Ulcera, Frakturen, Spasmen, Gefäßzerreißungen usw. versteht, s. u. a. De meth. med. III 1: X 160 K.; IV 1: X 232f. K.; VI 1: X 385 K.; VI 5: X 423f. K.

29 Siehe Gal., De morb. diff. 4: VI 844ff. K.; 6: VI 855f. K.; 7: VI 856-862 K.; 8: VI 862-868 K.; 9: VI 868-870 K.; 10: VI 870f. K.; 11: VI 871f. K.; 13: VI 876ff. K.; De caus. morb. 7-11: VII 26-41 K. Zu diesem ganzen Einteilungsschema vgl. auch De meth. med. I 2: X 15 K.; II 6: X 125f. K.; VIII 1: X 531f. K.; IX 14: X 645f. K.; IX 17: X 660 K.; XIII 1: X 874f. K.; XIV 14: X 990f. K.; De progn. ex puls. III 1: IX 331 K. Zur Unterscheidung zwischen einfachen und zusammengesetzten Krankheiten s. z. B. auch De meth. med. III 4: X 186f. K.; IV 1: X 233f. K.

Da es sich, wie wir sahen, bei den Krankheiten der homoiomeren Teile vor allem um Dyskrasien handelt, müssen bei ihnen alle die Faktoren mit berücksichtigt werden, die eine Krasis beeinflussen können, wie etwa das Alter, das Geschlecht, die Umgebung, die Ernährung, das Klima usw. Die durch diese Faktoren ausgelösten Veränderungen der Krasis sind jedoch nicht immer schon krankhaft, denn z. B. zeichnet sich das Alter im Vergleich zur Jugend oder das weibliche Geschlecht gegenüber den Männern sozusagen physiologisch durch eine kältere Mischung aus. Die Gesundheit ist damit für Galen nicht nur mit dem streng eukratischen Zustand schlechthin identisch, sondern auch mit einer individuellen Eukrasie, die, absolut gesehen, zwar schon dyskratisch sein kann, die jedoch in ihrer Dyskrasie noch nicht so stark ausgeprägt ist, daß sie bereits eine Krankheit bedeutet. Diese von Galen unterstrichene und sich aus der humoralpathologischen Betrachtungsweise gesetzmäßig ergebende normale Variationsbreite des Gesundheitsbegriffs führt uns zu dem letzten Begriff der Galenischen Nosologie, den wir in unserem Zusammenhang erwähnen müssen. Es ist der Begriff der Disposition.[30] Bei einer Frau, die von Natur aus kälter ist, müssen die kalten Umweltfaktoren schneller zu kalten Erkrankungen führen als bei einem Mann, der in seiner Physis wärmer ist. Damit besitzt die Frau die konstitutionelle Disposition zu kalten Erkrankungen, während der Mann eine Disposition zu warmen Krankheiten aufweist. Ebenso verhält es sich auch bei den verschiedenen Lebensaltern und Mischungen der Körperteile, die, wenn sie z. B. kalt sind, um so leichter von den kalten Krankheiten befallen werden können, als sie ja schon auf Grund der ihnen eigenen Kälte von der Eukrasie abweichen. Andererseits

---

30 Zu diesem ganzen Komplex s. z. B. Gal., De simpl. med. temp. ac fac. II 21: XI 519 K.; Ad Glauc. de meth. med. I 15: XI 44 K.; De opt. corp. nostri const. 3: IV 743f. K. = S. 11,20-12,1. 12f. H.; 4: IV 747 K. = S. 14,19f. 15,2-4 H.; In Hipp. Aph. comm. II 19: XVII 2, 490f. K.; II 39: XVII 2, 538 K.; III 2f.: XVII 2, 565-568 K.; III 5f.: XVII 2, 569-573 K.; De meth. med. VIII 3: X 557 K.; VIII 7: X 585 K.; De caus. morb. 2: VII 6. 9 K.

aber können sie, und darin liegt wiederum ein Vorteil, schneller geheilt werden als die gegen eine kalte Krankheit resistenteren warmen Dyskrasien.[31] Der eukratische Körper dagegen erkrankt am wenigsten; er besitzt die beste Resistenz, die Galen folgerichtig mit der Eukrasie der homoiomeren und dem symmetrischen Verhalten der organischen Teile begründet.[32]

b) Die dyskratischen Krankheiten

Bei der Besprechung der Erkrankungen der homoiomeren und der organischen Teile ist deutlich geworden, daß die, wie man sie nennen könnte, inneren Krankheiten entsprechend der humoralpathologischen Auffassung auf die Dyskrasien der Säfte zurückgeführt werden. Es sind dies die Krankheiten, bei denen eine chirurgische Therapie in der Regel nichts nützt und die deshalb vorzugsweise mit Pharmaka und diätetischen Verordnungen behandelt werden. Zu diesen Krankheiten gehören aber auch diejenigen, die wesentliche Veränderungen des Körpers bedingen, ergeben sich doch die Krankheiten der organischen Teile wie auch die Lösung des Zusammenhangs außer durch äußere Einwirkungen besonders durch dyskratische Umwandlungen im Körper. Darauf spielt Galen in der Schrift De simpl. med. temp. ac fac. an, wenn er schreibt, daß es zwei Arten von Veränderungen in bezug auf den Körper gibt, die spezifischen und eigentlichen sowie diejenigen, die mehr mißbräuchlich als aus einem zutreffenden Grunde Veränderungen genannt werden. Denn wenn der Körper von Glas oder von einem Schwert geschnitten wird, wenn er durch die Wucht eines Steins oder eines Bleiklumpens Quetschungen davonträgt oder wenn Getrenntes zusammengeführt wird, so wie getrennte Körperteile von einem Verband wieder zusammengebracht werden, dann seien das keine Veränderungen der betreffenden

---

31 Siehe Gal., De comp. med. sec. loc. I 3: XII 442f. K.

32 Siehe Gal., De opt. corp. nostri const. 4: IV 749 K. = S. 16,9-11 H.; vgl. die entsprechende Definition des kranken Körpers in Galens Schrift Ars med. 2: I 310 K.

Körperteile; blieben doch die Teile bei dieser Art von Veränderung, ähnlich wie zerschnittenes Brot, in ihren Eigenschaften dieselben. Anders sei es aber bei den spezifischen Veränderungen. Mit ihnen geht eine Umwandlung der den Körpern eigentümlichen Natur einher, so wie Brot durch den Verdauungsprozeß zu Körpersäften bzw. zu Bestandteilen und Gliedern des Körpers wird. Dasselbe treffe auch für die körperlichen Leiden zu, die im Prinzip nichts anderes sind, als Veränderungen und Umwandlungen des Warmen, Kalten, Trockenen und Feuchten in eine andere Art von Warm, Kalt, Trocken und Feucht, Umwandlungen also, wie sie im Körper auch durch Pharmaka und diätetische Mittel hervorgerufen werden.[33]

Angesichts dieser Bedeutung der dyskratischen Krankheiten, zu denen auch die durch lokale Überschüsse der jeweiligen Säfte bedingten Tumoren gehören, wird es verständlich, daß sie in der Galenischen Nosologie breit abgehandelt werden. So finden sich in der Schrift De caus. morb. zunächst detaillierte Angaben über die Ursachen, die zur Entstehung der vier Grundametrien führen. Die Ametrie der Wärme entsteht durch eine heftige Bewegung, etwa bei körperlichen Übungen, durch Verstopfung, die eine normale Respiration und damit eine Abkühlung des Körpers verhindert, durch Vereiterung und Fäulnis, durch die Berührung mit der Wärme sowie durch wärmende Nahrungsmittel und Getränke.[34] Die Ametrie der Kälte entsteht dagegen durch Berührung mit dem Kalten, durch Nahrungsmittel und Getränke, die die Eigenschaft des Kalten besitzen, durch Verdichtung ebenso wie durch Auflockerung der Substanz, die bei äußerlichen Wärmeanwendungen, etwa bei der Applikation von heißem Dampf, dazu führen, daß die Wärme des Körpers letztlich abnimmt, weiterhin infolge von Müßigkeit und zu geringer Bewegung.[35] Die trockene Ametrie kommt durch starke körperliche Anstrengungen zustande,

---

33 Gal., De simpl. med. temp. ac fac. III 4: XI 545-547 K.

34 Gal., De caus. morb. 2: VII 2-10 K.; vgl. De meth. med. XIII 6: X 890 K.

35 Siehe Gal., De caus. morb. 3: VII 10-18 K.

die mit Transpiration verbunden sind, besonders wenn dem Körper dabei nur trockene Nahrung zugeführt wird und er selbst eine trockene Konstitution aufweist. Ähnlich austrocknend wirken auch seelische Belastungen und Schlaflosigkeit, die Umgebung, d. h. trockenes Klima, austrocknende Bäder mit Zusätzen von Mineralsalzen sowie austrocknende Pharmaka.[36] Die feuchte Ametrie schließlich wird durch Ursachen hervorgerufen, die den zuletzt genannten entgegengesetzt sind, d. h. durch Überfluß an feuchten Nahrungsmitteln und Getränken, durch ein Leben in Üppigkeit ohne ausreichende körperliche Belastung, durch Freude, durch Baden im Süßwasser, durch feuchtes und regnerisches Klima und durch feucht machende Pharmaka.[37]

Die angegebenen Ursachen führen, wenn mehrere Ursachenarten kombiniert wirken, zu einer quantitativen Zunahme aller Säfte, d. h. zur Plethora. Ist aber nur eine Ursache vorhanden, sei es, daß sie den Körper von außen beeinflußt, sei es, daß sie sich im Körper selbst auswirkt, dann bedingt sie die Kakochymie, d. h. die quantitative Zunahme eines oder mehrerer der vier Säfte,[38] die dann lokal oder verteilt im ganzen Körper die in ihren Primärqualitäten mit dem jeweiligen Saft übereinstimmenden Krankheiten hervorrufen. Da die Säfte jedoch Doppelqualitäten aufweisen und entweder allein oder mit einem anderen Saft kombiniert vermehrt sein können, treten die dyskratischen Krankheiten in mannigfachen Variationen auf,[39] so daß z. B. bei der gleichzeitigen Vermehrung von Blut und gelber Galle in Abhängigkeit von dem Anteil eines dieser beiden Säfte entweder ein phlegmonöses Erysipel oder eine erysipeloide Entzündung entstehen kann. Ähnlich verschiedenartige Auswirkungen haben im übrigen auch die verschiedenen Arten ein und desselben vermehrten Saftes: ist z. B. die grobteilige gelbe Galle vermehrt, so kommt es zum fressenden Herpes, handelt es sich dagegen um die fein-

---

36 Siehe Gal., ibid. 4: VII 19 K.

37 Siehe Gal., ibid. 5: VII 19f. K.

38 Siehe Gal., De meth. med. XIII 6: X 891f. K.

39 Siehe Gal., De caus. morb. 6: VII 22 K.; De morb. diff. 12: VI 875f. K.

teilige gelbe Galle, dann tritt eine harmlosere Herpesform auf.[40] Dabei muß der Entstehungsort des überschüssigen Saftes nicht unbedingt mit der erkrankten Stelle identisch sein, da nach Galenischem Verständnis die Organe mit starken Funktionen ihre Ausscheidungen an die nächst schwächeren abgeben, diese wieder an die nächsten usf., so daß auf diese Weise sowohl eine Verlagerung des so entstandenen "Rheumas" (Flusses) an andere Stellen als auch eine Generalisierung der Erkrankung erfolgen kann.[41]

Auf Grund der seit altersher verbreiteten Vorstellung, daß die Primärqualitäten Warm und Kalt die aktiven Qualitäten darstellen (vgl. oben S. 56),[42] betrachtet Galen diese beiden Qualitäten, kombiniert mit den passiven Qualitäten Trocken und Feucht, als hauptsächlichste Krankheitsursachen. Die wichtigsten Kennzeichen der Krankheiten sind für ihn demzufolge ihre warme oder kalte Qualität. Die warmen Krankheiten werden von den beiden warmen Säften hervorgerufen, vom Blut und von der gelben Galle, während die kalten Krankheiten durch die kalten Säfte, durch den Schleim und die schwarze Galle entstehen. Entsprechend der in der alltäglichen medizinischen Praxis gemachten Beobachtung über den gewöhnlich fieberhaften Verlauf akuter Krankheiten werden in der Galenischen Nosologie die akuten Krankheiten als warm, die chronischen dagegen als kalt bezeichnet.[43] In Übereinstimmung mit der dispositionellen Ver-

---

40 Siehe Gal., Ad Glauc. de meth. med. II 1: XI 74f. K.

41 Vgl. die oben S. 165 Anm. 39 angegebenen Stellen sowie Gal., De caus. morb. 6: VII 23ff. K.; De nat. fac. III 13: II 190f. K. = Scr. min. III, S. 239,15-240,5 H.; De meth. med. XIII 5: X 880f. K.

42 Siehe dazu auch Gal., De nat. fac. I 3: II 7ff. K. = Scr. min. III, S. 106,6-107,7 H.

43 Zu diesem Problem vgl. bes. Gal., In Hipp. Aph. comm. I 16: XVII 2, 426 K. (ähnlich De san. tuenda I 7: CMG V 4, 2, S. 17,9f.); II 19: XVII 2, 490f. K.; II 39: XVII 2, 538 K.; II 40: XVII 2, 539 K.; II 42: XVII 2, 541f. K.; II 45: XVII 2, 548 K.; III 16: XVII 2, 603 K.; De temp. II 2: I 582 K. = S. 46,18-21 H.; III 2: I 661 K. = S. 95,14-19 H.; De nat. fac. II 8: II 118 K. = Scr. min. III, S. 186,26-187,1 H.; De sympt. caus. II 7: VII 201f. K.; III 10: VII 259f. 260 K.; [Gal.], Introd. sive med. 13: XIV 730f. K.

anlagung entstehen deshalb die akuten Krankheiten in den Lebensaltern, die warm sind, d. h. in der Kindheit, in der Jugend und im Mannesalter, während die chronischen Erkrankungen besonders für das kalte Greisenalter charakteristisch sind.[44] Ähnliche Auswirkungen zeigen auch die individuellen Säftemischungen, so daß z. B. die warm/trockene Krasis, genauer gesagt, die warm/trockene Dyskrasie, besonders zu fiebrigen Erkrankungen neigt. In der Anfälligkeit für Fieber folgt ihr die warm/feuchte, dieser die schlechthin warme und dieser wiederum die schlechthin trockene Dyskrasie, während die übrigen vier Dyskrasien dem Fieber gegenüber eine gewisse Widerstandskraft aufweisen.[45]

Außer auf der quantitativen Zunahme eines Saftes beruhen die Erkrankungen schließlich auch auf seiner qualitativen Umwandlung, die als πέφις (Kochung) bezeichnet wird. Sie entsteht bei den akuten Krankheiten vor allem durch Vereiterungen,[46] zu denen wiederum besonders die warm/feuchten Kraseis inklinieren.[47] Eine solche qualitative Umwandlung vollzieht sich jedoch auch bei den chronischen, d. h. bei den kalten Krankheiten. Hier werden die kalten Säfte beißend, so daß sie vom Körper nicht gekocht werden können, sondern an den affizierten Stellen als zähe und kalte Substanzen zusammengepreßt werden, ohne daß es zu ihrer entzündlichen Veränderung kommt.[48]

---

44 Siehe Gal., De temp. II 2: I 582 K. = S. 46,18-21 H.; In Hipp. Aph. comm. II 39: XVII 2, 538 K.; II 40: XVII 2, 539 K.

45 Siehe Gal., De meth. med. VIII 8: X 586f. K.

46 Siehe Gal., In Hipp. Aph. comm. IV 37: XVII 2, 716 K.

47 Siehe Gal., De meth. med. IV 5: X 280 K.; VIII 7: X 583 K.

48 Siehe Gal., In Hipp. Aph. comm. II 19: XVII 2, 490f. K.; vgl. auch [Gal.], Introd. sive med. 13: XIV 731 K. Diesen Überlegungen entspricht die Einteilung der Krankheiten in der pseudogalenischen Schrift Introd. sive med. (13: XIV 730. 738f. K.), wonach die Fieber, alle Entzündungen, Vereiterungen und die Sepsis den akuten und warmen Erkrankungen zugerechnet werden und die Epilepsie, Apoplexie, Dys- und Anaisthesie, Melancholie, Amnesie sowie das Coma, nach antikem Verständnis also vor allem die neurologischen und psychischen Affektionen, als kalte und demzufolge zum chronischen Verlauf neigende Krankheiten gelten.

Bei alledem darf man nicht vergessen, daß die Klassifizierung der Krankheiten und die Festlegung ihrer Eigenschaften zwar so vorgenommen wurden, daß sie den Beobachtungen in der Praxis nicht widersprachen, daß sie jedoch gleichzeitig nicht nur aus praktischen Erfahrungen, sondern weitgehend auch aus spekulativen Überlegungen resultierten. Sehr deutlich wird das an einer Bemerkung Galens in der Schrift De loc. aff., wo er schreibt, daß die kalte Eigenschaft der schläfrigen, comatösen und stuporösen Leiden vor allem an der Wirkung der Pharmaka offensichtlich wird, wirkten doch die kalten Mittel betäubend und schlafbringend, während die warmen Pharmaka Schlaflosigkeit verursachten und die Menschen in starke Bewegung (πολυκίνητοι) versetzten.[49] Das heißt also, daß die kalte Eigenschaft dieser Leiden von einer pharmakologischen Wirkung abgeleitet worden ist, deren Kennzeichen wiederum auf Grund des mit ihrer Hilfe erzielten Effekts festgesetzt werden. So wird auch an diesem Beispiel deutlich, daß sich die humoralpathologische Medizin nicht auf experimentelles Denken gründete, andererseits zeigt es jedoch ein übriges Mal, wie wissenschaftlich fruchtbar das humoralpathologische System, besonders im Gegensatz zu dem anderen großen medizinischen Lehrgebäude der Antike, dem solidarpathologischen System der Methodiker,[50] beschaffen war: seine theoretische Grundlage war so weit gespannt, daß es die in der Praxis gemachten Beobachtungen in sich aufnehmen konnte, ohne zu ihnen in Widerspruch zu geraten; es engte die theoretische Weiterentwicklung nicht ein, sondern förderte sie, da es die empirischen Erfahrungen immer wieder theoretisch zu verallgemeinern vermochte (s. auch oben S. 116f.).

---

49 Gal., De loc. aff. II 5: VIII 131 K.

50 Vgl. Verf., Zur medizinischen Analyse der hippokratischen Schrift Περὶ ἀέρων ὑδάτων τόπων, Schriftenreihe der Zeitschrift für die gesamte Innere Medizin und ihre Grenzgebiete, H. 15, Med.-hist. Überblick 1, 1961, 26f.

c) Die Bestimmung der Krankheitsintensität und ihre Meßbarkeit

Ebenso wie bei seinem Versuch, die pharmakologischen Wirkungen zu messen, geht Galen auch bei seiner Forderung nach der Feststellung des Krankheitsquantums, d. h. nach der Bestimmung der Krankheitsintensität, von dem in der medizinischen Praxis offensichtlichen Mehr und Weniger innerhalb der einzelnen Krankheitsbilder aus. Dieses Mehr und Weniger, diesen Unterschied, der sich sowohl rein spekulativ-theoretisch als auch praktisch aus der Beobachtung der gänzlich bzw. nur zum Teil erloschenen oder pathologisch veränderten Funktionen ergab,[51] galt es zu erfassen,[52] sah er doch darin, wie schon betont wurde, die einzige Möglichkeit, ein exaktes therapeutisches Vorgehen aufzubauen.

Auf den durch ein Mehr oder Weniger hervorgerufenen Unterschied kommt Galen mehrmals zu sprechen. In der Schrift De loc. aff. stellt er z. B. fest, daß durch einen großen Unterschied nicht allein in der Feuchtigkeit und Kälte, sondern auch in der Trockenheit und Wärme vielfältige Ursachen entstehen, die die seelischen Funktionen zu schädigen imstande sind.[53] Zu dieser theoretischen Ableitung, die durch eine allgemeine Aussage über die Verschiedenheit der Körper und das Mehr und Weniger der Leiden in dem Werk De comp. med. sec. gen. ergänzt wird,[54] kommen mehrere aus der praktischen Beobachtung resul-

---

51 Zu der Unterscheidung zwischen dem Mehr und dem Weniger, die von Galen generell getroffen wird, vgl. bes. Gal., De sympt. diff. 3: VII 56ff. K.

52 Siehe Gal., Ad Glauc. de meth. med. I 9: XI 31 K.

53 Gal., De loc. aff. III 6: VIII 162f. K. Vgl. z. B. Galens Aussage über das ποσόν (Quantum) der Wärme in seiner Schrift Ad Glauc. de meth. med. I 5: XI 19 K.

54 Gal., De comp. med. sec. gen. VII 4: XIII 961 K.

tierende Feststellungen über den Funktionsausfall hinzu. So wird etwa in der zuletzt genannten Schrift der Unterschied zwischen einer großen und einer kleinen Entzündung auf die Größe des entzündeten Teils und auf den Umfang des dabei auftretenden widernatürlichen Tumors zurückgeführt.[55] In der Abhandlung Ad Glauc. de meth. med. wird gesagt, daß die Größe der Erkrankung identisch sei mit dem Abstand vom natürlichen Zustand,[56] und in dem Werk De meth. med. schließlich heißt es, daß der Charakter der Krankheit im allgemeinen von der Wichtigkeit des befallenen Körperteils, von der Malignität der Erkrankung und außerdem auch von der Größe der Diathesis bestimmt wird.[57]

Wenn Galen nun, wie etwa auch in seiner Schrift Ars med., von der Feststellung ausgeht, daß die kranken Körper sich untereinander durch das Mehr und Weniger im Funktionsausfall und durch die verschiedene, auf ihrer konstitutionellen Gegebenheit beruhende Abwehr der krankheitsauslösenden Ursachen unterscheiden,[58] so versucht er damit gleichzeitig, diesen Unterschied systematisch zu erfassen. Zum Ausgangspunkt wird ihm auch hier die Feststellung des Normalen, das seinerseits, wie bereits aus dem Zitat aus der Abhandlung Ad Glauc. de meth. med. deutlich geworden ist, den Bezugspunkt darstellt. Galen verhehlt dabei nicht, daß die Bestimmung der Entfernung vom Normalen nicht einfach ist und daß sie großer Erfahrung bedarf, ja daß sie gerade auf diesem Gebiet besonders kompliziert ist, während man bei anderen Dingen auch ohne Beschreibung und ohne Erklärungen das Quantum bestimmen könne.[59] Den Ansatz für die Lösung dieses Problems findet er in der Unterscheidung zwischen dem gesunden, dem kranken und dem neutralen oder, wie wir sag-

---

55 Gal., ibid. VII 1: XIII 951 K.

56 Gal., Ad Glauc. de meth. med. I 1: XI 3 K.

57 Gal., De meth. med. IV 6: X 292 K.

58 Gal., Ars med. 4: I 317 K.

59 Gal., Ad Glauc. de meth. med. I 9: XI 31f. K.

ten, indifferenten Körper. Er stellt den kranken Körper dem gesunden gegenüber, definiert den gesunden Körper in diesem Zusammenhang als denjenigen, der trotz etwaiger kleiner Schäden der besten Konstitution am nächsten ist und dessen Funktionen insgesamt regelrecht ablaufen. Als dritten unterscheidet er, wie gesagt, zusätzlich noch den neutralen Körper, der weder als gesund noch als krank anzusprechen ist und der sich in der Mitte zwischen den beiden Extremen des Gesund- und Krankseins befindet.[60] Mit dieser erneuten, auf Herophilos zurückgehenden dreigliedrigen Distinktion gibt Galen zwar eine Antwort auf die Frage nach der Einordnung des Krankheitsgeschehens, er sagt mit der einfachen Gegenüberstellung gesund - krank jedoch noch nichts über die Abstufung des Krankseins selbst aus, da das Neutrale bei der von ihm vorgetragenen Definition des Neutralen nicht als eine schwächere Stufe des Krankseins angesehen werden kann.

Die Notwendigkeit einer solchen Einteilung im Bereich der Krankheit ergab sich aber aus der Aufgabe, die Galen sich gestellt hatte. Nun würde man zunächst eine gradweise Einteilung der Krankheiten erwarten, analog zu der der pharmakologischen Wirkungen, da sie, auf den ersten Blick betrachtet, die Gradbestimmungen der Pharmaka rechtfertigen und eine sinnvolle Ergänzung zu diesem Vorgehen darstellen würde. Wenn jedoch, wie gezeigt werden konnte, die Einteilung der Pharmaka nach Graden bei Galen eine im Prinzip nur untergeordnete Rolle spielt, so stellt man bei der Lektüre seiner Schriften fest, daß eine Gradbestimmung der Krankheiten von ihm überhaupt nicht vorgenommen worden ist. Die einzige Ausnahme bildet eine Stelle aus der nur in arabischer und lateinischer Übersetzung erhaltenen Abhandlung De part. art. med., wo es heißt, man müsse, wolle man therapeutisch richtig vorgehen, bei einer im ersten Grad warmen Krankheit ein im ersten Grad kaltes Pharmakon verordnen und habe dementsprechend auch bei allen anderen Krank-

---

60 Siehe Gal., Ars med. 4: I 317f. K.; vgl. auch Kap. 1: I 307f. K.

heitsgraden vorzugehen.[61] Dieser Satz findet im gesamten Corpus Galenicum keinerlei Entsprechung, gebraucht doch Galen sonst im Zusammenhang mit einer Krankheitsbeschreibung nicht einmal den Begriff Taxis bzw. Apostasis in der im pharmakologischen Bereich üblichen Bedeutung "Grad" (vgl. unten S.191f.).[62]

Für die Bestimmung der Krankheitsintensität stehen Galen somit nur noch die Intensitätsangaben zur Verfügung. Da oben gezeigt werden konnte, daß auch die zusammengesetzten Krankheiten der organischen Teile im Endergebnis von den Dyskrasien der sie aufbauenden homoiomeren Teile abhängen, können wir bei der Betrachtung der Galenischen Verwendungsweise der Intensitätsangaben zur Kennzeichnung der Krankheitsintensität gleichfalls die Krankheitsbilder heranziehen, deren Primärqualitäten in diesem Zusammenhang nicht erwähnt werden, d. h. auch die Krankheiten, bei denen sich die Intensitätsangaben nicht auf die Primärqualität, sondern auf das Krankheitsbild selbst beziehen.

Im Galenischen Schrifttum gibt es keine Gradbestimmungen der Krankheiten und damit auch keine zur Kennzeichnung der Grade verwandten und somit in ihrer Bedeutung gesicherten Intensitätsangaben, so daß man bei der Beurteilung der entsprechenden Stellen von der Textaussage ausgehen muß. In diesem Zusammenhang müssen wir noch einmal ganz kurz auf den Begriff des Mittleren eingehen. Wie eben gesagt wurde, bildet für Galen das symmetrische und in der Mitte stehende Normale den Bezugspunkt auch bei der Bestimmung der Krankheitsintensität. Entsprechend der Vorstellung von der individuellen Variationsbreite der Gesundheit hat man sich jedoch dieses Mittlere, um es einmal bildlich auszudrücken, nicht als einen Punkt, sondern als einen

61 Gal., De part. art. med. 8: CMG Suppl. Orient. II, S. 128, 10-21.

62 Diese Tatsache wirft erneut die Echtheitsfrage dieser Schrift auf: zwar erscheint die Argumentation von H. Schöne, Galenus, De partibus artis medicativae, Greifswald 1911, 13ff., nach wie vor beweiskräftig, die zitierte Stelle entspricht in ihrer Formulierung aber so wenig den uns bekannten Galenischen Vorstellungen, daß man hier zumindest eine spätere Interpolation nicht ausschließen möchte.

Kreis mit einem gewissen Variationsradius vorzustellen, der gewisse kleine Schäden durchaus noch mit einbezieht. Diese Begriffsbestimmung des mittleren Normalen hilft uns, darüber Klarheit zu gewinnen, in welchem Sinne die Ausdrücke μέτρια νοσήματα und μέτριαι διαθέσεις bzw. μέσα νοσήματα und μέσαι διαθέσεις (mäßige bzw. mittlere Erkrankungen und Zustände)[63] von Galen gebraucht werden: sie bezeichnen Erkrankungen und Zustände, die nur ganz leicht vom streng normalen Zustand abweichen und deshalb etwa mit den Überlegungen Galens über die pharmakologische Wirkung im ersten Grad korrespondieren.

Wie in der theoretischen Pharmakologie dienen diese Begriffe auch in der Nosologie dazu, den Gegensatz zu den schweren Erkrankungen zu bezeichnen. Es kommt also auch hier - parallel zu der Bestimmung der pharmakologischen Intensitäten - auf die Gegenüberstellung von leichten und schweren Krankheitszuständen hinaus.[64] Solche Distinktionen mit zwei Gliedern findet man sehr häufig, ja sie bilden, wie auf Grund des in der Pharmakologie geübten Verfahrens nicht anders zu erwarten war, die Regel. Lediglich in einem Detail weicht Galen im Bereich der Nosologie von seinem Vorgehen in der Pharmakologie ab: in der Krankheitslehre verwendet er über den aus der Arzneimittellehre bekannten Wortschatz hinaus, d. h. neben μέτριος und μέσος, manchmal auch die Adjektive ἀσθενής (schwach) und μικρός (klein) bzw. ὀλίγος (wenig), um mit ihnen einen Gegensatz zu den Begriffen μέγας (groß) und πολύς (viel) zu bilden.[65] Diese Wör-

---

63 Siehe z. B. Gal., De comp. med. sec. loc. I 2: XII 398. 400 K.; I 7: XII 472f. K.; VI 1: XII 908 K.; De comp. med. sec. gen. II 2: XIII 477 K.; VI 2: XIII 865 K.; De meth. med. VIII 4: X 564 K.; X 2: X 666 K.; Ad Glauc. de meth. med. I 15: XI 58 K.; Ars med. 21: I 362 K.; In Hipp. Aph. comm. V 25: XVII 2, 814 K.

64 Vgl. z. B. Gal., De comp. med. sec. loc. I 2: XII 402 K.; III 1: XII 620 K.; De comp. med. sec. gen. IV 4: XIII 676 K.; IV 5: XIII 683 K.; IV 7: XIII 718 K.; De meth. med. IV 1: X 234 K.; V 5: X 329 K.; Ad Glauc. de meth. med. II 8: XI 113 K.; De loc. aff. II 2: VIII 71f. K.; In Hipp. Aph. comm. VI 51: XVIII 1, 87 K.; VII 9: XVIII 1, 109 K.

65 Siehe z. B. Gal., De comp. med. sec. loc. VI 8: XII 960 K.; In Hipp. Aph. comm. I 14: XVII 2, 405 K.; VI 51: XVIII

ter werden von ihm allein zur Bezeichnung der Krankheitsintensität verwandt und dürften aus der sich natürlicherweise ergebenden Art der Krankheitsbeschreibung entlehnt sein.

Eine weitere Parallele zur theoretischen Pharmakologie bilden Einteilungsschemata der Krankheiten mit drei Gliedern. Auch hier stellen das Mittlere bzw. das Mäßige und das Äußerste der Erkrankung die beiden Extreme dar, zwischen die ein Zwischenglied eingeschoben wird.[66] Interessanterweise sind sie aber zuweilen - auch das eine Parallele zur Pharmakologie (vgl. oben S.123) - nur verkappte zweigliedrige Komparationen, da es sich bei ihnen nicht um echte Steigerungen handelt, sondern um Reihen, in denen das Zwischenglied dem ersten Glied gegenübergestellt wird und nur der letzte Teil der Komparationen zur Steigerung, und zwar des zweiten Gliedes, dient, so etwa in der Schrift De comp. med. sec. loc., wo Galen schreibt, daß man an Ohrenulcera μετρίως, ἰσχυρῶς (stark) und noch stärker erkranken könne.[67]

Im Gegensatz zur Einteilung der pharmakologischen Wirkungen (vgl. oben S. 124) konstruiert Galen in der Nosologie ausnahmsweise einige Male auch mehrgliedrige Komparationen (mit vier, fünf und einmal sogar mit sechs Gliedern). Bei den viergliedrigen Komparationen steigert er entweder analog den Gradwirkungen, d. h. entsprechend den Begriffen schwach, deutlich,

---

1, 87 K.; De comp. med. sec. gen. III 2: XIII 573 K.; De meth. med. III 3: X 183 K.

66 Siehe Gal., De comp. med. sec. loc. I 2: XII 396. 405 K.; VI 9: XII 996 K.; De comp. med. sec.gen. I 2: XIII 368 K.; De sympt. caus. I 2: VII 97. 97f. 98 K.

67 Gal., De comp. med. sec. loc. III 1: XII 609 K. Ähnliches findet sich auch in De loc. aff. III 7: VIII 164f. K. und De meth. med. III 10: X 230 K. Eine andere Art von solchen verkappten zweigliedrigen Komparationen findet sich bei Gal., De diff. febr. I 6: VII 291f. K., hier wird ausgeführt, daß die durch Diät usw. prädisponierten Körper ἐπὶ πλεῖστον (in sehr starkem Maße) erkrankten, während die anderen entweder gar nichts oder nur ἐπ' ὀλίγον (geringfügig) etwas erlitten. In der Steigerung nichts - geringfügig - in sehr starkem Maße werden also die beiden ersten Glieder als Gegensatz zum dritten verstanden.

stark und extrem (so in drei Fällen),[68] oder er nimmt als zusätzliches Glied am Anfang den extrem (ἀκριβῶς) gesunden Zustand hinzu, wodurch er in zwei Fällen bei einer verkappten dreigliedrigen Komparation, bei der die regelmäßige viergliedrige Steigerung nicht durchgehalten wird, wieder eine Komparation mit vier Gliedern erzielt.[69] Zu einer Komparation mit fünf Gliedern gelangt Galen an einer Stelle in der Schrift De comp. med. sec. gen. durch die Erweiterung einer normalen viergliedrigen Steigerung um den extrem gesunden Zustand.[70] Eine Ausnahme bildet eine fünfgliedrige Komparation in dem Werk De sympt. caus., wo Galen den Husten als eine starke, durch Gewalt hervorgerufene (ἰσχυρὰ καὶ βίαιος) Bewegung der ausscheidenden Dynamis bezeichnet. Ihr stellt er als mäßige (μετρία) Bewegung das Recken und Gähnen gegenüber. Eine noch weiter abgeschwächte Bewegung äußert sich im Erschauern, in den Anomalien und im Pruritus, wobei die Bewegungen in dieser Steigerung ungewöhnlicherweise als mäßigere (μετριώτεραι), als um vieles mäßigere (πολὺ μετριώτεραι) und als in noch stärkerem Maße als diese mäßige (τούτων μᾶλλον μετριώτεραι) charakterisiert werden.[71] Eine ungewöhnliche Steigerung bietet schließlich auch eine sechsgliedrige Unterteilung in De diff. febr. Hier teilt Galen die Tertiana ein in eine ausgesprochene (ἀκριβής) Tertiana, eine einfach (ἁπλῶς) verlängerte Tertiana, eine schwach (ἠρέμα) verlängerte, eine ausreichend (ἱκανῶς) verlängerte, eine in stärkerem Maße (ἐπὶ πλέον) verlängerte und in eine sehr stark (ἐπὶ πλεῖστον) verlängerte Tertiana.[72]

Bei diesen wenigen mehrgliedrigen Komparationen darf man wohl mit Recht vermuten, daß sie nicht von Galen selbst stammen, sondern von ihm aus den Schriften anderer Autoren entlehnt

---

68 Siehe Gal., De comp. med. sec. gen. VII 4: XIII 959 K. (vgl. oben S.129f.); De meth. med. III 3: X 179f. K.; De diff. febr. II 10: VII 372 K.

69 Siehe Gal., De morb. diff. 2: VI 839 K.; 3: VI 842 K.

70 Gal., De comp. med. sec. gen. I 16: XIII 437 K.

71 Gal., De sympt. caus. II 6: VII 196 K.

72 Gal., De diff. febr. II 10: VII 373 K.

wurden. Darauf deuten sowohl ihre geringe Anzahl wie die von der bei Galen üblichen Art der Steigerungen abweichenden Steigerungsformen[73] und die zum Teil für ihn nicht typischen Intensitätsangaben.[74] Aus ihrem vereinzelten Vorkommen kann man auch darauf schließen, daß sie sich nicht durchgesetzt haben und in der Praxis als zu künstlich empfunden wurden. Und gerade dieser Gesichtspunkt scheint uns bei der Beurteilung der von Galen vorgenommenen Bestimmungen der Krankheitsintensitäten entscheidend zu sein: ein bis zur letzten Konsequenz verfolgter Schematismus mußte von ihm, der in der humoralpathologischen, streng auf das Individuelle ausgerichteten medizinisch-wissenschaftlichen Tradition stand, abgelehnt werden. Da es sich nach humoralpathologischen Vorstellungen bei einer Krankheit immer um ein individuelles Geschehen handelte,[75] hätte eine schematische Einteilung aller Krankheiten entsprechend den vier Graden der pharmakologischen Wirkung dieser Medizin widersprochen, sinnvoll war allein eine orientierende, Übersicht verschaffende Einteilung der innerhalb eines Krankheitsbildes möglichen zwei bis drei Intensitäten, niemals aber eine Einteilung der Krankheiten selbst, zu der es deswegen auch in der späteren Medizin nicht gekommen ist.

Wie nützlich jedoch der zum erstenmal von Galen systematisch unternommene Versuch ist, innerhalb eines Krankheitsbildes mehrere Krankheitsintensitäten zu unterscheiden, beweist der Umstand, daß solche Komparationen sich nicht nur auf die Medizin der Vergangenheit beschränken, sondern auch heute noch

---

73 Siehe die Steigerung μέτριος, μετριώτερος, πολὺ μετριώτερος und (τούτων) μᾶλλον μετριώτερος bei Gal., De sympt. caus. II 6: VII 196 K.; eine weitere Steigerung dieser Art, die ebenfalls eine Verminderung der jeweiligen Qualität ausdrückt, findet sich auch De temp. III 5: I 691 K. = S. 113,20-27 H.

74 Siehe Gal., De diff. febr. II 10: VII 372. 373 K.

75 Wie O. Temkin, Der systematische Zusammenhang im Corpus Hippocraticum, Kyklos 1, 1928, 14, richtig bemerkte, kennt der Grieche "überhaupt weniger Krankheit als Kranksein".

allgemein als ein bequemes und übersichtliches Hilfsmittel ihre Anwendung finden, wie die entsprechenden Einteilungen nach Schweregraden etwa bei Herz-Kreislauferkrankungen, bei chronischer Gastritis, bei Krankheiten des rheumatischen Formenkreises usw. zeigen.[76] Die moderne Medizin greift also auch in dieser Beziehung direkt auf das Galenische Erbe zurück.

---

76 Vgl. Innere Medizin, Systematisches Lehrbuch und Leitfaden für die ärztliche Praxis, hrsg. von G. Brüschke und F.-H. Schulz, Jena 1970, 43ff. 60. 73. 276. 500f. 506f. 513.

V. Die Bestimmung der Intensität in der Galenischen Therapie

Die theoretischen Grundlagen der Galenischen Therapie resultieren weitgehend aus seinen pharmakologischen und nosologischen Theorien. In diesem Kapitel sollen deshalb die Schlußfolgerungen dargestellt werden, die Galen aus seinem Versuch, die Intensitäten der pharmakologischen Wirkung und der Krankheiten zu messen, für die Gestaltung seiner Therapie gezogen hat. Damit soll zugleich die Frage beantwortet werden, inwiefern die Galenische Therapie als exakt bezeichnet werden kann bzw. inwiefern sie im humoralpathologischen Rahmen als Fortschritt anzusehen ist. Zunächst seien jedoch einige Bemerkungen über die Grundsätze dieser Therapie vorausgeschickt, soweit sie für das Verständnis des Folgenden erforderlich sind.

a) Theoretische Grundsätze

Die Ausgangspunkte für die Galenische Therapie ergeben sich aus dem bereits Gesagten. Zunächst gilt der Grundsatz, dem, wie Galen schreibt, alle Philosophen zustimmen, nämlich daß man die Krankheiten nicht richtig heilen kann, ohne vorher die Natur des ganzen Körpers betrachtet zu haben.[1] Weiterhin definiert Galen die Therapie in Übereinstimmung mit der Festlegung, daß die Gesundheit in der normalen (κατὰ φύσιν) Funktion der Körperteile besteht, folgerichtig als das Zurückführen krankhafter Erscheinungen zum Normalen, d. h. als die Wiederherstel-

1 Siehe Gal., De meth. med. I 2: X 17 K.

lung der normalen Funktion.[2] Eine weitere Aufgabe der Therapie sieht Galen schließlich in der Erhaltung der Gesundheit, in der prophylaktischen Fürsorge, deren Bemühungen dahin gehen, dem Körper die Substanzen zuzuführen, die die gleiche Zusammensetzung wie der menschliche Körper haben, da dieser ja vom Gleichen ernährt und vermehrt, vom Entgegengesetzten aber geschädigt und getötet wird. Die Therapie krankhafter Zustände dagegen besteht in der Verordnung des Entgegengesetzten, eine Vorstellung, die in dem berühmten Grundsatz contraria contrariis ihren Ausdruck gefunden hat.[3]

Diese Grundsätze bestimmen auch die Stellung der Therapie und der Prophylaxe im gesamtmedizinischen System sowie ihre gegenseitige Abgrenzung. Die Therapie hat nach Galen immer nur den gegenwärtigen Zustand im Auge, während die Prophylaxe stets auf den zukünftigen Zustand ausgerichtet ist und vor allem in der Unterstützung der Physis des Körpers und seiner Dynameis besteht, um dem kommenden Geschehen vorzubeugen. Der Gesundheitsschutz hat deshalb nach Galenischem Verständnis ein doppeltes Ziel: er soll einerseits den bestehenden normalen Zustand bewahren und andererseits künftige Hindernisse, die auf Grund von Erfahrung und Überlegung bei der Entwicklung eines Krankheitsprozesses zu erwarten sind und die eine Krankheit vermehren oder ihre Heilung hinauszögern oder gar verhindern können, aus dem Wege räumen.[4] Dieses prophylaktische Vorgehen, das somit für Galen neben der eigentlichen Behandlung von Krankheiten zum Bestandteil der Therapie wird, hat seiner Ansicht nach in der praktischen Therapie, zeitlich gesehen, vor der Krankenbehandlung den Vorrang, wird doch durch entsprechende gesundheitsfördernde Maßnahmen die wichtigste Heilkraft, nämlich die Natur, selbst, unterstützt. Da nun die Natur, wie schon angedeu-

---

2 Siehe Gal., ibid. I 5: X 42 K.; IX 15: X 650 K.; vgl. auch Gal., Ad Glauc. de meth. med. II 12: XI 142 K.

3 Siehe Gal., De inaeq. intemp. 6: VII 746 K.; De bon. mal. suc. 1,13: CMG V 4,2, S. 392,12f.

4 Siehe Gal., De meth. med. IV 3: X 243. 247f. 249 K.; VIII 2: X 552 K.; XIII 2: X 876f. K.

tet wurde, nur durch das Gleiche eine Unterstützung bekommen kann, erfolgt dieser Teil der Galenischen Therapie nach dem Grundsatz similia similibus.[5] Es handelt sich dabei indessen, und das sei ausdrücklich festgehalten, nicht um die eigentliche Therapie der Krankheit als solcher, d. h. um die Therapie im engeren Sinne. Sie wurde streng nach dem Grundsatz contraria contrariis gehandhabt, so daß die Homöopathie moderner Prägung als ein Verfahren zur Behandlung der Krankheitsprozesse selbst sich weder bei Galen noch überhaupt in der gesamten antiken Medizin findet.

In Übereinstimmung mit seinen physiologischen Vorstellungen, denen zufolge jeder menschliche Körper eine nur ihm eigentümliche Krasis aufweist, verlangt Galen, daß man in der Therapie von der Physis des Patienten auszugehen habe, eine Forderung, die darin gipfelt, daß jeder Mensch seine eigene Therapie haben muß, d. h., daß eine Therapie nur dann erfolgreich sein kann, wenn sie streng individuell ist. Die Grundlage der Therapie habe daher eine Methode zu bilden, mit deren Hilfe die jeweiligen Naturen der verschiedenen menschlichen Körper erkannt werden können[6] und die seiner Überzeugung nach nur auf der Grundlage der hippokratischen Vierelementen- und Viersäftelehre zu realisieren ist. Erst die aus diesen Lehren resultierenden Kenntnisse erlauben die Bestimmung der im konkreten individuellen Fall notwendigen und einzig passenden Heilmittel.

Weist sich die Galenische Therapie schon allein durch diese Forderung als eine kausale Therapie aus, so wird die Kausalität im therapeutischen Denken Galens zusätzlich durch die wiederholt ausgesprochene Erkenntnis unterstrichen, daß die Therapie je nach Art der krankhaften Diathesis variiert werden muß,[7] so daß so viele Grundarten des therapeutischen Vorgehens unterschieden werden müssen, wie zuvor Grundarten der Krankheiten

---

5 Siehe Gal., ibid. XI 3: X 741f. K.

6 Siehe Gal., ibid. III 7: X 205f. K.

7 Siehe Gal., ibid. II 5: X 111 K.; III 7: X 209 K.; De comp. med. sec. loc. VIII 3: XIII 153 K.; De comp. med. sec. gen. IV 1: XIII 653 K.

differenziert worden sind.[8] Oben (S. 160) haben wir gesehen, daß Galen die Krankheiten der homoiomeren Teile als Dyskrasien auffaßt, von denen er acht Arten unterscheidet. Dieser Einteilung entsprechend gibt es in der Galenischen Therapie ebenfalls acht Grundarten des therapeutischen Vorgehens.[9] Unter Berücksichtigung der Forderung, die Therapie auf die individuelle Mischung der einzelnen Patienten einzustellen, ergeben sich daraus die mannigfaltigsten Abstufungen; braucht man doch z. B. bei der Behandlung einer kalten Krankheit für eine ursprünglich wärmere Krasis stärker wärmende Pharmaka als für eine ursprünglich kältere Krasis, wenn man den Körper bzw. einen Körperteil zu dem ihm gemäßen Zustand zurückführen will. Entsprechendes gilt auch für die Behandlung warmer Krankheiten, je nachdem ob sie bei einem Körper mit wärmerer oder kälterer Mischung auftreten.[10]

Die therapeutischen Zielsetzungen erwachsen für Galen erstens aus der Krankheit, zweitens aus dem Zustand, der ihr vorausging, also aus der Gesundheit, und drittens aus der Umgebung, d. h. sowohl aus der geographischen Lage der Städte wie aus den Jahreszeiten, mit einem Wort, aus dem Klima. Die Erklärung, mit der Galen die Aufstellung dieser drei "ersten" therapeutischen Zielsetzungen (πρῶτοι σκοποί) begründet, ergibt sich aus folgender Überlegung: die Krankheit verlangt naturgemäß ihre Heilung, die Gesundheit bzw. die Krasis des Körpers, die vor allem durch die individuelle Physis des Patienten, durch sein Alter, seine Gewohnheiten und die ihn umgebende Luft bestimmt wird, ihre Bewahrung, während das Klima infolge seiner direkten Einwirkungsmöglichkeiten auf die Gesundheit bzw. auf die Gestaltung der Krankheit, und zwar unabhängig von den ersten beiden, den dritten physiologischen bzw. pathologischen Faktor darstellt.[11] Wegen der Doppeleigenschaft des Klimas könne man

8 Siehe Gal., De meth. med. III 10: X 227 K.

9 Siehe Gal., ibid. II 4: X 103f. K.; III 5: X 200 K.; VII 3: X 464 K.; VII 5: X 470 K.; IX 17: X 658 K.

10 Siehe Gal., ibid. VII 13: X 523f. K.

11 Siehe Gal., ibid. IX 14: X 645f. K.

die von ihm ausgehenden Einwirkungen aber auch unter die beiden anderen Größen subsumieren, so daß sich die Zahl der ersten therapeutischen Zielsetzungen auf zwei verringere, nämlich auf den Begriff der Gesundheit und den der Krankheit.[12]

Das Ziel der gesamten Therapie ist nach Galen ein zweifaches: sie soll erstens den Kranken von der Krankheit befreien und zweitens die Schäden beseitigen, die durch die Krankheit entstanden sind.[13] Dieses Ziel bestimmt für ihn auch die aus der Erfahrung resultierende therapeutische Indikation,[14] und zwar unterscheidet Galen entsprechend den beiden Funktionen der Therapie, die einmal in der Unterstützung der Physis und zum anderen in der Heilung der Krankheit besteht, auch zwei Arten der Indikation: diejenige, die sich aus der Bewahrung der Dynamis ergibt, und diejenige, die die Erkrankung selbst notwendig macht.[15] Beide müssen, wie Galen schreibt, während der Behandlung nach Möglichkeit in Übereinstimmung gebracht werden, habe man doch zu bedenken, daß dabei weder die Erkrankung sich vermehren noch die Dynamis des Kranken abnehmen dürfe,[16] eine Forderung, die nicht leicht zu erfüllen ist, wenn man sich klarmacht, daß die Maßnahmen, die aus den beiden Indikationen erwachsen, sich manchmal auch gegenseitig ausschließen können, so z. B. wenn die Krankheitsindikation eine starke Entleerung, etwa den Aderlaß, als nützlich erscheinen läßt, die Dynamis des Körpers aber so schwach ist, daß sie diese Maßnahme verbietet. In einem solchen Fall müsse man sich deshalb vor Augen halten, daß die aus der Dynamis resultierende Indikation im allgemeinen den Vorrang hat, beinhaltet sie doch das erste Ziel der Therapie, nämlich die Erhaltung des Lebens.[17]

---

12 Siehe Gal., ibid. IX 15: X 650 K.

13 Siehe Gal., ibid. IV 1: X 234 K.; vgl. auch IX 10: X 636 K.

14 Siehe Gal., ibid. II 7: X 127 K.

15 Siehe Gal., ibid. II 7: X 155f. K.

16 Gal., Ad Glauc. de meth. med. I 11: XI 35f. K.

17 Vgl. Gal., De meth. med. IX 13: X 644f. K.

Die sich aus der Dynamis ergebende Indikation verlangt naturgemäß die Erhaltung bzw. die Stärkung der Dynamis. Das erreicht man nach Galens Vorstellungen entweder durch die Korrektur derjenigen Faktoren, die die Entleerung bzw. Veränderung der eigenen Substanz hervorrufen, oder aber durch die Behandlung derjenigen Körperteile, die ihre Substanz in die erkrankte Stelle entleeren bzw. sie infolge ihrer gestörten Funktion verändern, ein Prozeß, der auch durch die Lösung des Zusammenhangs provoziert werden kann.[18] Mit dieser etwas vereinfachenden Empfehlung gerät Galen jedoch in Widerspruch zu seiner Behauptung, daß diese Art der Indikation nur die Bewahrung der Dynamis notwendig mache. Denn wenn man auch durch die Zufuhr der gleichen Substanz einen Körperteil so stärken kann, daß ein Zufluß von außen abgewendet wird (vgl. oben S. 166), so ist doch gleichzeitig die gestörte Funktion sowohl der betreffenden Stelle selbst wie auch die der benachbarten Teile entsprechend den humoralpathologischen Vorstellungen durch die Dyskrasie bedingt, die eine Therapie nach dem Grundsatz contraria contrariis erfordert. Somit erwachsen aus der Indikation auf Grund der Dynamis eigentlich beide therapeutischen Verfahren, das Vorgehen nach dem Grundsatz similia similibus und die Behandlung nach dem Prinzip contraria contrariis.

Anders verhält es sich mit der Indikation auf Grund der krankhaften Diathesis. Diese ergibt sich aus dem Wesen der Krankheit selbst[19] und umfaßt nach Galen zunächst eine generelle Indikation aller Krankheiten - insoweit sie Krankheiten sind und damit eine Indikation zum therapeutischen Eingreifen postulieren - und weiterhin eine spezielle Indikation, die sich aus der Tatsache herleitet, daß jede Krankheit gleichzeitig auch eine besondere Krankheit ist, wobei sie entweder eine Krankheit des ganzen Körpers oder die eines seiner Teile sein

18 Siehe Gal., ibid. IX 13: X 642f. K.; vgl. auch IX 10: X 639f. K.

19 Siehe Gal., ibid. II 7: X 128 K.; III 1: X 157 K.; IV 4: X 252f. 266 K.

kann.[20] Diese ersten therapeutischen Indikationen sind nach Galen jedoch nur der Anfang, der erste Hinweis auf die einzuschlagende Therapie,[21] denn sie vermitteln nur - und hier äußert sich wieder der individualisierende Charakter der humoralpathologischen Medizin - allgemeine therapeutische Empfehlungen und sagen noch nichts über den jeweils besonderen Fall aus.

Bei einem richtigen therapeutischen Vorgehen müssen deshalb Galens Ansicht nach noch weitere Faktoren berücksichtigt werden. Zunächst gehört hierher das Abwägen zwischen der Krankheitsindikation und der Indikation auf Grund der Dynamis; ist doch etwa bei einem Fieber, das übrigens für Galen ebenso wie für die gesamte antike Medizin eine Krankheit sui generis war, das Fieber selbst, wenn es hoch ist, die wichtigste Indikation; ist es das nicht, dann ist die konstitutionelle Indikation wichtiger, da durch das Fieber das Leben unmittelbar bedroht werden kann.[22] Im Vordergrund steht für Galen deshalb immer die Erwägung darüber, was für den Patienten besonders gefährlich ist und aus diesem Grunde zuerst behandelt werden muß - sie bestimmt die Wertigkeit in der Therapie.[23] Zweitens kann man in diesem Zusammenhang Galens Empfehlung anführen, festzustellen, ob es sich um eine einfache oder eine zusammengesetzte Krankheit handelt, also etwa um eine einfache oder eine zusammengesetzte Dyskrasie; denn daraus ergebe sich die einfache oder die zusammengesetzte Indikation,[24] die wiederum den Ablauf der Therapie entscheidend beeinflussen kann. Diese Empfehlung hängt auch mit dem letzten Faktor, der für die Einzelheiten der Therapie wichtig ist, eng zusammen. Es geht dabei um die Unterschiede, die sich aus den Krankheiten der homoiomeren und der organischen Körperteile ergeben. Die Indikation aus den

---

20 Siehe Gal., ibid. II 7: X 128 K.

21 Siehe Gal., ibid. III 1: X 158. 161 K.

22 Siehe Gal., ibid. VIII 9: X 595ff. K.

23 Siehe dazu Gal., ibid. IX 7: X 631 K.; XI 13: X 777 K.

24 Gal., ibid. III 4: X 194 K.; IV 7: X 302 K.; IX 12: X 642 K.; In Hipp. Aph. comm. I 16: XVII 2, 426f. K.

Erkrankungen der homoiomeren Teile bestimmt das Ausmaß des Wärmens, Kühlens, Trocknens und Feuchtmachens, die aus den organischen dagegen legt neben dem Mehr und Weniger im Gebrauch der Pharmaka den Ort und die Art des therapeutischen Eingreifens fest.[25]

Im einzelnen muß somit nach Galen die Therapie abhängig gemacht werden von der Erkrankung, von ihrer Ursache, von der Kraft (Dynamis) und Physis des Patienten (sowohl von seiner individuellen Krasis als auch von den ihn beeinflussenden klimatischen Verhältnissen), von der Funktion des betroffenen Körperteils und ihrer Wichtigkeit sowie schließlich von der Beschaffenheit der Teile und Organe selbst, d. h. von ihrer Krasis, Bildung, Lage, Empfindlichkeit und Dynamis.[26] Darüber hinaus habe man noch zu bedenken, daß die Krankheit allein die Art der Korrektur indiziert, daß sie aber nicht erkennen läßt, ob sie möglich ist oder nicht.[27] Deswegen bestehe die Aufgabe der therapeutischen Methode außer in der Feststellung, daß die contraria die Heilmittel der contraria sind, und außer in der Ermittlung der jeweils notwendigen und passenden contraria auch noch darin, herauszufinden, ob es den Ärzten oder der Natur möglich ist, das von der Indikation gestellte Ziel zu erreichen, oder ob das völlig unmöglich ist oder nur zu einer bestimmten Zeit oder nur für einen bestimmten Teil.[28] Diese Überlegungen entscheiden letzten Endes über die Heilbarkeit oder Unheilbarkeit einer Krankheit und damit über den grundsätzlichen Entschluß, den ein Arzt bei Beginn einer Behandlung fassen muß, nämlich, ob ein therapeutisches Eingreifen sinnvoll ist und, wenn ja, in welcher Weise, d. h. kausal oder symptomatisch, er in einem bestimmten Fall vorzugehen hat.

---

25 Siehe Gal., De meth. med. XIII 7: X 897f. K.

26 Siehe Gal., ibid. III 3: X 185 K.; IV 3: X 242f. K.; IV 7: X 295f. K.; V 1: X 309 K.; VII 12: X 522 K.; VII 13: X 523 K.; IX 6: X 628 K.; IX 9: X 634 K.; Ad Glauc. de meth. med. II 4: XI 89ff. K.

27 Siehe Gal., De const. art. med. ad Patroph. 12: I 264 K.

28 Siehe Gal., ibid. 12: I 265 K.

Ähnlich wie in der theoretischen Pharmakologie und Nosologie hatte Galen mit der Abgrenzung der Therapie von der Prophylaxe, mit der Festlegung der therapeutischen Zielsetzungen und mit der Differenzierung der therapeutischen Indikationen auch eine systematisch aufgebaute Theorie der Therapie geschaffen. In Verbindung mit den beiden anderen, in gleicher Weise übersichtlich angelegten theoretischen Konzeptionen war damit eine brauchbare Grundlage für ein wissenschaftlich fundiertes Vorgehen in der Praxis entstanden. Galen selbst scheint in der theoretischen Durchdringung der Therapie eine seiner wichtigsten Leistungen gesehen zu haben, voller Stolz stellt er sie dem Verdienst des Kaisers Trajan an die Seite, das Straßennetz in Italien reorganisiert zu haben.[29]

b) Die therapeutische Praxis

Die dargestellten allgemeinen Grundsätze der Galenischen Therapie finden ihre Entsprechung in Galens therapeutischer Praxis. Sie beide, sowohl die Theorie wie die Praxis der Therapie, bilden schließlich auch die Voraussetzung für seine Bemühungen, ein exakt meßbares therapeutisches Vorgehen zu entwickeln.

1. Die Korrelation zwischen Krankheit und Pharmakon als Grundlage der Therapie

Die erste und wichtigste Schlußfolgerung, die Galen aus seinen therapeutischen Grundsätzen für die Praxis gezogen hat, betrifft seine Forderung, die Anwendung der Heilmittel genau abzugrenzen. Unter einer solchen Abgrenzung versteht er die Festlegung, bei welcher Krankheit und in welchem Stadium dieser Krankheit ein bestimmtes Heilmittel wirkt. Das heißt, er versteht darunter die Festlegung der Übereinstimmung und Korrelation zwischen Heilmittel und Krankheit bzw. Krankheits-

---

29 Gal., De meth. med. IX 8: X 632f. K.

stadium.[30] Mit seiner Kritik an früheren medizinischen Autoren, die dieser Forderung nicht genügt haben,[31] wendet sich Galen zwar, wie wir oben (S. 135f.) sahen, vor allem gegen die Empiriker und entspricht damit aller Wahrscheinlichkeit nach einer alten dogmatisch-pneumatischen Tradition,[32] doch scheint er in der Generalisierung dieser Forderung und in seinem Bemühen, möglichst viele solche Korrelationen zu erarbeiten, über seine Vorgänger, zumindest im theoretischen Ansatz, hinaus gelangt zu sein. Auf alle Fälle wird Galen die Notwendigkeit dieser Abgrenzungen nachdrücklicher unterstrichen haben als irgendein anderer Arzt vor ihm.[33] Das beweisen die Namen derjenigen, die Galen in diesem Zusammenhang kritisch erwähnt: die meisten von ihnen gehören der empirischen Schule an, es sind aber auch Vertreter der pneumatischen Richtung darunter, wie Athenaios und Archigenes. Man wird daher die Erkenntnis um diese Notwendigkeit mit Recht als ein Verdienst Galens ansehen dürfen.

Aus der grundsätzlichen Forderung nach der genauen Korrelation von Heilmittel und Krankheit ergaben sich für Galen weitere Schlußfolgerungen, die das Verhältnis der beiden Glieder dieser Korrelation zueinander präzisieren. Einerseits handelt es sich um die Ermittlung der Qualität und Quantität eines Pharmakons und seiner Wirkung,[34] also um eine Problematik, die uns bereits vertraut ist, und andererseits um die Bestimmung derjenigen Faktoren, die die Natur der erkrankten Physis bestimmen und somit die notwendige Qualität und Quantität des

---

30 Siehe Gal., De comp. med. sec. loc. III 1: XII 619 K.; De comp. med. sec. gen. II 2: XIII 472 K.; III 9: XIII 640f. K.

31 Vgl. z. B. Gal., De comp. med. sec. loc. II 1: XII 524. 527f. 529f. K.; II 2: XII 578 K.; III 1: XII 619f. K.; V 1: XII 805f. K.; VII 2: XIII 35 K.

32 Siehe Gal., ibid. II 1: XII 524 K.; VI 1: XII 895 K.; De comp. med. sec. gen. IV 5: XIII 683 K.

33 Vgl. De comp. med. sec. gen. III 9: XIII 640f. K.

34 Siehe Gal., De meth. med. III 3: X 176f. K.; De comp. med. sec. loc. I 7: XII 466 K.; De temp. III 5: I 691 K. = S. 113,20-22 H.; Ad Glauc. de meth. med. I 1: XI 1f. K.

angewandten Heilmittels modifizieren. Auch diese Faktoren sind uns schon bekannt; es sind dieselben wie diejenigen, die der genauen therapeutischen Indikation bei einer krankhaften Diathesis zugrunde lagen: Die Krasis des gesamten Organismus und des erkrankten Körperteils, die klimatischen Bedingungen, die Lebensgewohnheiten des Patienten, die Zusammensetzung des erkrankten Teils, seine Lage, Funktion usw.[35] Interessanterweise führt Galen in diesem Zusammenhang noch einen weiteren Faktor an, der im umfassenderen Sinne unter den Begriff der Physis in der Bedeutung "Konstitution" subsumiert werden kann. Es handelt sich um Unterschiede, die sich in der Praxis aus der Behandlung von weichen und harten Körpern ergeben. Menschen mit weichem bzw. zartem Fleisch sind nach Galen die Kinder, Frauen, Greise, Eunuchen und alle diejenigen, die in Üppigkeit leben und sich keinerlei körperlichen Anstrengungen unterziehen. Diese Konstitution wird seiner Meinung nach weiterhin auch durch das Leben in feucht-kaltem Klima gefördert. Als Menschen mit harten Körpern stellt Galen den zuerst genannten Konstitutionstypen diejenigen gegenüber, die körperlich schwer arbeiten, z. B. Bauern, Jäger und Matrosen, sowie diejenigen, die in einem heißen und trockenen Klima leben. Diese konstitutionellen Unterschiede bedingen eine weitere grundsätzliche therapeutische Unterscheidung; denn die Menschen, die zu der zweiten Kategorie gehören, vertragen nicht nur stärkere Heilmittel als die zuerst genannten, sondern benötigen sie geradezu.[36]

Die letzte Schlußfolgerung, die Galen aus seinen theoretischen Überlegungen für die therapeutische Praxis gezogen hat und die in diesem Zusammenhang behandelt werden muß, betrifft

---

35 Siehe Gal., De meth. med. III 3: X 178f. K.; V 11: X 357f. K.; IX 14: X 647ff. K.; XIV 7: X 969 K.; Ad Glauc. de meth. med. I 3: XI 15 K.; I 15: XI 45 K.; De comp. med. sec. loc. II 1: XII 524 K.; De comp. med. sec. gen. I 2: XIII 370f. K.; IV 6: XIII 710f. K.; VII 1: XIII 947f. K.; In Hipp. De nat. hom. comm. I 43f.: CMG V 9,1, S. 52,20ff.; In Hipp. Aph. comm. II 34: XVII 2, 530. 532 K.

36 Siehe Gal., De meth. med. III 7: X 204f. 205. 207 K.; VI 3: X 405f. K.; De comp. med. sec. gen. I 6: XIII 399 K.; I 14: XIII 421 K.; II 1: XIII 467f. K.; II 21: XIII 554 K.; IV 1: XIII 657. 662 K.; IV 6: XIII 712 K.; VII 11: XIII 1009 K.

die Anwendungsweise der Pharmaka. Galen geht hierbei davon aus, daß sich die Qualität der Heilmittel nach der Krasis des Körpers bzw. seiner erkrankten Teile zu richten habe, während die zu bewahrende Substanz das pharmakologische Quantum bestimme.[37] In der Praxis erfordere das die Beobachtung der Wirkung eines Pharmakons, das den leidenden Teil wärmer oder kälter bzw. trockener oder feuchter macht, als es vorher war. Es ist seiner Ansicht nach zu prüfen, wieweit diese Wirkungen reichen, d. h., es ist z. B. zu prüfen, ob die behandelte Stelle nach einer Einreibung gerötet und wärmer erscheint als zuvor,[38] wobei gleichzeitig darauf geachtet werden muß, daß eine zu starke Reizung der Haut vermieden wird; sollte das der Fall sein, müsse man zu milderen Pharmaka übergehen bzw. die vorher angewandten Pharmaka durch Beigaben von indifferenten Mitteln wie Wachs und Öl abschwächen.[39] Überhaupt seien die starken Pharmaka nur bei chronischen Leiden angebracht, aber auch da solle man mit milderen Zubereitungen beginnen und erst bei Bedarf zu den stärkeren übergehen.[40]

Diese Empfehlung, die in auffallender Weise das vorsichtige Herantasten in der Therapie unterstreicht und es gleichzeitig zum therapeutischen Grundsatz erhebt, ergab sich für Galen zum einen aus der Überlegung, daß die Beurteilung der Krasis bzw. der Dyskrasie eines erkrankten Menschen so schwierig[41] und von so vielen Faktoren abhängig ist, daß sie erst in ihrer Reaktion auf die verabreichten Pharmaka in allen Einzelheiten offenbar werden (vgl. oben S. 168), und zum anderen aus seinem mit diesen Beobachtungen in Zusammenhang stehenden Verständnis der pharmakologischen Dosis, das sich grundlegend von dem der neue-

---

37 Siehe Gal., De meth. med. XI 3: X 742 K.; De comp. med. sec. loc. II 1: XII 524 K.

38 Siehe Gal., De meth. med. III 3: X 184 K.; De comp. med. sec. gen. IV 5: XIII 686f. K.

39 Siehe Gal., De comp. med. sec. loc. I 2: XII 396ff. K.

40 Siehe Gal., ibid. II 2: XII 590 K.; De meth. med. VII 7: X 500 K.

41 Siehe Gal., De meth.med., loc. cit.

ren Medizin unterscheidet. Denn den Dosisbegriff, wie wir ihn heute kennen und wie er sich aus der experimentell gewonnenen Erkenntnis der spezifischen Heilmittelwirkung ergeben hat, war der Antike fremd. Allgemein verbindliche Dosierungen konnten vor allem aus zwei Gründen nicht erarbeitet werden. Erstens stand das pharmakologisch-chemische Wissen, bedingt durch die Produktionsverhältnisse der Sklavenhaltergesellschaft, die an einer Entwicklung der angewandten Naturwissenschaften nicht interessiert war, auf einer so niedrigen Stufe, daß von daher kein Anstoß zu einem Fortschritt in der Heilmittellehre kommen konnte. Und zweitens hätte eine allgemein verbindliche Dosierung der Arzneimittelgaben der humoralpathologischen Auffassung von der individuellen Beschaffenheit jeder einzelnen Krasis und dem daraus abgeleiteten Grundsatz von der streng individuellen Gestaltung der Therapie widersprochen, so daß auch von der medizinisch-theoretischen Seite her eine solche Entwicklung gar nicht hätte inauguriert werden können. Das aber hatte zur Folge, daß man in der Therapie nur individuelle Dosierungen gelten ließ, die jedes Mal von neuem erprobt werden mußten.

2. Die Anwendung der Intensitätsbestimmung in der Therapie

In der Einleitung zu dem vorliegenden Kapitel (s. oben S. 178) bemerkten wir, daß die Therapie Galens als das Ergebnis seiner theoretischen Pharmakologie und Nosologie betrachtet werden muß. Besonders deutlich wird das bei den Bemühungen Galens, eine quantitativ meßbare Exaktheit des therapeutischen Vorgehens zu erreichen. Dabei verhehlt er nicht, daß das Problem der Quantität in der Therapie äußerst kompliziert ist und daß ihre Bestimmung, wie auch in der Pharmakologie und Nosologie, großer Erfahrung bedarf.

Den Ausgangspunkt für die folgenden Überlegungen bildet wiederum die Beziehung zum Normalen. Der erkrankte Körperteil muß im Verlauf der Therapie, wie Galen es bildhaft ausdrückt, den Weg, den er bei seiner pathologischen Veränderung zurückgelegt hat, in umgekehrter Richtung beschreiten, bis er wieder bei seinem normalen Zustand angelangt ist.[42] Voraussetzung für die Therapie sind deshalb entweder der Vergleich des erkrankten Teils mit dem entsprechenden gesunden oder die Kenntnis des der Erkrankung vorausgegangenen naturgemäßen Zustands; denn die Behandlung muß ein genaues Spiegelbild der pathologischen Ametrie sein, wenn sie, wie es ihre Aufgabe ist, die normale Mitte und Symmetrie wieder herstellen will.[43] Den Bezugspunkt stellt also die Eukrasie dar, die der Arzt nicht außer acht lassen darf, ruft doch etwa ein Heilmittel, das bei einer warmen Dyskrasie mehr als nötig abkühlt, eine kalte Dyskrasie hervor, deren Intensität wiederum durch das Übermaß der kühlenden Wirkung bestimmt wird.[44]

Wir haben bei der Betrachtung der quantitativen Bestimmungen der pharmakologischen Wirkung einerseits und der Krankheitsintensität andererseits gesehen, daß eine exakte und in numerischen Größen ausdrückbare Fixierung dieser Wirkungen und Intensitäten bei Galen freilich kaum vorkommt. Das läßt erwarten, daß die vier Grade der pharmakologischen Wirkung auch in der Therapie keine Berücksichtigung finden - eine Vermutung, die bei der Lektüre der Galenischen Schriften zur Gewißheit wird.

Bei diesem Tatbestand kann man sich des Eindrucks nicht erwehren, daß die im gesamten Schrifttum Galens singuläre Einteilung der Emollientia nach Graden aus seiner Schrift De comp. med. sec. gen. und die dort mitgeteilte Korrelation zwischen den Graden der Pharmaka und den zu behandelnden Zuständen[45] nur als Beispiel angeführt werden, um auf diese Weise theoretische Zusammenhänge zu verdeutlichen, daß sie aber nicht dazu

---

42 Gal., ibid. VII 13: X 523f. K.

43 Siehe Gal., De simpl. med. temp. ac fac. III 12: XI 565f. K.; V 5: XI 720f. K.; De meth. med. IX 14: X 647 K.; IX 15: X 651 K.; De comp. med. sec. gen. IV 6: XIII 710 K.; VII 1: XIII 947 K.; In Hipp. De nat. hom. comm. III 2: CMG V 9,1, S. 90,31-91,4.

44 Siehe Gal., De meth. med. IX 15: X 651 K.

45 Siehe die Behandlung dieser Stelle oben S.129f. und den dort angeführten Quellennachweis.

dienen sollten, Hinweise für die Praxis zu geben. Dasselbe dürfte auch für die oben (S.171f.) erwähnte Passage aus der Schrift De part. art. med. zutreffen, falls man nicht, wie oben angedeutet, die Möglichkeit eines späteren Zusatzes in Betracht ziehen will, und mit einiger Sicherheit sind auch noch drei weitere Stellen aus dem Corpus Galenicum in diesem Sinne zu interpretieren. In der Schrift De alim. fac. spricht Galen davon, daß ein von der μέση κρᾶσις abweichender Körper durch die Nahrung, die in ihren Eigenschaften der Abweichung entgegengesetzt ist und in ihrer Wirkungsintensität dieser Abweichung genau entsprechen muß, wieder zum normalen Zustand zurückgeführt werden könne. So müsse z. B. die Nahrung bei einem Körper, der um drei Positionen (τρισὶν ἀριθμοῖς) nach der wärmeren Seite hin abweicht, um drei Positionen kälter sein als die eukratische Nahrung, und ebenso müsse sie um vier Positionen trockener sein, wenn er um vier Positionen zur feuchteren Seite hin abweicht.[46] In seiner Abhandlung Ars med. veranschaulicht Galen die Behandlung der zusammengesetzten Dyskrasien am Beispiel einer krankhaften Diathesis, die um zehn Positionen zum Wärmeren und um sieben Positionen zum Trockeneren hin abweicht, mit dem Hinweis, daß das für die Therapie auszuwählende Pharmakon um zehn Positionen kälter und um sieben feuchter sein muß als der natürliche Zustand.[47] Den Charakter des Beispielhaften trägt auch eine Stelle aus Galens Werk De meth. med. Hier heißt es von einem exulcerierten Körperteil, der gegenüber seinem symmetrischen Zustand um vier Positionen trockener ist, während gleichzeitig der ganze Körper um drei Positionen feuchter ist als der eukratische, daß das bei ihm anzuwendende Heilmittel um eine Position zum Trockeneren hin verschoben sein muß.[48] Wenn man auch zunächst versucht sein könnte, in den an diesen drei Stellen angeführten Rechenexempeln die praktisch angewandte Gradlehre zu sehen, so wird diese Vermutung weitge-

---

46 Gal., De alim. fac. I 1: CMG V 4,2, S. 210,17-211,3.

47 Siehe Gal., Ars med. 28: I 383 K.

48 Gal., De meth. med. III 9: X 217 K.

hend in Frage gestellt, wenn man eine weitere Stelle aus dem zuletzt genannten Werk zum Vergleich heranzieht. Hier ist ganz schlicht davon die Rede, daß man bei den Krankheiten eine bestimmte Anzahl von Intensitätsabstufungen ansetzen kann und daß es nur darauf ankommt, daß ihnen die Anzahl der Intensitätsabstufungen bei den Pharmaka jeweils entspricht: z. B. müsse man mit 15 verschiedenen Intensitäten der trocknenden Pharmaka arbeiten, wenn man 15 Unterschiede in der feuchten Dyskrasie annehme, und ebenso mit 15 verschiedenen Intensitäten der feucht machenden Pharmaka, wenn man 15 Unterschiede in der trockenen Dyskrasie feststelle.[49] Daß die von Galen in diesem Beispiel verwendete Zahl 15 beliebig gewählt ist und nichts mit der Gradlehre zu tun hat, bei der man mit ihren vier Graden und deren jeweils drei Unterteilungen bestenfalls auf 12 Abstufungen kommt, dürfte außer Zweifel stehen. Da nun die beiden zuvor besprochenen Stellen sowohl in ihren sprachlichen Formulierungen wie in ihrer sachlichen Aussage mit der an diesem Exempel vorgeführten Zahlenspielerei übereinstimmen, wird man auch bei ihnen den Einfluß der Gradlehre ausschließen dürfen.

In Galens therapeutischer Praxis kommen somit nur die lediglich an Intensitätsangaben gebundenen Einteilungsprinzipien zur Anwendung, wie wir sie in der theoretischen Pharmakologie und Nosologie kennengelernt haben. Es wurde gezeigt, daß innerhalb dieser beiden Bereiche die Distinktionen mit zwei Gliedern bei weitem in der Überzahl sind, so daß es nicht verwundert, daß sie in der Therapie ebenfalls dominieren, werden doch die oben in den Kapiteln III und IV angeführten Beispiele von Galen meistens unter dem Aspekt ihrer therapeutischen Nutzanwendung gebracht, so daß sie generell auch als Beispiele für sein therapeutisches Vorgehen angesehen werden können und aus diesem Grunde an dieser Stelle nicht noch einmal analysiert zu werden brauchen.[50]

---

49 Siehe Gal., ibid. III 7: X 209f. K.

50 Die in unserer Arbeit besprochenen Stellen ließen sich leicht noch um viele weitere ergänzen.

Zu Beginn des vorliegenden Kapitels stellten wir uns die Frage nach der Exaktheit der Galenischen Therapie. Wir verbanden sie mit einer weiteren Frage, nämlich inwieweit man das von Galen angewandte therapeutische Verfahren im Rahmen der humoralpathologischen Medizin als Fortschritt bezeichnen kann. Ihre Beantwortung ist am Schluß unserer Betrachtungen nicht mehr schwierig.

Das aus theoretischen und praktischen Erwägungen erwachsene Bedürfnis nach einem exakten therapeutischen Vorgehen wird bei Galen in Übereinstimmung mit den Beobachtungen der medizinischen Praxis befriedigt. Die auf rein theoretischer Abstraktion beruhende Gradlehre bleibt in der Pharmakologie im Ansatz stecken, und ihre Anwendung in der Nosologie erfolgt nicht, weil sie den humoralpathologischen Anschauungen vom individuellen Charakter des krankhaften Geschehens widersprochen hätte. Statt dessen übernimmt Galen die aus der Praxis gewonnenen Einteilungen der pharmakologischen Wirkung und der Krankheiten nach ihrer Intensität und erwirbt sich durch seine nachdrückliche Forderung nach Übereinstimmung dieser beiden Faktoren in der Therapie das Verdienst, die in den Anfängen schon von der dogmatisch-pneumatischen Richtung entwickelte Intensitätsbestimmung und die Genauigkeit in der Therapie weiter ausgebaut zu haben. Mit seiner Erkenntnis von der Notwendigkeit eines genauen therapeutischen Vorgehens aber nahm Galen auch auf diesem Gebiet einen Gedanken vorweg, den erst die moderne Medizin verwirklichen konnte.

VI. Zum Nachleben der Gradlehre in der Pharmakologie des Mittelalters und der Neuzeit

Bereits zu Beginn unserer Arbeit wurde betont, daß die Galenischen Bemühungen, Intensitäten der pharmakologischen Wirkungen und der Krankheiten zu bestimmen, ihren sinnfälligsten Ausdruck in der Gradlehre gefunden haben. Und wir sagten ferner, daß die Bestimmung der Intensität zur Grundlage der theoretischen Pharmakologie und Nosologie in der Medizin nach Galen wurde, obwohl, wie gezeigt werden konnte, die Gradlehre selbst in der Pharmakologie Galens nicht über Ansätze hinaus gekommen war und ihre Anwendung in der Nosologie sich infolge der humoralpathologischen Auffassung vom Krankheitsprozeß als unmöglich erwiesen hatte. Es charakterisiert deshalb die systematisierenden Bestrebungen in der mittelalterlichen Medizin vielleicht nichts auffälliger als die Tatsache, daß von ihr gerade die Gradlehre so eifrig tradiert wurde. Aus diesem Grunde erscheint die Aufgabe, die Geschichte und die Weiterentwicklung dieser Lehre in nachgalenischer Zeit zu verfolgen, äußerst reizvoll. Eine solche Darstellung würde freilich den Rahmen unserer Arbeit sprengen, setzt sie doch eine Untersuchung der gesamten botanischen und pharmakologischen Literatur des europäischen wie des arabischen Mittelalters voraus. Diese Voraussetzung ist jedoch bei dem gegenwärtigen Stand der Forschung nicht gegeben. Denn es sind, von den uns nicht zugänglichen Werken der arabischen Medizin ganz zu schweigen,[1] ungezählte

---

1 Einen Überblick über diese Literatur und den gegenwärtigen Stand ihrer Edition gibt M. Ullmann 264ff.
Um nur zwei Beispiele zu nennen: Die Heilmittellehre des Ibn Ǧazla al-Kātib al-Baġdādī (11. Jahrh.) und das Buch der Drogenkunde des al-Bīrūnī (11. Jahrh.), vgl. E. Mitt-

mittelalterliche Handschriften mit lateinischen Texten medizinischen Inhalts erhalten, die bisher noch nicht publiziert worden sind. Das Unterfangen, eine Geschichte der Gradlehre zu schreiben, wäre deshalb auch aus objektiven Gründen heute noch nicht möglich, so daß wir uns im folgenden auf eine fragmentarische Übersicht werden beschränken müssen, deren Aufgabe es lediglich sein kann, einen allgemeinen Überblick zu geben.

Im III. Kapitel dieser Arbeit konnte wahrscheinlich gemacht werden, daß Galen nicht als Urheber der Gradlehre anzusehen ist, infolge der Ungunst der Überlieferung war es jedoch nicht möglich, hinsichtlich der Entstehungszeit und Herkunft dieser Lehre zuverlässige Aussagen zu machen. Über ihr weiteres Schicksal aber lassen sich aus den Schriften der byzantinischen Kompilatoren des 4.-7. Jahrh. einige Aufschlüsse gewinnen.

In den Werken des Oreibasios,[2] Aetios[3] und Paulos[4] werden nach Galenischem Vorbild in alphabetischer Reihenfolge Simplicia zusammengestellt und abgehandelt, deren Wirkung, wie bei Galen, zuweilen auch mit Graden und Intensitätsangaben präzisiert wird. Aus dieser Tatsache läßt sich erstens der berechtigte Schluß ziehen, daß die zuerst bei Galen nachweisbare Gradlehre in nachgalenischer Zeit zu einem selbstverständlichen Bestandteil der Schulmedizin geworden ist.

In einem Aufsatz, in dem der Einfluß der Galenischen Schrift De simpl. med. temp. ac fac. auf die Collectiones medicae des Oreibasios untersucht wurde, konnte ich auf Grund der von Galen abweichenden Angaben des Oreibasios über die graduelle Wirkung einiger Simplicia mit großer Wahrscheinlichkeit zeigen, daß Oreibasios für das 14. Buch seiner Collectiones, in dem er die Simplicia nach ihren Graden zu ordnen versucht, neben der Ga-

---

woch, P. de Konings Bearbeitung der Heilmittellehre von Ibn Ǧazla, Quell. Gesch. Naturwiss. Med. 3, 1933, 293-299 und M. Meyerhof, Das Vorwort zur Drogenkunde des Bīrūnī, Quell. Gesch. Naturwiss. Med. 3, 1932, 157-208, sind bis heute noch nicht in einer vollständigen Edition greifbar.

2 Orib., Coll. med. rel. XV: CMG VI 1,2, S. 239ff.

3 Aët. Amid., Lib. med. I: CMG VIII 1, S. 17ff.

4 Paul. Aeg. VII 3; CMG IX 2, S. 186ff.

lenschrift noch eine zweite Quelle benutzt hat, die ebenfalls Vermerke über die Grade der pharmakologischen Wirkung enthalten haben muß.[5] Das bedeutet zweitens, daß der Prozeß der Übernahme der Gradlehre in die Schulmedizin einerseits spätestens in dem Zeitraum zwischen dem 2. und dem 4. Jahrh. eingesetzt hat[6] und daß man andererseits für diese Übernahme auf Grund der Abweichungen gegenüber der Galenischen Tradition schon für diese Zeit eine gewisse Weiterentwicklung der Gradlehre über Galen hinaus annehmen kann.

Daß diese Weiterentwicklung auch nach dem 4. Jahrh. nicht zum Stillstand gekommen ist, sondern im Gegenteil in der byzantinischen Medizin relativ lebhaft verlaufen sein muß, zeigt drittens ein Vergleich der Galenischen Schrift mit den Werken des Aetios und Paulos - ein Vergleich, der hier natürlich nicht den Anspruch erheben kann, vollständige Aussagen machen zu können. Diese Aufgabe muß einer gesonderten detaillierten Untersuchung vorbehalten bleiben.

Wenn man die entsprechenden Partien aus dem Handbuch des Aetios betrachtet, stellt man schon bei flüchtigem Lesen fest, daß seine Zusammenstellung der Simplicia sich nicht an die von Galen gebotene hält, sondern in ihrer Auswahl, auch im Vergleich zum 15. Buch der Collectiones des Oreibasios, in dem die Simplicia ebenfalls in alphabetischer Reihenfolge abgehandelt werden, erhebliche Kürzungen aufweist, so daß man den Eindruck gewinnt, daß er sich in dieser Frage nicht mehr an Galen, sondern an einem anderen Autor orientiert hat. Dieser Eindruck verstärkt sich, wenn man weiterhin in Rechnung stellt, daß sich bei Aetios außerdem Angaben finden, die weder bei Galen noch bei Oreibasios nachzuweisen sind. Damit wird die Annahme, daß ihm neben den Werken dieser beiden Autoren auch noch weitere Quellen zur Verfügung gestanden haben müssen, Quellen, die auf ähnliche Weise denselben Stoff abgehandelt haben, geradezu zur

---

5 Siehe Verf., Die Galenschrift "De simplicium medicamentorum temperamentis ac facultatibus" und die "Collectiones medicae" des Oreibasios, NTM, H. 7, 1966, 3-26.

6 Siehe Verf., Galenschrift, 24ff.

Gewißheit. Ein Beispiel für eine solche abweichende Angabe bietet seine Einstufung des ἄνηθον (Dill), das seiner Ansicht nach am Ende des ersten und zu Beginn des zweiten Grades wärmt,[7] während seine wärmende Wirkung sowohl von Galen wie von Oreibasios mit dem Ende des zweiten und dem Beginn des dritten Grades festgelegt wird.[8]

Paulos von Aigina dagegen stimmt zwar in seiner Auswahl mit der bei Galen und Oreibasios weitgehend überein, weicht aber von ihren Texten, und zwar deutlicher als Aetios, in den inhaltlichen Angaben ab. So verwendet er zur Kennzeichnung der wärmenden und trocknenden Wirkung des γάρος (Fischsauce) die Intensitätsangabe δυνατῶς (kräftig, stark),[9] die sich bei Galen nicht nachweisen läßt.[10] Weiterhin schreibt Paulos z. B. dem ἐλαφόβοσκος (Karotte) eine wärmende und trocknende Wirkung im zweiten Grad zu,[11] während bei Galen und Aetios nur von der trocknenden Wirkung im zweiten Grad die Rede ist.[12] Aufschlußreich ist dabei der Vergleich dieser Paulosstelle mit dem Text des Oreibasios. Im 14. Buch seiner Collectiones werden dieser Pflanze dieselben beiden Eigenschaften zugeschrieben wie bei Paulos, während im 15. Buch entsprechend Galen und Aetios nur von einer trocknenden Wirkung im zweiten Grad gesprochen wird.[13] Somit muß für Paulos die Benutzung von Quellen vorausgesetzt werden, die von denen des Aetios abwichen. Das beweist aber, daß sowohl Aetios wie Paulos Schriften zur Verfügung standen, die ihrerseits, allerdings nur zum Teil, mit der zweiten Quelle

---

7 Siehe Aët. Amid., Lib. med. I 37: CMG VIII 1, S. 39,19f.

8 Siehe Gal., De simpl. med. temp. ac fac. VI 1: XI 832 K.; Orib., Coll. med. rel. XIV 16: CMG VI 1,2, S. 196, 27 und XV 1: S. 244,7-9.

9 Siehe Paul. Aeg. VII 3: CMG IX 2, S. 203,6.

10 Vgl. die entsprechende Beschreibung bei Gal., De simpl. med. temp. ac fac. XI 2: XII 377 K.

11 Siehe Paul. Aeg. VII 3: CMG IX 2, S. 209,14f.

12 Siehe Gal., De simpl. med. temp. ac fac. VI 5: XI 873 K.; Aët. Amid., Lib. med. I 137: CMG VIII 1, S. 69, 20-22.

13 Siehe Orib., Coll. med. rel. XIV 16: CMG VI 1,2, S. 196, 28 und XIV 26: S. 203,16 sowie XV 1: S. 251,27-29.

des Oreibasios identisch waren, ein Umstand, der die Reichhaltigkeit dieser Literatur zur Genüge evident macht.

Oben (S.29) wurde schon darauf hingewiesen, daß sich kaum ein Werk der mittelalterlichen europäischen Literatur über Simplicia und medizinisch angewandte Nahrungsmittel finden läßt, in dem nicht die Grade und Intensitätsangaben ihrer Wirkung vermerkt wären. Das ist vor allem auf den Einfluß der Araber zurückzuführen, die nach der Übernahme der griechischen wissenschaftlichen Medizin gerade dieser Lehre ein besonderes Interesse entgegengebracht zu haben scheinen.[14] In dem arabischen Schrifttum begegnen nicht nur Grad- und Intensitätsangaben, die von der antiken und byzantinischen Tradition abweichen und zum Aufbau einer eigenen Tradition auf diesem Gebiet beitrugen,[15] es werden darüber hinaus auch solche Simplicia mit diesen Angaben versehen, die die antike Medizin nicht kannte. Angaben dieser Art, die sich - um im folgenden nur die wichtigsten Autoren zu nennen, die vor allem durch die Übersetzung ihrer Schriften ins Lateinische wirksam geworden sind - bei Aḥmad ibn Ibrāhīm ibn abī Ḫālid al-Ǧazzār,[16] Muḥammad ibn Zakarīyā' ar-Rāzī,[17] Abū 'Alī al-Ḥusain ibn 'Abdallāh ibn

14 Das bestätigt u.a. schon eine flüchtige Durchsicht des 12. Buches des Liber Regius von 'Ali ibn al-'Abbās al-Maǧūsī (Haly Abbas), dessen Anlage und dessen Inhalt ganz offensichtlich von Galenischer Pharmakologie geprägt sind (zum 12. Buch des Liber Regius vgl. S. Hamarneh, Development of Arabic Medical Therapy in the Tenth Century, Journ. Hist. Med. 27, 1972, 71sq.).

15 Vgl. Verf., Simeon Seth, 253.

16 Seine Schrift wurde von Constantinus Africanus unter dem Titel De gradibus quos vocant simplicium liber übersetzt, in: Constantini Africani ... opera, Basileae apud Henricum Petrum 1536, p. 342-387. Vgl. dazu M. Steinschneider, Die europäischen Übersetzungen aus dem Arabischen, Sitz.-Ber. Akad. Wiss. Wien, phil.-hist. Kl. 149/IV, 1904, 11.

17 Liber Helchavy id est continens artem medicine et dicta predesessorum in hac facultate commendatorum per ... Hieronymum Salium Faventinum erroribus purgatus, Venetiis per Bonetum Locatellum 1506, p. $417b^v$-$477b^r$ (Buch 21-23).

Sīnā,[18] ʿAlī ibn ʿĪsā al-Kaḥḥāl,[19] Serapion iunior,[20] Muḥammad ibn Aḥmad ibn Muḥammad ibn Rušd,[21] Isḥāq ibn Sulaimān al-Isrāʾīlī,[22] Abū Muḥammad ʿAbdallāh ibn Aḥmad Diyāʾaddīn al-Mālaqī ibn al-Baiṭār[23] und bei dem auf arabischem Gut fußenden sog. Mesue iun. bzw. Ps.-Mesue I[24] finden, haben entscheidend zur weiteren Entwicklung dieser Lehre beigetragen. Darüber hinaus ist in der arabischen Medizin des 9. Jahrh. mit der Schrift De medicinarum compositarum gradibus inuestigandis libellus des Philosophen und Mathematikers Abū Yūsuf Yaʿqūb ibn Isḥāq al-Kindī (vgl. oben S. 148ff.) der Versuch unternommen worden, die Gradlehre durch die Interpretation der Grade der Arzneimittelwirkungen im Sinne einer geometrischen Progression, also durch Verknüpfung mit der Mathematik, für die Zusammenstellung der Composita nützlich zu machen und damit, wie al-Kindī hervorhebt, eine Lücke zu schließen, die die Gradlehre bis zu dieser Zeit aufwies.[25]

---

18 Avicennae ... Libri canonis quinque, in: Avicennae ... libri in re medica omnes, Venetiis apud Vincentium Valgrisium 1506, p. 247-398 (2. Traktat des 2. Buches).

19 Iesu Hali De cognitione infirmitatum oculorum et curatione eorum 3, 27, in: Chyrurgia Guidonis de Cauliaco, Venetiis apud Iuntas 1499, p. 262r.v.

20 Serapion Aggregator (iunior), De simplicium medicamentorum temperamentis commentaria, in: Serapionis (senioris) ... practica, Venetiis apud Iuntas 1550, p. 113ar-200br.

21 Averroes, Liber de medicina, qui dicitur Colliget 5, Venetiis per Laurentium de Valentia 1482, p. 60br-86bv.

22 Isaac Iudaeus, Diete particulares, in: Opera omnia Ysaac, Lugduni apud Bartholomaeum Trott 1525, p. 103br-156ar.

23 Das Werk des Ibn al-Baiṭār ist allerdings als einziges unter den genannten Schriften im Mittelalter nicht übersetzt worden, erst im 19. Jahrh. erschien eine deutsche Übersetzung: Ebn Baithar, Große Zusammenstellung über die Kräfte der bekannten einfachen Heil- und Nahrungsmittel, übers. von J. v. Sontheimer, 2 Bde., Stuttgart 1840/1842.

24 De medicamentorum purgantium simplicium delectu et castigatione ... liber secundus, in: Ioannis Mesuae Damasceni ... opera, Venetiis apud Iuntas 1623, p. 24ar-82bv. Vgl. dazu M. Steinschneider 39f. und G. Sarton, Introduction to the History of Science, vol. 2, Baltimore 1931, 854.

25 L. Gauthier, p. 44 = arab. S. 1,3-2,1, vgl. auch die lateinische Übersetzung Iacob Alchindi Auctoris praestantissimi

Für die Bedeutung, die man dieser Entwicklung in der arabischen Medizin beimaß, und für den nachhaltigen Eindruck, den sie hinterlassen hat, sprechen nicht nur die Übersetzungen der entsprechenden Schriften ins Lateinische, sondern auch das Werk Syntagma de alimentorum facultatibus des byzantinischen Autors Simeon Seth aus dem 11. Jahrh. Simeon Seth, dem die gesamte antike und byzantinische medizinische Literatur zur Verfügung stand, hielt es dennoch für notwendig, sozusagen auch die neuesten Ergebnisse der arabischen Forschung in seiner Schrift zu verarbeiten. Dabei übernahm er aus der arabischen Literatur neben einigen Heilmitteln (z. B. Kampfer und Muskatnuß) und Zubereitungsformen (etwa Julep und Sirupe) auch Grad- und Intensitätsangaben, die sich sowohl auf die Mittel bezogen, die für die Griechen neu waren, als auch auf diejenigen, deren Wirkung in der antiken und byzantinischen Tradition nicht mit genauen Angaben festgelegt war.[26]

Als man in der Renaissance daran ging, die mittelalterliche scholastische Überlieferung an Hand der antiken Originale zu überprüfen, wurde festgestellt, daß sich in der arabischen Tradition der Gradbestimmungen mannigfaltige Abweichungen gegenüber den antiken Schriften fanden, die, wie es sich herausstellte, zum guten Teil auch durch autoritätsgläubiges Kopieren entstanden waren und nicht auf eine in der Praxis vorgenommene Überprüfung der antiken Ergebnisse zurückgingen, eine Überprüfung, wie sie an sich für die antike Wissenschaft im allgemeinen und für Galen im besonderen selbstverständlich war

---

De medicinarum compositarum inuestigandis libellus, in: Ioannis Mesuae Damasceni ... opera, Venetiis apud Iuntas, Praef., p. 269^{v}b, F/G.
Zu dieser Schrift siehe neben der Textedition von L. Gauthier auch C. Lantzsch, Abu Jusuf Alkindi und seine Schrift De medicinarum compositarum gradibus, ein Beitrag zu dem Kapitel Mathematik und Medizin in der Vergangenheit, Med. Diss. (Auszug), Leipzig (1920), 5-7; A. Siggel 389-393; M. Levey, The Medical Formulary or Aqrābādhīn of al-Kindī, hrsg. und übers., The University of Wisconsinn Press 1966, 3sqq.

26 Siehe Verf., Simeon Seth, 253ff.

(vgl. oben S. 141). Für die Ärzte dieser Zeit bedeutete deshalb die Rückkehr zu den antiken Quellen zunächst die Wiederherstellung der antiken Tradition und in Zusammenhang damit die Eliminierung der durch die arabisch-scholastische Überlieferung entstandenen Fehler. Außerdem führte die Übernahme der antiken wissenschaftlichen Methodik auch zur Kritik an den antiken Angaben selbst und zu ihrer Verbesserung bzw. Weiterentwicklung, so daß durch das wissenschaftliche Vorgehen, das man, wie gesagt, der Antike verdankte, die Möglichkeit geschaffen wurde, über das Wissen der Antike hinaus zu gelangen. Ein gutes Beispiel für ein solches Vorgehen bietet Leonhart Fuchs, einer der Väter der Botanik, der in seinen Schriften die arabische Tradition scharf angriff, an ihre Stelle die überlegene Tradition der antiken Medizin setzte und gleichzeitig zu den ersten gehörte, die auf botanischen Wanderungen Pflanzen sammelten, sie beschrieben, wie sie sie sahen, und ihre Wirkungen unvoreingenommen prüften.[27]

Bei diesem Prozeß der Erneuerung hatte die Gradlehre nichts von ihrer Bedeutung eingebüßt. Im Gegenteil, sie wurde jetzt nach ihrer Überprüfung erst recht zur wichtigsten Grundlage der theoretischen Pharmakologie, eine Tatsache, die außer den weiterhin erschienenen Übersetzungen aus dem Arabischen auch die einschlägigen Publikationen dieser Zeit deutlich machen. So veröffentlichte Joannes Dantzius im Jahre 1543 vier Dialoge über die Kräfte der Simplicia und daneben eine höchst aufschlußreiche Tabelle, in der die Grade und Eigenschaften aller Simplicia nach Galen und Dioskurides zusammengestellt werden.[28] Noch im Jahre 1584 kann der Verleger Joannes Mareschallus mit dem Interesse der Ärzte für die von ihm veranstaltete letzte Ausgabe der Sammlung Opuscula illustrium medicorum de dosibus rechnen, in der sich u. a. auch die Schrift des al-Kindī nach-

---

27 Siehe Verf., Leonhart Fuchs, 74-104 und dens., Kräuterbuch, 71-77.

28 Ioannes Dantzius, De simplicium medicamentorum facultatibus in genere ... dialogi quatuor ... und Tabula simplicium medicamentorum quae sunt apud Dioscoridem & Galenum ..., Basileae per Henrichum Petrum 1543.

gedruckt findet.[29] Das Interesse an der Gradlehre spiegeln schließlich auch Kommentare zu Galens Werk De simpl. med. temp. ac fac. wider, wie etwa der im Jahre 1592 erschienene Kommentar des Franciscus Vallesius[30] und die Disputatio de simplicium medicamentorum facultatibus des Melchior Sebizius aus den Jahren 1647-1649.[31]

Erst der in der Iatrochemie geborene Gedanke von der Notwendigkeit der Untersuchung der spezifischen medikamentösen Wirkungen der Arzneimittel machte im Endergebnis die Gradlehre überflüssig. Ihre letzten Nachwirkungen findet man bei Hermann Boerhaave, der in seinem Tractatus de viribus medicamentorum zwar noch von der Galenischen Einteilung der Medikamente nach den vier Primärqualitäten ausgeht, sie aber gleichzeitig um weitere, von ihm mechanisch gedeutete Eigenschaften ergänzt, da er die Einteilung der Heilmittel nach ihren Wirkungen in den Grundbestandteilen des Körpers, d. h. in den Atomen, für eine den praktischen Bedürfnissen entsprechendere hält.[32]

Die weitere rasche Entwicklung der Pharmakologie im Zusammenhang mit dem Aufschwung der Naturwissenschaften seit der 2. Hälfte des 18. Jahrh. führte schließlich dazu, daß die zum erstenmal bei Galen nachweisbare Gradlehre, die etwa 1500 Jahre unumschränkte Gültigkeit besaß, endgültig aus der medizinischen Wissenschaft verbannt wurde.

---

29 Opuscula illustrium medicorum de dosibus, seu de iusta quantitate et proportione medicamentorum, apud Ioann. Mareschallum Lugdunensem 1584.

30 Francisci Vallesii Covarrubiani ... Commentaria illustria in Cl. Galeni Pergameni ... tertium de Temperamentis librum et in quinque priores de Simplicium Medicamentorum facultate libros, Coloniae 1592.

31 Disputatio de Simplicium Medicamentorum Facultatibus ... à Melchiore Sebizio, Argentorati, Typis Eberhardi Welperi 1647-1649.

32 Siehe Verf., Boerhaaves Ansichten, 54.

Anhang I: Gradangaben bei botanischen Pharmaka[1]

1. Gradangaben unter Verwendung des Begriffs Taxis

ἀδίαντον - Frauenhaar - Adiantum Capillus Veneris L. (XI 814f. K.)

αἶρα - Taumelloloch - Lolium temulentum L. (XI 816 K.)

ἀκακία - Akazie - Mimosa (XI 816f. K.)

ἄκορον - Kalmus - Iris Pseudoacorus L. (XI 819f. K.)

ἀμάρακον - Majoran - Maiorana hortensis Moench (XI 823f. K.)

ἄμι - Ami - Ammi copticum L. (XI 824 K.)

ἀμόργη - Ölschaum (XI 824f. K.)

ἀμπελόπρασον - wilder Lauch - Allium Ampeloprasum L. (XI 825f. K.)

ἄνηθον - Dill - Anethum graveolens L. (XI 832 K.)

ἀνθεμίς - Kamille - Anthemis tinctoria L. (XI 833 K.)

ἄρκευθος - Wacholder - Juniperus phoenicea bzw. Oxycedrus L. (XI 836f. K.)

ἄρον - Natterwurz - Arum Colocasia L. (XI 839 K.)

ἀτράφαξις - Gartenmelde - Artiplex hortensis L. (XI 843 K.)

---

1 Da Galen bei seinen Pflanzenbeschreibungen kaum botanische Angaben bringt, ist die Identifizierung der von ihm angeführten Pflanzen außerordentlich schwierig, so daß die folgenden Angaben nicht den Anspruch darauf erheben können, in jedem Fall zuverlässig zu sein. Als Hilfsmittel benutzte ich neben dem griechisch-englischen Lexikon von Liddell-Scott-Jones, Oxford (1961) J. Berendes, Des Pedanios Dioscurides aus Anazarbos Arzneimittellehre in fünf Büchern, übers. und mit Erklärungen versehen, Stuttgart 1902, W. Thiselton-Dyer, On Some Ancient Plant-Names, The Journ. of Philology 33, 1914, 195-207. 34, 1918, 78-96. 290-312, J. André, Lexique des termes de botanique en latin, Études et commentaires 23, Paris 1956, A. Carnoy, Dictionnaire étymologique des noms grecs des plantes, Bibliothèque du Muséon, vol. 46, Louvain 1959 und Marcellus, Über Heilmittel, hrsg. von M. Niedermann, 2. Aufl. bes. von E. Liechtenhan, übers. von J. Kollesch und D. Nickel, CML V, Berlin 1968.
Alle Galenischen Angaben stammen aus der Schrift De simpl. med. temp. ac fac. Der Einfachheit halber wurde in Anhang I-III auf die Anführung des betreffenden Buches und Kapitels verzichtet.

γίγαρτα - Weinbeerenkerne (XI 856 K.)
δίψακος - Karde - Dipsacus silvestris L. (XI 864 K.)
ἐλλέβορος - Nieswurz - Helleborus officinalis L. (XI 874 K.)
ἡδύοσμον - Gartenminze - Mentha piperita L. (XI 882f. K.)
θύμος - Saturei - Satureja cupitata L. (XI 887f. K.)
καλαμίνθη - schöne Minze - Mentha gentilis L. (?) (XII 4ff. K.)
κάλαμος ἀρωματικός - Nardenbartgras - Andropogon Nardus L. (?) (XII 6f. K.)
κάλαμος φραγμίτης - Zaunschilfrohr (?) (XII 7f. K.)
κάρος - Kümmel - Carum Carvi L. (XII 13 K.)
κασία - Würzrinde - Cinnamomum Cassia Bl. (XII 13 K.)
κέγχρος - Hirse - Panicum miliaceum L. (XII 16 K.)
κέδρος - Zeder - Pinus Cedrus L. (XII 16ff. K.)
κηκίς - Gallapfel (XII 24f. K.)
κιννάμωμον - Zimt - Cinnamomum (XII 26 K.)
κλινοπόδιον - Wirbeldosten - Clinopodium vulgare L. (XII 30f. K.)
κληματίς - Klematis - Aristolochia Clematitis L. (XII 31f. K.)
κνίκος - Saflor - Carthamus tinctorius L. (XII 32 K.)
κολοκύνθη - Kürbis - Cucurbita pepo L. (XII 33f. K.)
κόνυζα - klebriges bzw. riechendes Berufkraut - Inula viscosa L. (XII 35f. K.)
κριθαί - Gerste - Hordeum vulgare L. (XII 44f. K.)
κρόκος - Safran - Crocus sativus L. (XII 48 K.)
κρόμμυον - Zwiebel - Allium cepa L. (XII 48f. K.)
κύμινον - Mutterkümmel - Cuminum Cyminum L. (XII 52 K.)
λεοντοπέταλον - Löwenblatt (?) - Leontice Leonpetalum L. (XII 57 K.)
λεπίδιον - Gartenkresse - Lepidium satifolium L. (XII 58 K.)
λευκάς - unbekannte Pflanze - Lamium maculatum L. (?, Berendes) (XII 58 K.)
λευκάκανθος - Heiddistel - Cirsium tuberosum All. (XII 58 K.)
λινόσπερμον - Leinsamen (XII 62f. K.)
λυχνίς - Kranznelke - Lychnis Coronaria Desr. (XII 65 K.)
λωτὸς ἥμερος - sizilianischer Steinklee - Melilotus messaliensis All. (XII 65 K.)
μάκερ - Rinde eines indischen Baumes (XII 66 K.)
μανδραγόρας - Alraun - Mandragoras vernalis Bert. oder M. autumnalis Spr. (XII 67 K.)

μαραθρον - Fenchel - Foeniculum vulgare Gaertn. (XII 67f. K.)

μελάνθιον - Schwarzkümmel - Nigella sativa L. (XII 69f. K.)

μέλι - Honig (XII 70f. K.)

μήκων - Mohn - Papaver somniferum L. (XII 72ff. K.)

μυὸς ὠτίς - Sumpfvergißmeinnicht (?) - Myosotis palustris L. (?) (XII 80 K.)

μυρρίς - Kerbel - Myrrhis odorata Scop. (XII 81 K.)

νᾶπυ - Senf (XII 85 K.)

οἶνος - Wein (XII 88 K.)

ὄνωνις - natternköpfige Lotwurz - Onosma echioides L. (XII 89f. K.)

ὄξος - Essig (XII 90 K.)

ὀροβάγχη - Flachsseide - Cuscuta epithymum L. (vgl. unten S. 210 das ἐπίθυμον) (XII 92 K.)

πάνακες Ἡράκλειον - Steckenkraut (?) - Opopanax L. (XII 94f. K.)

παρωνυχία - Nagelkraut (?) - Paronychia Mill. (XII 96 K.)

πεντάφυλλον - Gänsefuß - Potentilla reptans L. (XII 96 K.)

πετασίτης - Pestwurz - Petasites officinalis Moench (XII 98f. K.)

πετροσέλινον - Petersilie - Petroselinum hortense Hoffm. (XII 99 K.)

πευκέδανος - Haarstrang - Peucedanum officinale L. (XII 99f. K.)

πήγανον - Raute - Ruta graveolens L. bzw. Peganum Harmala L. (XII 100f. K.)

πολύγονον - Blutkraut - Polygonum aviculare L. (?) (XII 104f. K.)

πόλιον μικρόν - Gamander - Teucrium Polium L. (XII 107 K.)

πράσιον - Andorn - Marrubium vulgare bzw. catarifolium L. (XII 107f. K.)

πταρμική - Niesgarbe - Achillea Ptarmica L. (XII 108f. K.)

πυρός - Weizen - Triticum vulgare bzw. aestivum L. (XII 111 K.)

ῥοδοδάφνη - Oleander - Nerium Oleander L. (XII 115 K.)

ῥοῦς - Gerbersumach - Rhus coriaria L. (XII 115f. K.)

σάμψυχον - Majoran - Maiorana hortensis Moench (XII 118 K.)

σέριφον - eine Wermutart - Absinthium caerulescens L. (XII 119f. K.)

σίκυος ἐδώδιμος - Gartengurke - Cucumis sativa L. (XII 121f. K.)

σίκυος ἄγριος - wilde Gurke - Ecbalium elaterium Rich. (XII 122f. K.)

σισάρου ῥίζα - Rapunzel - Sium Sisarum L. (XII 124 K.)

σισύμβριον - Wasserminze - Mentha aquatica L. (XII 124 K.)

σισύμβριον = καρδαμίνη - Brunnenkresse - Nasturtium officinale R. Br. (XII 124 K.)

σκάνδιξ - Venuskamm - Scandix Pecten Veneris L. (XII 124f. K.)

σκίλλα - Meerzwiebel - Scilla maritima L. (XII 125 K.)

σκολύμου ῥίζα - Golddistel - Scolymus maculatus L. (XII 125 K.)

σκορπιοειδές - Skorpionskraut - Scorpiurus sulcatus L. (XII 126 K.)

σμύρνα - Myrrhe - Balsamea Myrrha Engl. (XII 127 K.)

σμύρνιον - kleiner Pferdseppich - Smyrnium perfoliatum L. (XII 128 K.)

στάχυς - Ziest - Stachys rectus s. annuus L. (XII 129f. K.)

στοιβή - Becherblume - Poterium spinosum L. (XII 130 K.)

στρούθιον - Seifenkraut - Saponia officinalis L. (XII 131 K.)

σῦκον - Feige - Ficus Carica L. (XII 132 K.)

σχῖνος - Mastixpistazie - Pistacia Lentiscus L. (XII 135f. K.)

τέρμινθος - Terebinthe - Pistacia Terebinthus L. (XII 137f. K.)

τεύκριον - Gamander - Teucrium flavum L. (XII 138 K.)

τηλέφιον - Wachsblume - Andrachne telephioides L. (XII 140f. K.)

τῆλις - Bockshorn - Trigonella Fenum Graecum L. (XII 141 K.)

τιθύμαλλα - Wolfsmilcharten - Euphorbia-Arten L. (XII 141f. K.)

τράγιον - Bockshartheu (?) - Hypericum hircinum L. (?) (XII 143 K.)

τρίφυλλον - Asphaltklee - Psoralea bituminosa L. (XII 144f. K.)

τρύχνον ἢ στρύχνον - Nachtschatten - Solanum nigrum L. (XII 145f. K.)

ὑάκινθος - Hyazinthe - Hyacinthus orientalis L. (XII 146f. K.)

ὑοσκύαμος - Bilsenkraut - Hyoscyamus albus, aureus et niger L. (XII 147f. K.)

ὑπήκοον - Lappenblume - Hypecoon procumbens L. (XII 148 K.)

ὕσσωπος - Dosten - Hyssopus officinalis L. (XII 149 K.)

φακοί - Linsenarten - Lens Ervum L. (XII 149 K.)

φακός - Linse - Lens Ervum L. (XII 149 K.)

φῦκος - Meertang - Fucus-Art (XII 152 K.)

χαλβάνη - Galbanum - Ferula galbaniflua Boiss. et Bhs. (XII 153 K.)

χαμαίδρυς - Gamanderstrauch - Teucrium Chamaedrys L. bzw. T. lucidum L. (XII 153 K.)

χαμαιλεύκη - Huflattich - Tussilago Farfara L. (XII 154 K.)

χαμαιλέων - Schirmsaflor - Cardopatium Corymbosum Pers. (XII 154 K.)

χαμαίπιτυς - Günsel - eine Teucrium-Art L. (XII 155 K.)

χελιδόνιον - Schöllkraut - Chelidonium majus et minus L. (XII 156 K.)

ψύλλιον - Flohkraut - Plantago Psyllium L. (XII 158 K.)

ὤκιμον - Basilikum - Ocimum basilicum L. (XII 158 K.)

2. Aus Verweisen auf andere Pflanzen erschlossene Taxisangaben

ἄμωμον - eine indische Gewürzpflanze - Amomum Cardamomum L. (XI 828 K.)

ἄσαρον - Haselwurz - Asarum Europaeum L. (XI 840 K.)

ἔλυμος - Mohrenhirse - Panicum italicum L. (XI 875 K.)

ἱππομάραθρον - Pferdefenchel - Seseli Hippomarathrum L. (?) (XI 890 K.)

κραταιόγονον - Kreuzblatt - Crucianella maritima L. (XII 44 K.)

λαθυρίς - kreuzblättrige Wolfsmilch - Euphorbia Lathyris L. (XII 56 K.)

μελισσόφυλλον - Melisse - Melissa officinalis L., M. altissima Sibth. et Sm. (XII 71 K.)

ὄναγρον - Weidenröschen - Epilobium roseum Schreb. (XII 89 K.)

ποταμογείτων - Laichkraut - Potamogiton natans L. (XII 107 K.)

σησαμοειδὲς τὸ μέγα - wellenblättrige Reseda - Reseda Phyteuma L. (XII 120 K.)

3. Gradangaben unter Verwendung des Begriffs Apostasis

ἄγνος - Keuschlammstrauch - Vitex Agnus-Castus L. (XI 807ff. K.)

ἄγρωστις - wucherndes Fingerkraut - Cynodon Dactylon Pers. (XI 810f. K.)

αἴγειρος - Schwarzpappel - Populus nigra L. (XI 816 K.)
ἀλόη - Aloe - Aloe vera L. (XI 821f. K.)
ἀνδράχνη - Portulak - Portulaca oleracea L. (XI 830f. K.)
ἄνισον - Anis - Pimpinella Anisum L. (XI 833 K.)
ἀρνόγλωσσον - Wegerich - Plantago major L. (XI 838f. K.)
ἀρτεμισία - Beifuß - Artemisia arborescens L. (XI 839f. K.)
ἀψίνθιον - Wermut - Artemisia Absinthium L. (XI 844 K.)
βάλσαμον. - echter Balsamstrauch - Commiphora Opobalsamum Engl. (XI 846f. K.)
βλίτον - Amarant - Amarantus Blitum L. (XI 851 K.)
βράθυ - Sadebaum - Juniperus Sabina L. (XI 853f. K.)
γιγγίδιον - eine eßbare Doldenpflanze - Malabaila Sekakul Russ. (XI 856f. K.)
ἐλαφόβοσκος - Karotte (?) - Peucedanum cervaria Lapeyr. (?) (XI 873 K.)
ἐπίθυμον - Flachsseide - Cuscuta Epithymum L., vgl. die ὀροβάγχη, (XI 875 K.)
κίστος - Ciströschen - Cistus villosus bzw. salviaefolius L. (XII 27f. K.)
κίστος ἢ λάδανον - klebriges Ciströschen - Cistus Creticus L. (XII 28f. K.)
λύκιον - Färberwegdorn - Rhamnus punctata Boiss. (XII 63f. K.)
μαστίχη - Harz des Mastixbaumes - Pistacia Lentiscus L. (XII 68f. K.)
μηλέα 'Αρμενική - Aprikose - Prunus Armeniaca L. (XII 76f. K.)
μῆον - Bärwurz - Meum Athamanticum Jacq. (XII 78 K.)
μῶλυ - Moly - Allium nigrum L. (?) (XII 82 K.)
νάρδου στάχυς - eine Baldrianart - Nardostachys Jatamansi DC. (XII 84f. K.)
ὀρίγανος - Dosten - Origanum vulgare L. (XII 91 K.)
ὄροβος - Linsenwicke - Ervum Ervile L. (XII 91f. K.)
πίσσα - flüssiges Pech, Teer (XII 101f. K.)
πολύκνημον - Hirschminze - Mentha cervina L. (XII 107 K.)
πρόπολις - Bienenharz (XII 108 K.)
ῥάμνος - Wegdorn - Rhamnus cathartica L. (XII 111 K.)
ῥαφανίς - Rettig - Raphanus radicula L. (XII 111f. K.)
'Ροδία ῥίζα - fette Henne - Sedum rhodiola DC. (XII 114 K.)
σέρις - Zichorie - Cichorium Intybus L. (XII 119 K.)
σκόροδον - Knoblauch - Allium sativum L. (XII 126 K.)

τριπόλιον - Sumpfnelke - Limonium echioides L., L. sinnatum Mill. usw. (XII 144 K.)

4. Aus Verweisen auf andere Pflanzen erschlossene Apostasisangaben

μαλάβαθρον - eine Lorbeerart - Gattung Cinnamomum Bl. (XII 66 K.)

τραγοριγανος - eine Satureiart - Gattung Satureja L. (XII 144 K.)

5. Gradangaben unter gleichzeitiger Verwendung der Begriffe Taxis und Apostasis

ἀβρότονον καὶ ἀφίνθιον - Wermut - Artemisia Absinthium L. (XI 798ff. K.)

ἀείζωον - baumartige Hauswurz - Sempervivum arboreum L. (XI 815 K.)

λιβανωτός - Weihrauch - Harz einiger Boswellia-Arten (XII 60 K.)

μηλέα Μηδική - Zitrone - Citrus medica L. (XII 77 K.)

Anhang II: Intensitätsangaben bei Primärqualitäten

1. Intensitätsangaben

ἀγρώστεως ῥίζα - wucherndes Fingerkraut - Panicum dactylum L. (XI 810f. K.)

ἀγχούσης (ὀνοκλείας) ῥίζα - Färberochsenzunge - Anchusa tinctoria L. (XI 811f. K.)

ἀκαλύφη - Nessel - Urtica urens L. (XI 817f. K.)

ἄλυσσον - schildtragende Farsetie (?) - Farsetia clypeata R. Br. (?) (XI 823 K.)

ἄμπελος λευκή - kretische Zaunrübe - Bryonia vitis alba cretica L. (XI 826f. K.)

ἀμύγδαλα γλυκέα - süße Mandeln - Amygdalus communis L. (XI 827f. K.)

ἀνάγυρος - Stinkstrauch - Anagyris foetida L. (XI 829 K.)

ἀνθυλλίς - kretische Kresse - Cressa cretica L. (XI 833 K.)

ἄπιον - Birne - Pirus communis L. (XI 834 K.)

ἀπόκυνον - Hundswürger - Cynanchum acutum L. (XI 835 K.)

ἀσπάραγος - Spargel - Asparagus officinalis L. (XI 841 K.)

ἀστράγαλος - Walderbse - Orobus niger L. (XI 841 K.)

ἀτρακτυλίς - wolliger Saflor - Carthamus lanatus L. (XI 842 K.)

ἀφάκη - Vogelwicke - Vicia cracca L. (XI 843f. K.)

βάτος - Brombeere - Rubus amoenus L. (XI 848f. K.)

βατράχιον - Hahnenfuß - Ranunculus asiaticus L. (?) (XI 849f. K.)

βουβώνιον - Aster - Aster amellus L. (XI 852 K.)

βρόμος - Windhafer - Avena sativa s. fatua L. (XI 855 K.)

βρύον θαλάττιον - Meerlattich - Ulva Lactuca L. (XI 855 K.)

βρύον ἢ καὶ σπλάγχνον - Baumflechte - Alectoria Arabum Ach. (?) (XI 855 K.)

γλαύκιον - echter Hornmohn - Glaucium corniculatum Curt. (XI 857 K.)

γλήχων - Polei - Mentha Pulegium L. (XI 857 K.)

γλυκύρριζα - Süßholz - Glycyrrhiza glabra et echinata L. (XI 858 K.)

γλυκυσίδη - Päonie - Paeonia officinalis L. (XI 858ff. K.)

δαύκου σπέρμα - Samen des kretischen Augenwurzes - Athamanta Cretensis L. (XI 862 K.)

δάφνη ὁ δένδρος - Lorbeerbaum - Laurus nobilis L. (XI 863 K.)

δάφνη ἡ πόα - lorbeerblättriger Mäusedorn - Ruscus Hypophyllum L. (XI 863 K.)

δρῦς - Eiche - Quercus L. (XI 865ff. K.)

ἐλαία - Ölbaum - Olea europaea L. (XI 868 K.)

ἔλαιον γλυκύτατον - das süßeste Öl (XI 868ff. K.)

ἐλατίνη - Leinkraut - Linaria spuria Mill. (XI 873 K.)

ἑλένιον - Alant - Inula Helenium L. (XI 873 K.)

ἐλελίσφακον - Salbei - Salvia pomifera s. S. officinalis L. (XI 873 K.)

ἐπιμήδιον - Sockenblume (?) - Epimedium alpinum L. (?) (XI 876 K.)

ἐρέβινθος - Kichererbse - Thymus serpyllum L. (XI 876f. K.)

ἐρύσιμον - Rauke - Sisymbrium Irio L. (?) (XI 877f. K.)

εὐπατόριον - Odermennig (?) - Agrimonia Eupatoria L. (?) (XI 879 K.)

εὐφόρβιον - Euphorbium - Euphorbia resinifera Berg (XI 879 K.)

ζιγγίβερις - Ingwer - Amomum Zingiber L. (XI 880ff. K.)

ζύμη - Sauerteig, Hefe (XI 882 K.)

ἠρύγγιον - Mannstreu - Eryngium viride s. campestre L. (XI 884 K.)

θαψία - Thapsia - Thapsia garganica L. (XI 885 K.)

ἵππουρις - zerbrechliches Meerträubchen - Ephedra fragilis L. (XI 889f. K.)

ἰσάτις - Waid - Isatis tinctoria L. (XI 890 K.)

κάγκανον - Baumharz (nicht näher identifiziert) (XII 8 K.)

κάρδαμον - Kardamon - Lepidium sativum L. (XII 11f. K.)

καρδάμωμον - Kardamomon - Elettaria Cardamomum White et Maton (XII 12 K.)

κενταύριον μικρόν - Tausendgüldenkraut - Erythraea Centaurium L. (XII 20f. K.)

κόκκος Κνίδιος - Kern des Granatapfels (?) - Daphne Gnidium L. (?) (XII 32 K.)

κρανία - Kornelkirsche - Cornus mascula L. (XII 41f. K.)

κράμβη - Kohl - Brassica (XII 42f. K.)

κρίνον - Lilie - Lilium candidum L. (XII 45f. K.)

κυπάρισσος - Zypresse - Cypressus sempervirens L. (XII 52ff. K.)

κύπρος - Lawsonie (Hennastrauch) - Lawsonia inermis L. (XII 54 K.)

κώνειον - Schierling - Conium maculatum L. (XII 55 K.)

λειχήν - Flechte - Pettigera canina Hoffm. (?) (XII 57 K.)

λωτὸς ὁ δένδρος - Gewürznelke - Eugenia caryophyllata Thumb (XII 65f. K.)

μύκητες - Pilze (XII 79f. K.)

μυρίκη - Tamariske - Tamarix africana s. articulata L. (XII 80f. K.)

μυρρίνη - Myrte - Myrtus communis L. (XII 81f. K.)

ὀπός (ὀποί) - (Pflanzen-)Säfte (XII 90f. K.)

πέπερι - Pfeffer - Piper album et nigrum L. (XII 97 K.)

πολυπόδιον - Tüpfelfarn - Polypodium vulgare L. (XII 107 K.)

πτέρις καὶ θηλύπτερις - Wurm- und Saumfarn - Aspidium Filix mas L. und Pteris aquilina L. (XII 109f. K.)

πύρεθρον - Bertramwurz - Anacyclus Pyrethrum DC. (XII 110 K.)

σήσαμον - Sesam - Sesamum Indicum L. (XII 120 K.)

σιδηρῖτις - Eisenkraut - Stachys Heracleus All. (XII 121 K.)

σίλφιον - Silphion - Ferula Tingitana L. (?) (XII 123 K.)

σόγχος - eine Distelart - Sonchus oleraceus s. asper L. (XII 128f. K.)

συκῆ - Feigenbaum - Ficus (XII 133 K.)

σύμφυτον πετραῖον - violette Erdkiefer (?) - Coris monspeliensis L. (?) (XII 133f. K.)

σχίνου ἄνθος - Blume der Mastixpistazie - Pistacia Lentiscus L. (XII 135f. K.)

τρίβολος - Felddorn - Tribulus terrestris L. (XII 144 K.)

φοῖνιξ - Dattelpalme - Phoenix dactylifera L. (XII 151f. K.)

2. Aus Verweisen auf andere Pflanzen erschlossene Intensitätsangaben

δίκταμνον - Diptam - Origanum Dictamnus L. (XI 863 K.)

Anhang III: Entsprechungen zwischen Intensitäts- und Gradangaben

1. Taxis	2. Taxis	3. Taxis	4. Taxis
	οὐκ ἀγεννῶς (Ende der 2. Taxis) XII 27 K.	οὐκ ἀγεννῶς XI 799f. 823 K.	
	αἰσθητῶς XII 4 K.		
		οὐκ ἄκρως XI 787 XII 26 K.	ἄκρως XI 787 K.
ἀμυδρῶς XIII 367 K.			
ἀσαφῶς XII 3 K.			
βραχέως XIII 395 K.			
ἀποκεχωρηκότα βραχύ τι τῶν εὐκράτων XIII 595 K.			
βραχὺ τῆς μέσης κράσεως ἀποκεχώρηκεν XI 539 K.			
	γενναίως (Ende der 2. Taxis) XII 60 K.	γενναίως (= ἰσχυρῶς) XII 101 K.	
	δραστικῶς (Ende der 2., Beginn der 3. Taxis) XI 816 K.	δραστικῶς (Ende der 2., Beginn der 3. Taxis) XI 816 K.	
μὴ ἐναργῶς XI 787 K.		ἐναργῶς (Beginn der 3. Taxis) XII 130 K.	
οὐκ ἐπιφανῶς XII 140 K.	οὐκ ἐπιφανῶς δάκνει (= 2. Taxis der Wärmenden) XII 824 K.		
		ἱκανῶς XI 830 XII 90 K. (Ende der 3. Taxis)	ἱκανῶς XII 16f. K.

		XI 833 K.	XII 3. 31 (Beginn der 4. Taxis). 141 XIII 595 K.
		ἐγγὺς τῶν καιόντων (zwischen der 3. u. 4. Taxis) XI 788 K. οὐδέ πω καυστικὴ δυναμις XII 30 K.	
μετρίως XI 839f. (Ende der 1., Beginn der 2. Taxis) XII 45f. K.	μετρίως XI 839f. (Ende der 1., Beginn der 2. Taxis) XII 33f. 375 K.	οὐ μετρίως XI 815 K.	
ἐπ' ὀλίγον XI 553 XIII 368 K.	οὐκ ὀλίγον XII 64 K. ἐπ' ὀλίγον XII 122 K.		
οὐ πολλῷ θερμότερα τῶν συμμέτρων XI 764–766 K.	ἐπὶ πλέον ἀφεστηκότα τῶν εὐκράτων XIII 595 K.	πάνυ XIII 368 K.	
οὐ σαφῶς (= ἐν τῷ μέσῳ) XII 224 K.	σαφῶς XI 787 XII 3 XIII 367. 368 K.	σαφῶς XI 887f. XII 4 K. πάνυ σαφῶς XII 35f. K.	
συμμέτρως (= μετρίως) XI 810f. K. οὐ σφοδρῶς (= μετρίως) XI 852 K.	οὐ σφοδρῶς XI 823 K.	σφοδρῶς XI 787 K.	σφόδρα μετὰ τοῦ καιειν XIII 368 K. σφοδρότερον XI 787 K. τελέως XIII 367 K.

Stellenregister[1]

---

1 Zahlen hinter dem Komma bezeichnen jeweils Anmerkungen.

Namen- und Sachregister[1]

---

1 Zahlen hinter dem Komma bezeichnen jeweils Anmerkungen.

CORPUS MEDICORUM GRAECORUM

Lieferbare Titel dieser Reihe:

V 10, 2, 3 Ernst Wenkebach/Konrad Schubring: **Galeni in Hippocratis Epidemiarum libros commentaria**

Indices nominum et verborum Graecorum

1955. VI, 260 Seiten — gr. 8° — Broschur 42,— M

Bestell-Nr. 750 681 8 (2028/4)

II Carolus Hude: **Aretaeus**

Editio altera lucis ope expressa nonnullis locis correcta indicibus nominum verborumque et addendis et corrigendis aucta

1958. XXVII, 277 Seiten — gr. 8° — Broschur 48,— M

Bestell-Nr. 750 682 6 (2028/6)

V 10, 2, 4 Franz Pfaff: **Galens Kommentare zu den Epidemien des Hippokrates**

Indizes der aus dem Arabischen übersetzten Namen und Wörter

1960. VII, 120 Seiten — gr. 8° — Broschur 35,— M

Bestell-Nr. 750 708 7 (2028/7)

Suppl. V Jutta Kollesch: **Galen**

Über das Riechorgan

1964. 128 Seiten — gr. 8° — Broschur 49,— M

Bestell-Nr. 750 756 2 (2028/10)

XI 1, 1 Jutta Kollesch/Fridolf Kudlien: **Apollonios von Kition**

Kommentar zu Hippokrates

Über das Einrenken der Gelenke

1965. 133 Seiten — 30 Abbildungen — gr. 8° — Broschur 43,— M
Bestell-Nr. 750 765 0 (2028/11)

CORPUS MEDICORUM GRAECORUM

I 2, 1 Hermann Grensemann: **Hippokrates**

Über Achtmonatskinder — Über das Siebenmonatskind (Unecht)

1968. 140 Seiten — gr. 8° — Leinen 38,— M

Bestell-Nr. 750 626 0 (2028/12)

X 4 Robert Renehan: **Leo the Physician**

Epitome on the nature of man

1969. 79 Seiten — gr. 8° — Leinen 26,— M

Bestell-Nr. 751 523 9 (2028/13)

Suppl. Or. II Malcolm Lyons: **Galen**

On the Parts of Medicine. On Cohesive Causes. On Regimen in Acute Diseases in Accordance with the Theories of Hippocrates

1969. 186 Seiten — gr. 8° — Leinen 90,— M

Bestell-Nr. 751 152 9 (2028/14)

Suppl. Or. III Gotthard Strohmaier: **Galen**

Über die Verschiedenheit der homoiomeren Körperteile

1970. 162 Seiten — gr. 8° — Leinen 90,— M

Bestell-Nr. 751 588 8 (2028/15)

Bestellungen durch eine Buchhandlung erbeten

AKADEMIE-VERLAG

DDR-108 Berlin, Leipziger Str. 3—4

Bei Fragen zur Produktsicherheit wenden Sie sich bitte an:
If you have any questions regarding product safety,
please contact:

Walter de Gruyter GmbH
Genthiner Straße 13
10785 Berlin
productsafety@degruyterbrill.com